国家职业技能等级认定培训教材
国家基本职业培训包教材资源

健康管理师

（高级）

本书编审人员

主　编　韦莉萍
副主编　吕永恒
编　者　赵　炜　王彩霞　马远珠　宁　静　曾华松　吕　霄　刘晓荣
　　　　武　丽　夏建红　柯海劲　董海鹏
主　审　上官辉

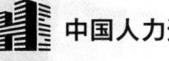
中国人力资源和社会保障出版集团

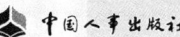
中国劳动社会保障出版社　中国人事出版社

图书在版编目(CIP)数据

健康管理师：高级 / 韦莉萍主编. -- 北京：中国劳动社会保障出版社：中国人事出版社，2022

国家职业技能等级认定培训教材

ISBN 978-7-5167-5271-5

Ⅰ.①健… Ⅱ.①韦… Ⅲ.①保健－职业技能－鉴定－教材 Ⅳ.①R161

中国版本图书馆 CIP 数据核字（2022）第 043874 号

中国劳动社会保障出版社
中国人事出版社 出版发行

（北京市惠新东街 1 号 邮政编码：100029）

*

北京市白帆印务有限公司印刷装订 新华书店经销

787 毫米×1092 毫米 16 开本 21.5 印张 380 千字
2022 年 4 月第 1 版 2025 年 4 月第 6 次印刷
定价：58.00 元

营销中心电话：400-606-6496
出版社网址：http://www.class.com.cn

版权专有 侵权必究

如有印装差错，请与本社联系调换：(010) 81211666
我社将与版权执法机关配合，大力打击盗印、销售和使用盗版图书活动，敬请广大读者协助举报，经查实将给予举报者奖励。
举报电话：(010) 64954652

前 言
Preface

为加快建立劳动者终身职业技能培训制度,全面推行职业技能等级制度,推进技能人才评价制度改革,促进国家基本职业培训包制度与职业技能等级认定制度的有效衔接,进一步规范培训管理,提高培训质量,人力资源社会保障部教材办公室组织有关专家在《健康管理师国家职业技能标准》(以下简称《标准》)和国家基本职业培训包(以下简称培训包)制定工作基础上,编写了健康管理师国家职业技能等级认定培训系列教材(以下简称等级教材)。

健康管理师等级教材紧贴《标准》和培训包要求编写,内容上突出职业能力优先的编写原则,结构上按照职业功能模块分级别编写。该等级教材共包括《健康管理师(基础知识)》《健康管理师(高级)》《健康管理师

（技师　高级技师）》3本。《健康管理师（基础知识）》是各级别健康管理师均需掌握的基础知识，其他各级别教材内容分别包括各级别健康管理师应掌握的理论知识和操作技能。

　　本书是健康管理师等级教材中的一本，是职业技能等级认定推荐教材，也是职业技能等级认定题库开发的重要依据，已纳入国家基本职业培训包教材资源，适用于职业技能等级认定培训和中短期职业技能培训。

　　本书在编写过程中得到广东南大职业培训学院、广州营养与健康研究院、广东中医药职业鉴定中心、中国医药教育协会健康服务与职业能力评价中心等单位的大力支持与协助，在此一并表示衷心的感谢。

人力资源社会保障部教材办公室

Contents
目录 健康管理师（高级）

健康监测

模块 1

课程 1-1　信息收集
- 学习单元 1　健康信息收集　　003
- 学习单元 2　身高、体重的测量与评价　　019
- 学习单元 3　腰围、臀围的测量与评价　　024
- 学习单元 4　血压的测量与评估　　027
- 学习单元 5　其他生理指标的测量与评估　　032

课程 1-2　信息管理
- 学习单元 1　健康信息的录入、清理和传递　　037
- 学习单元 2　健康信息的保存与安全　　040

健康风险评估和分析

模块 2

课程 2-1　健康风险评估
- 学习单元 1　健康危险因素概述　　045
- 学习单元 2　健康危险因素信息采集　　048
- 学习单元 3　健康风险评估方法　　049
- 学习单元 4　健康风险评估内容　　053

课程 2-2　健康风险分析
- 学习单元　健康风险分析　　063

健康指导与健康风险干预

模块 3

课程 3-1　健康教育
　　学习单元 1　健康相关行为　　　　　　　　　　073
　　学习单元 2　健康传播　　　　　　　　　　　　084
　　学习单元 3　健康教育计划的组织实施　　　　　102

课程 3-2　健康风险干预
　　学习单元　健康风险干预计划的组织实施　　　　105

课程 3-3　营养指导与干预
　　学习单元 1　营养调查与评价　　　　　　　　　107
　　学习单元 2　中国居民膳食指南　　　　　　　　123

课程 3-4　身体活动指导与干预
　　学习单元 1　身体活动基础知识　　　　　　　　138
　　学习单元 2　身体活动的测量　　　　　　　　　146
　　学习单元 3　身体活动干预　　　　　　　　　　154
　　学习单元 4　不同人群身体活动指导　　　　　　169

课程 3-5　跟踪随访
　　学习单元　跟踪随访　　　　　　　　　　　　　173

不同人群的健康管理

模块 4

课程 4-1　新生儿、婴幼儿、学龄前和学龄儿童的健康管理
　　学习单元 1　新生儿的健康管理　　　　　　　　184
　　学习单元 2　婴幼儿的健康管理　　　　　　　　192
　　学习单元 3　学龄前儿童的健康管理　　　　　　206
　　学习单元 4　学龄儿童的健康管理　　　　　　　212

课程 4-2　备孕妇女及孕产妇的健康管理
　　学习单元 1　备孕妇女的健康管理　　　　　　　217
　　学习单元 2　孕妇的健康管理　　　　　　　　　223

	学习单元3　产褥期妇女的健康管理	235
	课程 4-3　围绝经期妇女的健康管理	
	学习单元　围绝经期妇女的健康管理	244
	课程 4-4　肥胖症患者的健康管理	
	学习单元　肥胖症患者的健康管理	252
	课程 4-5　老年性肌肉衰减综合征患者的健康管理	
	学习单元　老年性肌肉衰减综合征患者的健康管理	266
模块 4	**课程 4-6　口腔常见疾病患者的健康管理**	
	学习单元1　龋齿病患者的健康管理	275
	学习单元2　牙周病患者的健康管理	282
	课程 4-7　吸烟及饮酒人群的健康管理	
	学习单元1　成瘾行为	289
	学习单元2　吸烟人群的健康管理	292
	学习单元3　饮酒人群的健康管理	301

紧急救护知识

模块 5	**课程　紧急救护知识**	
	学习单元　心搏骤停的紧急救护	310

参考文献		318
附录		320
	附表1　不同身体活动的强度和能量消耗	320
	附表2　身体活动水平评价标准	327
	附表3　2009 版中国 7 岁以下儿童生长发育参照 标准表（表1~表4）	329

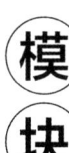

健康监测

- ✓ 课程 1-1　信息收集
- ✓ 课程 1-2　信息管理

课程设置

课程	学习单元	课堂学时
1-1 信息收集	（1）健康信息收集	4
	（2）身高、体重的测量与评价	2
	（3）腰围、臀围的测量与评价	2
	（4）血压的测量与评估	2
	（5）其他生理指标的测量与评估	2
1-2 信息管理	（1）健康信息的录入、清理和传递	2
	（2）健康信息的保存与安全	2

课程 1-1 信息收集

学习内容

学习单元	课程内容	培训建议	课堂学时
（1）健康信息收集	1）信息和数据的基本概念 2）信息的主要特征 3）健康信息的来源 4）健康信息的收集方法 5）健康信息收集常用表单及收集内容	（1）方法：讲授法、演示法 （2）重点：健康信息的来源、健康信息的收集方法、健康信息收集常用表单及收集内容 （3）难点：健康信息的收集方法	4
（2）身高、体重的测量与评价	1）身高测量方法与注意事项 2）体重测量方法与注意事项 3）身高、体重的评价标准	（1）方法：讲授法、演示法、实训法 （2）重点：身高、体重的测量方法与评价标准 （3）难点：身高、体重的测量方法	2

续表

学习单元	课程内容	培训建议	课堂学时
（3）腰围、臀围的测量与评价	1）腰围测量方法与注意事项 2）臀围测量方法与注意事项 3）腰围、腰臀比的评价标准	（1）方法：讲授法、演示法、实训法 （2）重点：腰围、腰臀比的评价标准 （3）难点：腰围、臀围的测量方法	2
（4）血压的测量与评估	1）诊室血压的测量与评估 2）家庭自测血压的测量与评估 3）动态血压监测与评估	（1）方法：讲授法、演示法、实训法 （2）重点：诊室血压的测量与评估、家庭自测血压的测量与评估 （3）难点：动态血压监测与评估	2
（5）其他生理指标的测量与评估	1）体温的测量与评估 2）脉搏、心率的测量与评估 3）呼吸的测量与评估 4）毛细血管血糖的检测与评估	（1）方法：讲授法、演示法、实训法 （2）重点：体温、脉搏的测量与评估 （3）难点：脉搏、呼吸的测量与评估，毛细血管血糖的评估	2

学习单元 1　健康信息收集

一、信息和数据的基本概念

1. 信息的概念

信息是指音信、消息，或通信系统传输和处理的对象，泛指消息和信号的具体内容和意义。信息是对客观事物的反映，从本质上看，信息是对社会、自然界的事物特征、现象、本质及规律的描述。人通过获得、识别自然界和社会的不同信息来区别不同事物，得以认识和改造世界。信息的作用在于消除观察者在相应认识上的不确定性。信息作为一种特殊的资源，具有相应的使用价值，能够满足人们某些方面的需要。但信息的价值大小是相对的，它取决于接收信息者的需求及对信息理解、认识和利用的能力。

2. 数据的概念

（1）数据的概念。数据是指对客观事件进行记录并可以鉴别的符号，是对客观事物的性质、状态及相互关系等进行记载的物理符号或这些物理符号的组合。数据是对客观事物的真实反映，它不掺杂任何主观因素，可以是符号、文字、数字、语音、图像、视频等，也可以是计算机代码。

（2）信息与数据的关系。信息与数据既有联系，又有区别。数据是信息的表现形式和载体，而信息是数据的内涵，二者是形与质的关系。信息加载于数据之上，依赖数据来表达。数据是符号，是物理性的；信息是加工处理之后得到的、对决策产生影响的数据，是逻辑性和观念性的。数据本身没有意义，只有对实体行为产生影响时才成为信息。人们通过对数据背景的解读获取信息。数据转化为信息的过程，可以用公式"数据+背景=信息"表示。

二、信息的主要特征

1. 依附性

物质是具体的、实在的资源，而信息是抽象的、无形的资源。信息必须依附于物质载体，并且只有具备一定能量的载体才能传递信息。信息不能脱离物质和能量而独立存在。如新闻信息离开具有一定时空背景的事实及语言文字、报纸，就无法体现出来。

2. 可传递性和可共享性

信息具有可传递性，这是信息的本质特征。人们通过信息传递，实现信息共享。信息传播的面积越广，使用信息的人越多，信息的价值和作用会越大。信息传递的方式很多，如口头语言、肢体语言、文字、电信号等。信息越具有科学性和社会规范，就越具有可共享性。健康信息的可共享性很强，是所有人都需要的信息。

3. 可浓缩性

人们对信息进行加工、整理、概括、归纳就可使之精练，从而浓缩信息。如总结、报告、议案、新闻报道、经验、教材、论文等都属浓缩的信息。

4.再生性和可储存性

物质和能量资源只要使用就会减少；而信息在使用中却不断再生，永远不会耗尽。当今世界，一方面是能源危机、水源危机，另一方面却是信息"爆炸"。信息永远都在产生、更新、演变，是取之不尽、用之不竭的智慧源泉，是人类社会与自然界不可或缺的可再生资源。信息可以储存，以备他日或他人使用。储存信息的手段多种多样，如人脑、电脑、光盘、云空间、印刷、录像、拍照、录音等。

5.可预测性

信息能反映出事物的发展趋势。例如，根据新型冠状病毒变异的信息，预测疫苗的有效性和对人群的保护效果。已知信息经过人的分析和处理，往往会产生新的信息，使信息得到增值。

6.有效性和无效性

接受者需要的信息为有效信息，反之则为无效信息；信息具有对此人有效，对他人可能无效的特点。随着事物的发展与变化，信息的可利用价值也会相应地发生变化，若失去其使用价值，就变成无效信息了。新闻信息主要以时效、新鲜、显著、接近、趣味等满足受众的普遍需要，从而获得有效性。这就要求人们必须及时获取信息、利用信息，这样才能体现信息的价值。

三、健康信息的来源

健康管理相关信息主要来自健康监测、健康评估、健康指导与干预措施、随访记录等。健康体检表、体检结果、体检报告、病历记录和疾病管理随访表都是最为重要的健康管理信息来源。健康管理师可收集相关信息，确定健康管理方案。

四、健康信息的收集方法

健康信息收集的原则是要保证信息的客观性。主要的收集方法有以下几种。

1.检索法

检索法是指查阅以往的健康信息，以获取各种相关信息，如流行病学资料、住院病历、门诊病历、健康管理档案等。

2. 现场调查法

现场调查法是指健康管理师对服务群体和环境进行直接观察，了解社区布局、街道规划、居住条件等。通过现场调查，健康管理师可以了解居民的主要生活方式、影响健康的主要因素、社区对健康的基本需求、自我保健意识等，还可以对服务对象进行检查、测量相关指标、收集标本、了解个人信息。现场调查法取得的资料较为真实可靠，但所需人力、物力、财力较多。

3. 讨论法

讨论法是指健康管理师组织调查对象在一定时间内、在一定主题下进行专题讨论和沙龙活动。通常 10~20 人为一组，以圆桌会议的形式，围绕主题进行 1 h 左右的讨论，健康管理师作为主持人，引导大家发言。例如，健康管理师组织孕妇和产后妇女，以母乳喂养的优点为主题进行沙龙活动，通过每个人发言，了解情况，并及时鼓励正确的母乳喂养方法，纠正错误的方法，达到健康教育的目的。健康管理师将现场讨论的内容完整地记录下来，也是一种收集资料的方法。

4. 问卷调查法

问卷调查是健康信息收集方法之一，可以结合讨论法，二者互相补充，便于健康管理师全面了解服务对象的健康状况，并建立健康档案。

五、健康信息收集常用表单及收集内容

1. 常用健康调查表

以下表格摘录自国家卫生健康委员会或世界卫生组织（WHO）提供的相关调查规范或指南，供参考。

（1）个人基本信息表（见表 1-1-1）。

表 1-1-1　个人基本信息表

为了更好地了解您的身体特质与健康情况，以及更好地开展我们的健康服务工作。希望您能够认真、积极地参与本次问卷调查，我们将对您的回答完全保密。调查会耽误您 10 min 左右的时间，谢谢您的配合和支持！

续表

姓　　名		性　　别		婚　　否		职　　业	
身　　高		体　　重		前次血压		血　　型	
联系方式							

1. 您的年龄（年龄会在一定程度上反映身体的退行性病变）
□ 20 岁及以下　□ 21~40 岁　□ 41~60 岁　□ 61 岁及以上

2. 您目前的生活/工作状态是怎么样的，可多选（不同的生活/工作状态会与不同的慢性疾病的发生有关系）
□ 吸烟　□ 应酬多，喝酒多　□ 伏案型工作　□ 久坐型工作　□ 睡眠不佳　□ 每周运动时间小于 3 h

3. 您的父亲、母亲或亲兄弟姐妹是否曾经患过如下疾病，可多选（家族遗传因素与一些疾病的发生存在关联，可能会提高某些疾病的发生风险）
□ 糖尿病　□ 高血压　□ 高血脂　□ 高尿酸　□ 肺癌　□ 前列腺癌
□ 消化道肿瘤　□ 甲状腺肿瘤　□ 乳腺癌　□ 宫颈癌　□ 其他_____

4. 您是否曾经或正在患有如下疾病，可多选（身体的健康状况是体检套餐设计的重要参考标准）
□ 糖尿病　□ 高血压　□ 高血脂　□ 高尿酸　□ 冠心病　□ 支气管炎　□ 肺气肿　□ 中风
□ 肺癌　□ 前列腺疾病　□ 骨质疏松　□ 类风湿性关节炎　□ 乳腺癌　□ 宫颈癌
□ 甲状腺肿瘤　□ 其他_____

5. 您近一个月是否有如下症状，可多选（身体出现的一些不适症状会预示一些疾病的发生，当身体出现不适症状时进行针对性的身体检查是预防疾病的重要方法之一）
□ 头晕　□ 头痛　□ 胸闷　□ 气紧　□ 吞咽困难　□ 咳嗽、咳痰　□ 胃部不适　□ 胃痛
□ 黄疸　□ 排尿异常（颜色、频率、数量）　□ 大便异常（颜色、频率、数量、形状）
□ 视力下降　□ 白带异常　□ 肩颈痛　□ 腰痛　□ 背心痛　□ 体重持续下降　□ 心慌
□ 其他_____

6. 您特别关注的健康问题
_____
_____

下面是对您饮食情况、生活习惯、心理状况的一个了解，将为您的健康促进计划提供参考，请根据近两个月的真实情况选择答案，○单选，□多选，再次感谢您的配合与支持！

7. 膳食摄入情况

（1）米、面、薯类平均日摄入量：	○<1 碗	○1~2 碗	○3~4 碗	○5~6 碗	○>6 碗①
（2）肉类及肉制品平均日摄入量：	○不吃	○<50 g	○50~100 g	○101~250 g	○>250 g
（3）鱼类及其他水产品平均日摄入量：	○不吃	○<50 g	○50~100 g	○101~250 g	○>250 g
（4）蛋类及蛋制品平均日摄入量：	○不吃	○<1 个	○1~2 个	○3 个	○>3 个②
（5）奶类及奶制品平均日摄入量：	○不吃	○<1 杯	○1~2 杯	○3 杯	○>3 杯③
（6）大豆及豆制品平均日摄入量：	○不吃	○<25 g	○25~50 g	○51~100 g	○>100 g

续表

（7）新鲜蔬菜平均日摄入量：	○<100 g	○100~300 g	○301~500 g	○501~750 g	○>750 g
（8）新鲜水果平均日摄入量：	○<50 g	○50~200 g	○201~400 g	○401~600 g	○>600 g
（9）平均日饮水量：	○<3 杯	○3~6 杯	○7~9 杯	○10~12 杯	○>12 杯

注：①一碗指 100 g，②一个指 50 g，③一杯指 200 mL。

8. 饮食习惯

（1）您平均每周吃早餐的天数：	○没有	○1~2 天	○3~4 天	○5~6 天	○7 天
（2）您平均每周吃夜宵的天数：	○没有	○1~2 天	○3~4 天	○5~6 天	○7 天
（3）您目前饮食方面的喜好：	□咸　□鲜　□甜　□生　□冷　□硬　□烫　□炸　□油腻				
（4）您目前饮食的不良习惯：	□吃饭时喝水　□吃饭过快　□吃得过饱　□晚餐过晚				

9. 运动锻炼情况

（1）您平均每周的工作时间：	○<10 h	○10~25 h	○26~40 h	○41~55 h	○>55 h
（2）您日常的出行方式：	□很少出行　□专车接送　□自驾车　□公共交通或摩托车　□自行车　□步行				
（3）您平均每周运动锻炼时间：	○不锻炼	○<1 h	○1~3 h	○4~5 h	○>5 h
（4）您一般锻炼的强度：	○不锻炼	○极轻度运动	○轻度运动	○中度运动	○重度运动

10. 吸烟情况

（1）您当前吸烟情况的描述④：	○从不	○偶尔	○戒烟	○吸烟	
（2）平均每天吸烟的支数⑤：	○<5 支	○5~15 支	○16~25 支	○26~40 支	○>40 支
（3）您总共吸烟的年数：	○<5 年	○5~15 年	○16~25 年	○26~40 年	○>40 年
（4）平均每周被动吸烟情况：	○没有	○1~2 天	○3~4 天	○5~6 天	○7 天

注：④若"从不"，则不需填下 2 题；⑤若已戒，按之前吸烟情况选，下题同。

11. 饮酒情况

（1）您当前饮酒情况的描述⑥：	○从不	○偶尔	○戒酒	○饮酒	
（2）您最常饮酒的类型：	○白酒	○黄酒	○红酒	○啤酒	○其他
（3）平均每天饮酒的两数⑦：	○<2 两	○2~4 两	○5~6 两	○7~8 两	○>8 两
（4）您总共饮酒的年数：	○<5 年	○5~15 年	○16~25 年	○26~40 年	○>40 年

注：⑥若"从不"，则不需填下 3 题；⑦折算成白酒。

12. 心理情况

（1）您曾受到一些重大意外伤害⑧：	○否	○是			
（2）您对自己健康状况的满意度：	○很满意	○满意	○一般	○不满意	○很不满意

续表

(3) 您感觉自己有精神压力吗：	○几乎没有	○有一点	○较明显	○很大		
(4) 您的精神压力最主要来源于：	○健康	○经济	○情感	○工作	○社交	○其他
(5) 您感觉自己的睡眠充足吗：	○充足	○一般	○不足	○严重不足		

注：⑧如重大经济损失、亲属亡故或自然灾害等。

（2）疾病管理随访表及填写要求。表1-1-2、表1-1-3分别为高血压患者和糖尿病患者随访服务记录表。

表1-1-2 高血压患者随访服务记录表

姓名：　　　　　　　编号□□-□□□□□

	随访日期	年 月 日	年 月 日	年 月 日
	随访方式	1.门诊 2.家庭 3.电话□	1.门诊 2.家庭 3.电话□	1.门诊 2.家庭 3.电话□
症状	1. 无症状 2. 头痛、头晕 3. 恶心、呕吐 4. 眼花、耳鸣 5. 呼吸困难 6. 心悸、胸闷 7. 鼻衄出血不止 8. 四肢发麻 9. 下肢水肿	□/□/□/□/□/□/□ 其他：	□/□/□/□/□/□/□ 其他：	□/□/□/□/□/□/□ 其他：
体征	血压（mmHg）			
	体重（kg）	/	/	/
	体重指数			
	心率	/	/	/
	其他			
生活方式指导	日吸烟量（支）	/	/	/
	日饮酒量（两）	/	/	/
	运动	次/周 分/次 次/周 分/次	次/周 分/次 次/周 分/次	次/周 分/次 次/周 分/次
	日摄盐情况（g）			
	心理调整	1.良好 2.一般 3.差□	1.良好 2.一般 3.差□	1.良好 2.一般 3.差□
	遵医行为	1.良好 2.一般 3.差□	1.良好 2.一般 3.差□	1.良好 2.一般 3.差□
	辅助检查	/	/	/

续表

服药依从性		1. 规律 2. 间断 3. 不服药□	1. 规律 2. 间断 3. 不服药□	1. 规律 2. 间断 3. 不服药□
药物不良反应		1. 无 2. 有□	1. 无 2. 有□	1. 无 2. 有□
此次随访分类		1. 控制满意 2. 控制不满意 3. 不良反应 4. 并发症□	1. 控制满意 2. 控制不满意 3. 不良反应 4. 并发症□	1. 控制满意 2. 控制不满意 3. 不良反应 4. 并发症□
用药情况	药物名称1			
	用法	每日 次 每次 mg	每日 次 每次 mg	每日 次 每次 mg
	药物名称2			
	用法	每日 次 每次 mg	每日 次 每次 mg	每日 次 每次 mg
	药物名称3			
	用法	每日 次 每次 mg	每日 次 每次 mg	每日 次 每次 mg
	其他药物			
	用法	每日 次 每次 mg	每日 次 每次 mg	每日 次 每次 mg
转诊	原因			
	机构及科别			
下次随访日期				
随访医生签名				

填表说明：

①本表为高血压患者在接受随访服务时由医生填写。

②体征：体重指数 = 体重（kg）/ 身高的平方（m^2），如有其他阳性体征，请填写在"其他"一栏。体重和心率斜线前填写目前情况，斜线后填写下次随访时应调整到的目标。

③生活方式指导：在询问患者生活方式时，同时对患者进行生活方式指导，与患者共同制定下次随访目标。

日吸烟量：斜线前填写目前吸烟量，不吸烟填"0"，吸烟者写出每天的吸烟量"××支"；斜线后填写吸烟者下次随访目标吸烟量"××支"。

日饮酒量：斜线前填写目前饮酒量，不饮酒填"0"，饮酒者写出每天的饮酒量相当于白酒"××两"；斜线后填写饮酒者下次随访目标饮酒量相当于白酒"××两"。（白酒 50 mL 相当于葡萄酒 200 mL、黄酒 250 mL、啤酒 300 mL、果酒 200 mL。）

运动：填写每周运动几次，每次多少分钟，即"××次/周，××分/次"。横线上填写目前情况，横线下填写下次随访时应达到的目标。

日摄盐情况：斜线前填写目前摄盐量，根据患者的饮食情况计算出每天的摄盐量"×克/天"，斜线后填写患者下次随访目标摄盐量。

心理调整：根据医生对患者的印象选择对应的选项。

遵医行为：指患者是否遵照医生的指导去改善生活方式。

④辅助检查：记录患者在上次随访到这次随访之间到各医疗机构进行的辅助检查的检查结果。

⑤服药依从性："规律"为按医嘱服药；"间断"为未按医嘱服药，频次或数量不足；"不服药"为医生开了处方，但患者未使用此药。

⑥药物不良反应：如果患者服用降压药物后出现明显的药物不良反应，要具体描述是哪种药物，出现何种不良反应。

⑦此次随访分类：根据此次随访情况，由责任医生在4种分类结果中选择一项在"□"中填上相应的数字。"控制满意"意为血压控制满意，无其他异常；"控制不满意"意为血压控制不满意，无其他异常；"不良反应"意为存在药物不良反应；"并发症"意为出现新的不适或异常。如果患者同时并存几种情况，填写最严重的一种情况，同时结合上次随访情况确定患者下次随访时间，并告知患者。

⑧用药情况：根据患者整体情况，为患者开具处方，填写患者即将服用的降压药物名称，写明用法。

⑨转诊：如果需要转诊，要写明转诊的医疗机构及科室类别，如××市人民医院心内科，并在"原因"一栏写明转诊原因。

⑩随访医生签名：随访完毕，核查无误后随访医生签署其姓名。

表 1-1-3　糖尿病患者随访服务记录表

姓名：　　　　　　　　编号□□□-□□□□□

	随访日期			
	随访方式	1.门诊　2.家庭　3.电话□	1.门诊　2.家庭　3.电话□	1.门诊　2.家庭　3.电话□
症状	1. 无症状 2. 多饮 3. 多食 4. 多尿 5. 视力模糊 6. 感染 7. 手脚麻木 8. 下肢浮肿 9. 体重明显下降	□/□/□/□/□/□/□/□/□ 其他：	□/□/□/□/□/□/□/□/□ 其他：	□/□/□/□/□/□/□/□/□ 其他：
体征	血压（mmHg）			
	体重（kg）	/	/	/
	体重指数	/	/	/
	足背动脉搏动	1.未触及　2.触及□	1.未触及　2.触及□	1.未触及　2.触及□
	其他			

续表

生活方式指导	日吸烟量（支）	/	/	/
	日饮酒量（两）	/	/	/
	运动	次/周　分/次 次/周　分/次	次/周　分/次 次/周　分/次	次/周　分/次 次/周　分/次
	主食（g/d）	/	/	/
	心理调整	1. 良好　2. 一般　3. 差□	1. 良好　2. 一般　3. 差□	1. 良好　2. 一般　3. 差□
	遵医行为	1. 良好　2. 一般　3. 差□	1. 良好　2. 一般　3. 差□	1. 良好　2. 一般　3. 差□
辅助检查	空腹血糖值	mmol/L	mmol/L	mmol/L
	其他检查	糖化血红蛋白　　　% 检查日期：　　月　日	糖化血红蛋白　　　% 检查日期：　　月　日	糖化血红蛋白　　　% 检查日期：　　月　日
	服药依从性	1. 规律　2. 间断 3. 不服药□	1. 规律　2. 间断 3. 不服药□	1. 规律　2. 间断 3. 不服药□
	药物不良反应	1. 无　2. 有□	1. 无　2. 有□	1. 无　2. 有□
	低血糖反应	1. 无　2. 偶尔　3. 频繁□	1. 无　2. 偶尔　3. 频繁□	1. 无　2. 偶尔　3. 频繁□
	此次随访分类	1. 控制满意　2. 控制不满意 3. 不良反应　4. 并发症□	1. 控制满意　2. 控制不满意 3. 不良反应　4. 并发症□	1. 控制满意　2. 控制不满意 3. 不良反应　4. 并发症□
用药情况	药物名称1			
	用法用量	每日　次　每次　mg	每日　次　每次　mg	每日　次　每次　mg
	药物名称2			
	用法用量	每日　次　每次　mg	每日　次　每次　mg	每日　次　每次　mg
	药物名称3			
	用法用量	每日　次　每次　mg	每日　次　每次　mg	每日　次　每次　mg
	胰岛素	种类： 用法和用量：	种类： 用法和用量：	种类： 用法和用量：
转诊	原因			
	机构及科别			

下次随访日期				
随访医生签名				

填表说明:

①本表为 2 型糖尿病患者在接受随访服务时由医生填写。

②体征:体重指数 = 体重(kg)/ 身高的平方(m^2),体重和体重指数斜线前填写目前情况,斜线后填写下次随访时应调整到的目标。如果是超重或是肥胖的患者,要求每次随访时测量体重并指导患者控制体重;正常体重人群可每年测量一次体重及体重指数。如有其他阳性体征,请填写在"其他"一栏。

③生活方式指导:在询问患者生活方式时,同时对患者进行生活方式指导,与患者共同制定下次随访目标。

日吸烟量:斜线前填写目前吸烟量,不吸烟填"0",吸烟者写出每天的吸烟量"××支";斜线后填写吸烟者下次随访目标吸烟量"××支"。

日饮酒量:斜线前填写目前饮酒量,不饮酒填"0",饮酒者写出每天的饮酒量相当于白酒"××两";斜线后填写饮酒者下次随访目标饮酒量相当于白酒"××两"。白酒 50 mL 相当于葡萄酒 200 mL,黄酒 250 mL,啤酒 1 瓶,果酒 200 mL。

运动:填写每周几次,每次多少分钟,即"××次/周,××分/次"。横线上填写目前情况,横线下填写下次随访时应达到的目标。

主食:根据患者的实际情况估算主食(米饭、面食、饼干等淀粉类食物)的摄入量。为每天各餐的合计量。

心理调整:根据医生对患者的印象选择对应的选项。

遵医行为:指患者是否遵照医生的指导去改善生活方式。

④辅助检查:为患者进行空腹血糖检查,记录检查结果。若患者在上次随访到此次随访之间到各医疗机构进行过糖化血红蛋白或其他辅助检查,应如实记录。

⑤服药依从性:"规律"为按医嘱服药;"间断"为未按医嘱服药,频次或数量不足;"不服药"为医生开了处方,但患者未使用此药。

⑥药物不良反应:如果患者服用降糖药物后出现明显的药物不良反应,要具体描述是哪种药物,出现何种不良反应。

⑦低血糖反应:上次随访到此次随访之间患者出现的低血糖反应。

⑧此次随访分类:根据此次随访情况,由责任医生在 4 种分类结果中选择一项在"□"中填上相应的数字。"控制满意"意为血糖控制满意,无其他异常;"控制不满意"意为血糖控制不满意,无其他异常;"不良反应"意为存在药物不良反应;"并发症"意为出现新的并发症或并发症出现异常。如果患者同时并存几种情况,填写最严重的一种情况,同时结合上次随访情况确定患者下次随访时间,并告知患者。

⑨用药情况:根据患者整体情况,为患者开具处方,并填写在表格中,写明用法、用量。

⑩转诊:如果需要转诊,要写明转诊的医疗机构及科室类别,如××市人民医院心内科,并在"原因"一栏写明转诊原因。

⑪下次随访日期:根据"此次随访分类",确定下次随访日期,并告知患者。

2. 健康体检的收集内容

根据《健康体检基本项目专家共识》,健康体检分为基本项目和选择项目。健康体验基本项目(必选项目)(见表1-1-4)是开展健康体检服务的基础检测项目,也是形成健康体检报告及个人健康管理档案的必需项目。健康体验选择项目(见表1-1-5)是个体化深度体检项目,适应于不同高危人群,有的放矢地进行体检。

表1-1-4 健康体检基本项目(必选项目)

项目编号	项目类别	项目	备注
1	问卷问诊	1.1 健康风险评估调查问卷(简化版)	
		1.2 健康风险评估调查问卷(标准版)	
2	一般检查	2.1 血压 mmHg	
		2.2 身高 cm	
		2.3 体重 kg	
		2.4 体重指数(BMI)	
		2.5 腰围 cm	
		2.6 臀围 cm	
3	内科	3.1 既往史	
		3.2 胸部检查	
		3.3 心脏检查	
		3.4 腹部检查	
		3.5 神经系统检查	
4	外科	4.1 既往史	
		4.2 皮肤	
		4.3 浅表淋巴结	
		4.4 甲状腺	
		4.5 乳腺	
		4.6 脊柱和四肢关节	
		4.7 肛门	
		4.8 外生殖器	男性

续表

项目编号	项目类别	项目	备注
5	眼科	5.1 既往史	
		5.2 视力	
		5.3 辨色力	
		5.4 外眼	
		5.5 内眼	
		5.6 眼压	
		5.7 眼底	
6	耳鼻喉科	6.1 既往史	
		6.2 耳	
		6.3 听力	
		6.4 鼻腔	
		6.5 鼻窦	
		6.6 咽喉	
7	口腔科	7.1 既往史	
		7.2 口唇黏膜	
		7.3 牙体、牙周	
		7.4 舌	
		7.5 颞颌关节	
		7.6 颌面部及腮腺	
8	妇科	8.1 既往史（月经史、婚育史）	有性生活史女性
		8.2 外阴	
		8.3 内诊	
		8.4 液基薄层细胞学检查（TCT）	

续表

项目编号	项目类别	项目	备注
9	实验室常规检查	9.1 血常规 白细胞计数、白细胞五项分类、红细胞计数、血红蛋白测定、红细胞压积、红细胞平均体积、红细胞平均血红蛋白量、红细胞平均血红蛋白浓度、血小板计数	
		9.2 尿常规 外观、尿蛋白定性、尿糖定性、尿胆红素、尿胆原、尿潜血、尿酮体、尿亚硝酸盐、尿血细胞（红细胞、白细胞）、尿比重、尿pH值、细菌	
		9.3 便常规	
		9.4 便潜血	
10	实验室生化检查	10.1 肝功2项 丙氨酸氨基转移酶（ALT）、门冬氨酸氨基转移酶（AST）	
		10.2 肾功2项 尿素氮（BUN）、肌酐（Cr）	
		10.3 血脂4项 总胆固醇（TC）、甘油三酯（TG）、低密度脂蛋白胆固醇（LDL-C）、高密度脂蛋白胆固醇（HDL-C）	
		10.4 葡萄糖（GLU）	
		10.5 尿酸（UA）	
11	肿瘤标志物检查	11.1 癌胚抗原（CEA）	
		11.2 甲胎蛋白（AFP）	
		11.3 前列腺特异抗原（PSA-T/PSA-F）	建议40岁以上男性检查
12	常规心电图	12.1 静态十二导联同步心电图	
13	X射线检查	13.1 胸片（正位、侧位）	数字化摄影
14	超声检查	14.1 肝、胆、胰、脾、肾	
		14.2 前列腺	建议40岁以上男性检查
		14.3 子宫、附件	女性
		14.4 乳腺	女性
		14.5 甲状腺	

表 1-1-5 健康体检选择项目

1. 心、脑血管疾病风险筛查

项目类别	项目	备注
实验室检查	超敏 C 反应蛋白	适用于心、脑血管疾病高危人群（平板运动试验需严格掌握适应证、禁忌证，并具备急救条件）
	同型半胱氨酸	
	叶酸，$VitB_{12}$	
心电图检查	平板运动试验	
影像检查	超声心动图	
	颈动脉彩超	
其他	眼底照相	
	动脉硬化检测	

2. 糖尿病风险筛查

项目类别	项目	备注
实验室检查	餐后 2 h 血糖	适用于糖尿病高危人群
	糖化血红蛋白（HbA1c）	

3. 肿瘤筛查

项目类别	项目	备注
影像检查	低剂量螺旋 CT	适用于肺癌高危人群
	乳腺钼靶	适用于乳腺癌高危人群
内镜检查	电子胃镜	适用于胃癌、食管癌、结肠癌高危人群
	电子肠镜	
细胞学检查	液基薄层细胞学检查（TCT）	适用于宫颈癌高危人群
实验室检查	糖类抗原 19-9（CA19-9）	适用于肿瘤高危人群，须在专业医生指导下合理选择有关检测项目
	癌抗原 15-3（CA15-3）	
	糖类抗原 72-4（CA72-4）	
	糖类抗原 242（CA242）	
	癌抗原 12-5（CA12-5）	
	鳞癌相关抗原（SCC）	
	细胞角质蛋白 19 片段抗原 21-1（CYFRA21-1）	
	神经元特异性烯醇化酶（NSE）	

续表

项目类别	项目	备注
其他	幽门螺杆菌	相关高危人群
	胃蛋白酶原 I/II	
	乙肝五项（HBsAg、HBsAb、HBcAg、HBeAb、HBcAb）	
	丙肝抗体	
	人乳头状瘤病毒（HPV）	

4.慢性阻塞性肺疾病早期筛查

项目类别	项目	备注
仪器检查	肺功能	适用于慢性阻塞性肺疾病高危人群

5.其他项目

（1）心理健康自测检查

（2）骨密度检测

　　适用于有骨质疏松危险因素者、有骨折史者

（3）体适能检测

项目类别	项目
心肺耐力	台阶试验
肺活量	最大呼气量（mL）
肌肉力量与耐力	握力（kg）、俯卧撑（个）、仰卧起坐（次/分）×分
柔韧性	坐位体前屈（cm）
身体成分	体重指数、体成分
平衡性	闭眼单脚站立（s）
爆发力	纵跳（s）
反应时	选择反应时（s）

学习单元2 身高、体重的测量与评价

一、身高测量方法与注意事项

1. 使用器材

选择符合国家标准生产的电子或机械的身高计,目前常用的是复合式的电子或机械身高体重计。使用前应校准零点,以标准刻度钢尺检查其刻度是否准确,每米的误差不能大于 0.1 cm。

2. 测量方法

被测者应当免冠、赤足,立正姿势站在身高计的底板上(上肢自然下垂,足跟并拢,足尖分开成60度),足跟、骶骨部及两肩胛间与立柱相接触(三点靠立柱),躯干自然挺直,头部正直,两眼平视前方,耳郭上缘与眼眶下缘呈水平位(两缘呈水平)。使用机械身高计时,测量者站在被测者右侧,将水平滑板下滑至被测者头顶,测量者读数时双眼应与被测者头顶等高,以"cm"为单位,读至 0.1 cm。连续测量3次,每两次测量之间的误差不超过 0.1 cm,取平均值为测量结果。使用电子身高计时,测量者直接读显示屏上的数字并记录。

3. 测量意义

身高是反映人体骨骼生长发育和人体纵向高度的主要形态指标。除用来评估儿童、青少年身体发育状况外,一般和体重相结合评价人体体质指数和营养状况。

4. 注意事项

测量器材应置于平坦地面,水平滑板与头部接触时松紧要适度,被测者头顶的发辫要松开,发箍等饰物要取下。

二、体重测量方法与注意事项

1. 使用器材

选择符合国家标准生产的电子或机械体重秤,目前更多使用的是电子体重秤。电子体重秤具有读数方便、更轻便的优点,同时很多体重秤也可以测量体成分和身高。然而,目前的校准方法校准精度较低,示值误差偏差较大,在一定程度上降低了电子体重秤测量的准确度。

2. 测量方法

(1)电子体重计。根据使用说明,打开电源开关;按下"启动"按键,进入工作状态。被测者穿轻薄衣服,赤足,全身放松,自然站立在体重计量盘的中央,保持身体平稳。待显示屏显示的数值稳定后,测量者记录显示的数值。记录以"kg"为单位,精确到小数点后1位。

(2)杠杆秤。被测者穿轻薄衣服,赤足,全身放松,自然站立在秤底盘的中部。测量者读取杠杆秤上的游标位置,记录以"kg"为单位,精确到小数点后1位。连续测量3次,每两次测量误差不得超过0.1 kg,取平均值为测量结果。

3. 测量意义

体重是反映人体横向生长、围、宽、厚度及重量的整体指标。它不仅反映人体骨骼、肌肉、皮下脂肪及内脏器官的发育状况和人体的充实程度,而且也反映人体的营养状况。连续观测和记录体重的变化能有效地反映机体能量代谢以及脂肪和蛋白质的储存状况。

4. 注意事项

电子秤空载时,若显示屏显示读数不为"0.0",按一下"启动"键即可清"0"。每天使用杠杆秤前,均需进行校正。测量者每次读数前都要校对砝码质量;测量秤要置于平坦地面上,避免撞击、受潮;被测者站在秤台中央,上、下动作要轻,保持身体平稳。测量体重的标准要统一,如测量前空腹,不能大量饮水,排空大小便;测量前不要进行剧烈的身体活动;前后测量时间一致、穿着厚薄一致;等等。

三、身高、体重的评价标准

1. 标准体重(理想体重)评价法

作为评价超重、肥胖的指标,标准体重最为简单、方便、易懂,适用于社区居民宣教工作。

(1)标准体重的计算。目前国内标准体重(理想体重)的计算主要有两种公式。

1)Broca 改良公式:标准体重(kg)= 身高(cm)-105。

2)平田公式:标准体重(kg)=[身高(cm)-100]×0.9。

(2)标准体重百分比的计算。

标准体重百分比(%)=(实际体重 – 标准体重)÷ 标准体重 ×100%。

(3)评价标准(见表 1-1-6)。

表 1-1-6 标准体重评价法的评价标准

体重范围	标准体重百分比	评价
>(标准体重 +50%× 标准体重)	>50%	重度肥胖
(标准体重 +31%× 标准体重)~(标准体重 +50%× 标准体重)	31%~50%	中度肥胖
(标准体重 +21%× 标准体重)~(标准体重 +30%× 标准体重)	21%~30%	轻度肥胖
(标准体重 +11%× 标准体重)~(标准体重 +20%× 标准体重)	11%~20%	超重
(标准体重 -10%× 标准体重)~(标准体重 +10%× 标准体重)	-10%~10%	正常体重
(标准体重 -20%× 标准体重)~(标准体重 -11%× 标准体重)	-20%~-11%	轻度营养不良
(标准体重 -30%× 标准体重)~(标准体重 -21%× 标准体重)	-30%~-21%	中度营养不良
<(标准体重 -31%× 标准体重)	<-31%	重度营养不良

2. 平时体重百分率的计算及评价

体重的变化能有效地反映机体能量代谢状况。平时体重百分率计算公式为:

平时体重百分率(%)= 调查时的实际体重(kg)÷ 平时体重(kg)×100%

评价标准：85%～95%表示轻度蛋白质-能量营养不良；75%～84%表示中度蛋白质-能量营养不良；74%及以下表示重度蛋白质-能量营养不良。

3. 体重损失率的计算及评价

根据不同时期的实际体重计算和评价体重损失率。计算公式为：

体重损失率（%）=［上次体重（kg）- 这次体重（kg）］÷ 上次体重（kg）× 100%

评价标准：体重损失率一周内超过2%、1个月内超过5%、2个月内超过7.5%、六个月内超过10%，均说明个体存在蛋白质-能量营养不良。

4. 成人体重指数（BMI）

成人BMI也叫体质指数，是评价18岁及以上人群营养状况的常用指标。它不仅较准确地反映体型的胖瘦程度，而且与皮褶厚度、上臂围等营养状况指标的相关性也较高。

BMI的计算公式为：

$$BMI=［体重（kg）］÷［身高（m）］^2$$

成人BMI的评价标准见表1-1-7。

表1-1-7 成人BMI的评价标准　　　　单位：kg/m²

	WHO成人标准	中国成人标准
体重过低	BMI<18.5	BMI<18.5
正常范围	18.5≤BMI<25.0	18.5≤BMI<24.0
超重	25.0≤BMI<30.0	24.0≤BMI<28.0
肥胖	BMI≥30.0	BMI≥28.0

应用BMI进行营养状况评价具有简单、方便、有效的特点，但要注意BMI的适用范围。成人BMI不适合下列人群：年龄小于18岁者、运动员或肌肉特别发达者、孕妇、哺乳期妇女、体弱或需久坐的老人。

WHO肥胖程度分类标准：①肥胖1级，30～34.9 kg/m²；②肥胖2级，35～39.9 kg/m²；③肥胖3级，≥40 kg/m²。

5. 儿童营养状况评价指标

（1）年龄组别体重。主要用于0～6岁儿童，以实测体重与同年龄组的标准体重均值进行比较,应在标准体重均值的2个标准差范围内(或在第25～第75百分位数范围内)。

(2)身高组别体重。主要用于0～6岁儿童,以实测体重与同身高组的标准体重均值相比较,应在均值的2个标准差范围内(或在第25～第75百分位数范围内)。如达不到标准,则表示为消瘦,反映近期营养不良。此指标对区分急性营养不良和慢性营养不良有较大意义。

(3)年龄组别身高。主要用于0～6岁儿童,以实测身高与同年龄组的平均身高相比较,应在均值的2个标准差范围内(或在第25～第75百分位数范围内)。如达不到标准,则表示为发育迟缓,反映长期(慢性)营养不良。

(4)性别-年龄组别BMI。适用于针对儿童、青少年开展的超重与肥胖筛查。我国6～18岁儿童、青少年BMI筛查超重与肥胖界值见表1-1-8。BMI大于或等于同性别、年龄组"超重"界值点且小于"肥胖"界值点者为超重;BMI大于或等于同性别、年龄组"肥胖"界值点者为肥胖。此指标较年龄组别体重更精确、科学。

表1-1-8　6～18岁儿童、青少年BMI筛查超重与肥胖界值　单位:kg/m^2

年龄(岁)	男生		女生	
	超重	肥胖	超重	肥胖
6.0～6.4	16.4	17.7	16.2	17.5
6.5～6.9	16.7	18.1	16.5	18.0
7.0～7.4	17.0	18.7	16.8	18.5
7.5～7.9	17.4	19.2	17.2	19.0
8.0～8.4	17.8	19.7	17.6	19.4
8.5～8.9	18.1	20.3	18.1	19.9
9.0～9.4	18.5	20.8	18.5	20.4
9.5～9.9	18.9	21.4	19.0	21.0
10.0～10.4	19.2	21.9	19.5	21.5
10.5～10.9	19.6	22.5	20.0	22.1
11.0～11.4	19.9	23.0	20.5	22.7
11.5～11.9	20.3	23.6	21.1	23.3
12.0～12.4	20.7	24.1	21.5	23.9
12.5～12.9	21.0	24.7	21.9	24.5

续表

年龄（岁）	男生		女生	
	超重	肥胖	超重	肥胖
13.0~13.4	21.4	25.2	22.2	25.0
13.5~13.9	21.9	25.7	22.6	25.6
14.0~14.4	22.3	26.1	22.8	25.9
14.5~14.9	22.6	26.4	23.0	26.3
15.0~15.4	22.9	26.6	23.2	26.6
15.5~15.9	23.1	26.9	23.4	26.9
16.0~16.4	23.3	27.1	23.6	27.1
16.5~16.9	23.5	27.4	23.7	27.4
17.0~17.4	23.7	27.6	23.8	27.6
17.5~17.9	23.8	27.8	23.9	27.8
≥18.0	24.0	28.0	24.0	28.0

学习单元3 腰围、臀围的测量与评价

一、腰围测量方法与注意事项

1. 使用器材

腰围的测量应使用符合国家标准生产的、没有弹性、最小刻度为 1 mm 的软尺。使用前先用标准钢尺校对，每米误差不超过 0.1 cm。

2. 测量方法

（1）被测者的姿势。在清晨未进食的情况下，被测者自然站立，两脚分开 30~40 cm，保持自然呼吸状态，勿用力收腹或挺腹。

（2）测量者站位。测量者站在被测者的前方或右前方。

（3）测量定位。腋中线肋弓下缘与髂嵴连线中点（见图1-1-1），左右两侧各定一个测量点，测量时软尺应通过两个测量点，水平绕腰一周（通常是腰部的天然最窄部位）。

（4）读数要求。在被测者呼气末期读数；以"cm"为单位，读至0.1 cm；连续测量3次，取平均值为测量结果，每两次测量之间的误差不超过1 cm。

3. 测量意义

腰围与腹部脂肪含量相关，是反映腹部脂肪分布的最简单和实用的指标，对于中心型肥胖（又称腹型肥胖、向心型肥胖、内脏型肥胖、苹果型肥胖等）的判定具有重要意义。

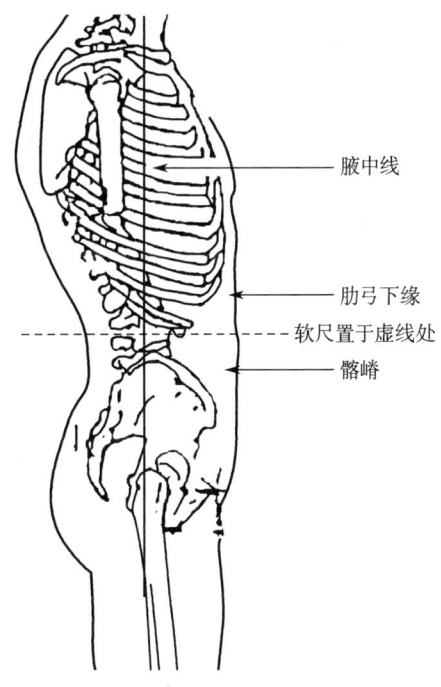

图1-1-1 腰围的测量定位示意图

4. 注意事项

被测者姿势要正确，测量时平缓自然呼吸，不要收腹或挺腹；软尺松紧度要适宜，以对皮肤不产生明显压迫为度。

二、臀围测量方法与注意事项

1. 使用器材

臀围的测量应使用符合国家标准生产的、没有弹性、最小刻度为1 mm的软尺。使用前先用标准钢尺校对，每米误差不超过0.1 cm。

2. 测量方法

（1）被测者姿势。被测者自然站立，臀部放松，自然呼吸。

（2）测量定位。臀围测量常用的有两个部位：臀部的最高点（最大围）和股骨大转子水平位。测量者将软尺置于臀部测量点，水平绕臀部一周进行测量。

（3）读数要求。以"cm"为单位，读至 0.1 cm；连续测量 3 次，取平均值为测量结果，每两次测量之间的误差不超过 1 cm。

3. 测量意义

臀围是臀部的最大围度，是反映臀部脂肪分布的重要指标。测量臀围和腰围以计算腰臀比，后者可以用来反映人体的脂肪分布特点和肥胖特点。

4. 注意事项

测量人员应严格控制软尺的松紧度。测量时，男性被测者只能穿短裤，女性被测者穿短裤、背心或短袖衫；被测者不要有意识地挺腹或收腹。

三、腰围、腰臀比的评价标准

1. 腰围的评价标准

WHO、亚洲和中国的正常成人腰围的判断标准见表 1-1-9，中国成人中心型肥胖的判定标准见表 1-1-10。

表 1-1-9　正常成人腰围的判断标准　　单位：cm

性别	WHO	亚洲	中国
男性	<94	<90	<85
女性	<80	<80	<80

表 1-1-10　中国成人中心型肥胖的判定标准　　单位：cm

分类	腰围值
中心型肥胖前期	85≤男性腰围<90 80≤女性腰围<85
中心型肥胖	男性腰围≥90 女性腰围≥85

2. 腰臀比（WHR）的评价标准

计算公式：WHR= 腰围值 ÷ 臀围值。腰臀比以男性 <0.9、女性 <0.8 为正常。男

性≥0.9、女性≥0.8，则可判定为中心型肥胖，但其分界值随年龄、性别、人种的不同而不同。目前一般用腰围代替腰臀比来判定中心型肥胖。

学习单元4　血压的测量与评估

血压是指血液在血管内流动时对血管壁产生的单位面积侧压力。由于血管分动脉、毛细血管和静脉，所以也就有动脉血压、毛细血管血压和静脉血压。通常说的血压是指动脉血压。心血管系统内有足够的血液充盈血管是形成血压的前提，心脏射血和外周阻力的相互作用是形成血压的基本因素。血压的作用在于推动血液循环，保持各器官有足够的血流量。血压过低则不能保证各器官特别是大脑有足够的血流灌注，从而影响生命活动的正常运行。但如果血压过高，则会造成动脉（特别是小动脉）血管壁压力过大，导致损伤。

心脏的收缩和舒张是血压产生的原动力，血压随心动周期而呈周期性变化，分为收缩压和舒张压。当心脏收缩时，动脉内的压力最高，此时压力称为收缩压，也称高压；心脏舒张时，动脉弹性回缩产生的压力称为舒张压，也称低压。收缩压和舒张压之差称为脉压。

血压值通常以毫米汞柱（mmHg）表示，也可用千帕（kPa）表示。1 mmHg≈0.133 kPa，或者7.5 mmHg≈1 kPa。血压常使用血压计测量，血压计以大气压为基数。如果测得的血压值为90 mmHg（约为12.0 kPa），即表示血液对血管壁的侧压力比大气压高90 mmHg（约为12.0 kPa）。

一、诊室血压的测量与评估

1. 测量方法

诊室血压是指在医疗单位由医护人员测量的血压。目前，诊断高血压一般以诊室血压为准。用水银（汞）柱血压计和上臂式电子血压计测量血压的方法如下。

（1）选择符合国家标准的水银柱血压计（见图1-1-2）或通过国际标准（欧洲高血压学会、英国高血压学会和美国仪器协会）认证的上臂式电子血压计（见图1-1-3）

进行测量，一般不提倡使用腕式或手指式电子血压计。因存在水银污染，水银柱血压计将逐步被淘汰。

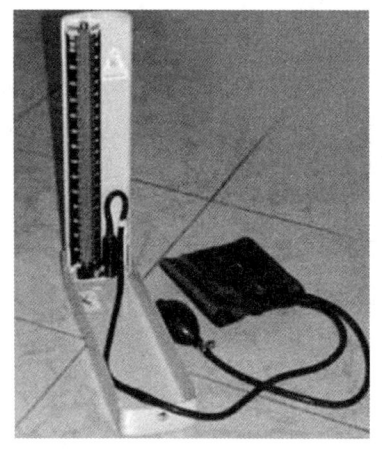

图1-1-2 水银柱血压计

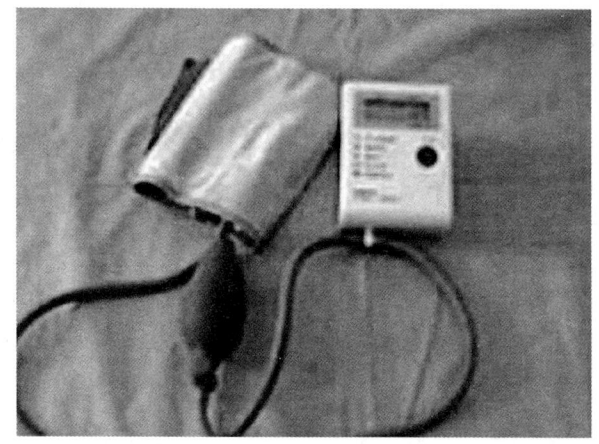

图1-1-3 上臂式电子血压计

（2）被测者取坐位，最好坐靠背椅，双脚自然平放；裸露上臂，上臂袖带绑缚位置及水银柱血压计的"0"点应与心脏处同一水平位。

（3）袖带的大小适合被测者的上臂臂围，袖带气囊至少覆盖上臂的80%。将袖带紧贴在被测者的上臂，袖带的下缘应在肘弯上2.5 cm处，袖带卷扎的松紧以刚好能够插入1~2指为宜。使用水银柱血压计测压时，应将听诊器探头置于肱动脉搏动明显处。

（4）应用水银柱血压计测量时，先快速充气，使气囊内压力在桡动脉搏动消失后再升高20~30 mmHg，然后以恒定的速率（2~6 mmHg/s）缓慢放气。对于心率缓慢者，放气速率应更慢些。在放气过程中仔细听取柯氏音，观察柯氏音第Ⅰ时相（第一音）和第Ⅴ时相（消失音）水银柱凸面顶端的垂直高度。收缩压读数取柯氏音第Ⅰ时相，舒张压读数取柯氏音第Ⅴ时相。获得舒张压读数后，快速放气至零。

（5）读取血压数值时，应取偶数（0、2、4、6、8），医疗记录中血压尾数的分布应均匀，注意克服血压尾数记录的"0"偏好现象。电子血压计以显示的血压数据为准。

（6）应间隔1~2 min重复测量，取2次读数的平均值记录。如收缩压或舒张压的2次读数相差5 mmHg以上，应间隔2 min再次测量，取3次读数或后2次读数相近的结果的平均值作为测量结果。

2. 注意事项

（1）被测者测量前30 min内应避免剧烈运动、进食、喝含咖啡或茶的饮料、吸烟及服用影响血压的药物（使用降压药物治疗的高血压患者除外）；精神放松，排空膀胱；至少安静休息 5 min。测量时务必保持安静，不讲话。

（2）特殊情况下测量血压时可以取卧位或站立位；老年人、糖尿病患者及出现体位性低血压情况者，应加测站立位血压。站立位血压应在卧位改为站立位后 1 min 和 3 min 时测量，测量结果与卧位血压比较，收缩压下降 20 mmHg 和 / 或舒张压下降 10 mmHg 为体位性低血压。

（3）12 岁以下儿童、妊娠期妇女、严重贫血、甲状腺功能亢进、主动脉瓣关闭不全及柯氏音不消失者，以柯氏音第Ⅳ音（变音）作为舒张压读数。

（4）一般人左右两臂的血压相差不大，多在 5~10 mmHg；但也有人两臂血压相差超过 20 mmHg，多因存在外周血管疾病。首次就诊时，应测量患者左右上臂血压，以后通常测量读数较高一侧。

（5）在测量血压的同时，应测定脉率。

3. 评估标准与临床意义

医学上的正常血压是对一定数量人群的基础血压通过统计学处理得出的统计学平均数。我国成人血压的标准是：

（1）正常血压：收缩压 <120 mmHg 和舒张压 <80 mmHg，脉压差为 30~40 mmHg。在生理状态下，人的血压会保持在一定范围内，这个相对稳定的血压称为该个体的正常血压。在个体之间，每个人在正常生理状态下的血压并不完全相同，有些甚至差别很大，存在个体差异。除此之外，还有年龄和性别的差异。男性和女性的血压都随年龄的增长而逐渐升高，收缩压的升高比舒张压的升高更为显著。女性在更年期前血压比同龄男性低，更年期后血压升高。

正常血压并不是一直保持在一个水平上，而是波动的，呈周期性变化。每个人的血压在一天之内正常波动：即白昼血压水平较高，夜晚睡眠时血压水平较低，在清晨 4:00—5:00 血压开始上升，8:00—9:00 左右出现高峰，然后逐渐平稳，16:00—18:00 再次出现高峰，然后缓慢下降，凌晨 2:00—3:00 达低谷并维持到 4:00 左右，全天呈现出双峰双谷的长柄勺型曲线。血压的昼夜波动对适应机体活动和保护心、脑、肾等重要脏器具有重要意义。除昼夜波动外，血压还会随着人的心理状态、季节、气温的变化，以及测量的部位（臂或腕）、体位（坐或卧）的不同而发生变化。因此，每次测量数值不同属于正常现象。

一昼夜 24 h 的血压波动主要受交感神经 / 副交感神经平衡的昼夜节律性变化的影响以及人体内体液、激素分泌节律的调节。正常人白天主要以交感神经活性占优势，分泌血浆去甲肾上腺素水平高，心血输出量增多，全身肌肉紧张，外周血管阻力升高，血压升高，以适应体力、脑力活动的变化；夜间交感神经兴奋性下降，副交感神经活性占优势，分泌血浆去甲肾上腺素水平低，心血输出量减少，全身肌肉松弛，外周血管阻力下降，血压下降。夜间血压最大限度地排除了人体受外界因素的干扰及多种神经–体液因素的影响，能反映最基础状态及高血压相关病症的病变程度。研究显示，非勺型血压与副交感神经活性减弱和交感神经活性增强相关，非勺型血压者较勺型血压者更易发生靶器官损害。另外，随着年龄的增加及动脉硬化的发展，动脉弹性降低，血管压力感受器调节血压的敏感性下降，阻碍（尤其是睡眠中的）动脉血管的扩张，使夜间血压不下降甚至升高。老年人由于血管压力感受器敏感性较低，血压波动就较大。

（2）正常高值：120 mmHg≤收缩压<140 mmHg 和/或 80 mmHg≤舒张压<90 mmHg。

（3）高血压：收缩压≥140 mmHg 和/或舒张压≥90 mmHg。

二、家庭自测血压的测量与评估

家庭自测血压（自我测量血压）是指被测者在诊室外的其他环境所测量的血压。

1. 测量方法

推荐使用符合国际标准的上臂式电子血压计。对新诊断的高血压或血压不稳定的患者，建议家庭自测血压连续7天，每天早晚各1次，每次测量3遍；去掉第1天血压值，仅保留后6天血压值，根据后6天血压平均值，为治疗决定提供参考。血压控制平稳且达标后，建议患者每周固定一天自测血压，于早上起床后、服降压药和早餐前、排尿后，固定时间测量坐位血压。血压不稳定或未达标的，建议增加自测血压的频率。

2. 注意事项

（1）对于精神焦虑或根据血压读数常自行改变治疗方案的患者，不建议自测血压。

（2）患者最好能够详细记录每次测量血压的日期、时间及所有血压读数，而不是只记录平均值，尽可能向医生提供完整的血压记录。

3. 评估标准与临床意义

自测血压值一般低于诊室血压值，正常上限参考值为 135/85 mmHg。

家庭血压监测是观察数日、数周甚至数月、数年间血压长期变异情况的可行方法，医生通过以无线通信与互联网为基础的远程控制系统可实现血压的实时、数字化监测，获取患者日常状态下的血压信息，排除白大衣高血压（白大衣高血压是指患者到医疗机构测量血压高于 140/90 mmHg，但动态血压 24 h 平均值 <130/80 mmHg 或家庭自测血压值 <135/85 mmHg），检出隐性高血压（隐性高血压是指患者到医疗机构测量血压 <140/90 mmHg，但动态血压 24 h 平均值高于 130/80 mmHg 或家庭自测血压值高于 135/85 mmHg），增强患者诊治的主动参与性，改善患者治疗依从性，有利于难治性高血压的鉴别，便于评价长时血压变异，辅助降压疗效评价，等等。

三、动态血压监测与评估

动态血压监测与评估是指佩戴动态血压监测仪记录 24 h 血压。

1. 测量方法

（1）佩戴动态血压监测仪，通常白天每 15~20 min 测量 1 次，晚上睡眠期间每 30 min 测量 1 次。应确保整个 24 h 期间血压的有效监测，每个小时至少有 1 个血压读数；有效血压读数的个数应达到总监测次数的 70% 以上，白天血压读数≥20 个，夜间血压读数≥7 个。

（2）动态血压监测指标：24 h、白天（清醒活动）、夜间（睡眠）收缩压和舒张压平均值。

2. 注意事项

使用符合国际标准的动态血压监测仪，且每年至少 1 次与水银柱血压计进行读数校准。

3. 评估标准与临床意义

动态血压的正常值国内参考标准：24 h 血压平均值 <130/80 mmHg，白天血压平均值 <135/85 mmHg，夜间血压平均值 <120/70 mmHg。正常情况下，夜间血压平均值比白天血压平均值低 10%~15%。

诊断高血压：24 h 血压平均值≥130/80 mmHg，白天血压平均值≥135/85 mmHg，夜间血压平均值≥120/70 mmHg。

夜间血压下降百分率 [（白天血压平均值 – 夜间血压平均值）/ 白天血压平均值 × 100%]：10%~20% 为勺型血压，<10% 为非勺型血压。收缩压与舒张压不一致时，以

收缩压为准。

血压晨峰：起床后 2 h 内的收缩压平均值 – 夜间睡眠时的收缩压最低值（包括最低值在内 1 h 的平均值），≥35 mmHg 为晨峰血压增高。

评估降压疗效：主要观察 24 h、白天和夜间的平均收缩压与舒张压是否达到治疗目标，即 24 h 血压平均值 <130/80 mmHg，白天血压平均值 <135/85 mmHg，且夜间血压平均值 <120/70 mmHg。

动态血压监测可诊断白大衣高血压、隐性高血压和单纯夜间高血压，观察异常的血压节律与变异，评估降压疗效、全时间段（包括清晨、睡眠期间）的血压控制。此外，通过计算 24 h 监测的收缩压与舒张压之间的关系，可评估大动脉的弹性功能，预测心血管疾病，特别是脑卒中的发生风险。

学习单元 5　其他生理指标的测量与评估

一、体温的测量与评估

1. 体温计种类

（1）玻璃水银柱体温计。玻璃水银柱体温计测量体温最准确，但存在读数较难、体温计容易破碎的缺点。

（2）数字式电子体温计。数字式电子体温计（见图 1-1-4）由温度传感器、液晶显示器、纽扣电池、专用集成电路及其他电子元件组成，将体温以数字形式显示出来，优点是测量快速、简单、读数清晰，携带方便，准确度高，误差小。使用时应及时更换电池，并避免碰撞、进水，以免电路受损而失灵。

（3）红外线体温计。红外线体温计通过红外线来进行体温的测量，与电子体温计相比测量速度更

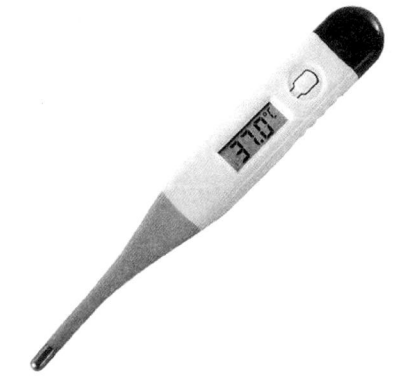

图 1-1-4　数字式电子体温计

快、时间更短，可分为接触式和非接触式两种。接触式红外线体温计常见的有耳温计，只要一秒钟，就能从耳朵测得准确体温。非接触式红外线体温计最常见的是额温枪，只需将探头对准额头，按下测量钮，仅需几秒钟就可得到测量数据，适合急重病患者、老人、婴幼儿及流动人员等的体温检测。

2. 玻璃水银柱体温计测量方法

（1）握紧体温计尾部，用力甩几下，将水银柱液面甩到35 ℃以下。

（2）擦干腋下汗液，把体温计头部（内有水银的部位）夹于腋窝中心，嘱患者屈肘过对侧胸夹紧体温计（婴幼儿需大人协助），确保体温计和皮肤紧密接触，保持至少5 min。也可将体温计放入口中或塞入肛门以测量口腔温度和直肠温度。

（3）读取体温时，使刻度面转向读取者的眼睛并用手捻动，观察水银液面刻度。

3. 注意事项

（1）体温计使用前后应及时消毒，避免污染和交叉感染。

（2）水银是有毒重金属，且玻璃易破碎。因此使用玻璃水银柱体温计时应特别小心，注意保护儿童，以免造成危险。

（3）婴幼儿及神志不清者禁用口测法。

（4）使用口测法或腋测法时，测量前不能用热水漱口或用热毛巾擦拭腋部。

（5）如有剧烈运动或活动，应休息30 min后测量。

（6）体温计附近不能放置冰袋、热水袋等。

4. 评估标准与临床意义

使用玻璃水银柱体温计测量，正常人口腔温度为36.3~37.2 ℃，腋下温度较口腔温度低0.3~0.6 ℃，直肠温度较口腔温度高0.3~0.5 ℃；一天之中，2:00—5:00体温最低，17:00—19:00体温最高，但一天之内温差应小于1 ℃。另外，女性体温一般较男性高0.3 ℃左右；女性经前体温升高，经期体温下降，排卵后、妊娠期体温会略升高。

体温高于正常上限，即发热，见于感染、创伤、肿瘤、抗原-抗体反应、内分泌代谢障碍疾病等。一般腋下温度超过37 ℃或口腔温度超过37.2 ℃为发热，一昼夜体温波动超过1 ℃以上亦视为发热。以口腔温度为标准，一般分为低热37.3~38 ℃、中度发热38.1~39 ℃、高热39.1~41 ℃，超过41 ℃称为超高热。

体温过低指体温低于正常下限，常见于休克、严重营养不良、甲状腺功能减退及在低温环境下暴露过久时。

二、脉搏、心率的测量与评估

一般心率和脉搏次数（脉率）相同，为方便测量，在临床上常用脉率代替心率。

1. 测量方法

检查脉搏，一般多查桡动脉，在某些特殊情况下也可查颞动脉、颈动脉、股动脉、足背动脉等。检查者以食指、中指和环指指腹平放于被测者手腕桡动脉搏动处，压力大小以清楚触到脉搏为宜，计数 1 min，两侧均须触诊以作对比。

2. 注意事项

（1）诊脉前，被测者有剧烈活动或情绪激动时，应休息 20~30 min 后再测。

（2）不可用拇指诊脉，以防测量者拇指小动脉搏动与被测者脉搏相混淆。

（3）为偏瘫患者测脉搏时，应选择健侧肢体。

（4）如发现脉律不整齐时，应同时测心率，同时建议进行心电图检查明确病因。

3. 评估标准与临床意义

正常成人安静时的心率（脉率）为 60~100 次/分，有显著的个体差异。老年人偏慢，平均为 55~60 次/分。婴幼儿偏快，可达 130 次/分。正常人脉律规则，部分健康的儿童、青少年可出现窦性心律不齐，表现为脉搏吸气时增快、呼气时减慢。正常人脉搏呈中等强度，且每次强度相等，但由于年龄、性别和体质等的不同，存在较大的个体差异。

在成年人中，女性的心率一般比男性稍快。同一个体，在安静或睡眠时心率减慢，运动时或情绪激动时心率加快。在某些药物或神经体液因素的影响下，心率会加快或减慢。经常进行体力劳动和体育锻炼的人，平时心率较慢。

成人安静时心率超过 100 次/分称为心动过速，低于 60 次/分称为心动过缓。心动过速或过缓以及心（脉）律不齐，应及早进行详细检查，以便针对病因进行治疗。

三、呼吸的测量与评估

1. 测量方法

呼吸检查主要通过观察呼吸运动来测量与评估。静息状态下观察被测者胸壁或腹壁的起伏，一吸一呼为一次，测 1 min 记数。危重患者呼吸微弱时，可将棉花纤维置于其鼻孔前，观察棉花纤维被吹动次数，测 1 min 记数。

2. 注意事项

（1）要在环境安静、被测者情绪稳定时测量呼吸。

（2）在测量呼吸次数的同时，应注意观察被测者呼吸的节律、深浅度及气味等的变化。

3. 评估标准与临床意义

（1）正常状态。正常成人静息状态下，呼吸节律规整，深浅适度，频率为 16～20 次/分，呼吸与脉搏之比为 1∶4。新生儿呼吸频率可达 44 次/分，随月龄增长而逐渐减慢。

（2）常见呼吸异常改变及其临床意义。常见呼吸异常改变包括呼吸频率变化如呼吸过速（指呼吸频率超过 24 次/分）、呼吸过缓（指呼吸频率低于 12 次/分），呼吸深度变化如呼吸浅快、呼吸深快、呼吸深长等，呼吸节律变化如潮式呼吸、间停呼吸等。

呼吸困难是一个常见的症状和体征，患者主观上感到空气不足，客观上表现为呼吸费力，体现为频率、深度、节律的异常。临床上，呼吸困难多见于心血管、呼吸或中枢神经系统疾病、电解质酸碱平衡失调等；也可见于非器质性病变，如神经官能症。

四、毛细血管血糖的检测与评估

血糖检测是糖尿病患者健康管理的重要内容。常用仪器包括微量血糖仪和 24 h 动态血糖检测仪，一般应用微量血糖仪检测指尖血糖，进行糖尿病患者的血糖监测。目前家庭用微量血糖仪具有准确性高、几乎无疼痛感、极小的采血量、操作方便、便于携带、成本较低等特点，如图 1-1-5 所示。

1. 测量方法

（1）检查试纸的有效期，以及校正码是否与血糖仪的校正码相符。

（2）清洁血糖仪。

（3）用 75% 乙醇消毒采血部位。采血部位通常为指尖、足跟两侧等，水肿或感染的部位不宜采血。

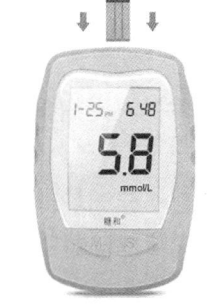

图 1-1-5 微量血糖仪

（4）插上试纸，等待采血部位的乙醇自然挥发，快速用采血笔刺入采血部位并移开，第一滴血用干净的棉签擦掉，并将用过的棉签扔进垃圾桶。等待自然流出足够的血样，将第二滴血置于试纸上指定区域，试纸大部分都是虹吸的，放到指定区域血样就会被直接吸入。

（5）数值出现后，记录检测结果。同时将用过的试纸、针头取出包好进行医学废物处理，并将采血笔帽消毒归位。

2. 注意事项

（1）采血时，要在出血最多时采集血样，如果血散开了或者试纸在外暴露过久，会影响测量结果的准确性。

（2）测定结果的记录包括被测者姓名、测定日期、时间、结果、测量者签名等。

（3）出现血糖异常结果时应当采取以下措施：重复检测一次，复查静脉血糖，通知医生采取必要的干预措施。

3. 评估标准与临床意义

目前糖尿病诊断以静脉血糖检测结果为准，不能以微量血糖仪检测结果替代。指尖血糖测量数值一般低于静脉血糖数值。在只测量指尖血糖时，餐后 2 h 血糖≥12.2 mmol/L 为糖尿病，餐后 2 h 血糖≥8.9 mmol/L 且 <12.2 mmol/L 为糖耐量异常。

课程 1-2　信息管理

学习内容

学习单元	课程内容	培训建议	课堂学时
（1）健康信息的录入、清理和传递	1）健康信息的录入 2）健康信息的清理 3）健康信息的整理与更新 4）健康信息的传递和接受	（1）方法：讲授法、实训法 （2）重点：健康信息的清理、整理与更新 （3）难点：健康信息的传递和接受	2

续表

学习单元	课程内容	培训建议	课堂学时
（2）健康信息的保存与安全	1）健康信息的保存 2）健康信息的安全	（1）方法：讲授法 （2）重点：健康信息的保存与安全 （3）难点：健康信息的安全	2

■ 学习单元 1　健康信息的录入、清理和传递

一、健康信息的录入

信息录入就是把收集到的健康信息录入计算机中的数据库。

1. 录入员培训

在数据录入前要对录入员进行培训。培训的内容包括数据库使用方法，调查表的归档管理，逻辑查错的设置要求，数据库文件的保存方法，保存位置如移动硬盘、云空间等。

2. 信息录入

一般情况下，在调查问卷设计阶段就已经编写了调查问卷的编码，并在调查问卷里留出空格，要求调查者按照编码手册中不同变量所规定的编码填入相应数值。在信息录入阶段，调查者可按照已完成问卷里填写的数值，根据已经设计好的数据库，将调查问卷信息逐一录入数据库。信息录入有两种方法：

（1）调查表录入。调查表录入是指调查结束后安排专人录入，最好采用双份独立录入的方法。双份独立录入是指由两名录入员采用相同的数据库结构分别独立地录入同一份调查表，同一批资料得到两份数据库。

（2）现场录入。现场录入是指应用平板计算机或手机软件，在调查时就将数据录入计算机系统。该法可节省时间，但是容易出现差错。

二、健康信息的清理

为了保证健康信息录入的准确性，必须进行健康信息的鉴别与核实。检查录入信息准确性的过程称为信息清理。鉴别与核实健康信息的原则包括：检查核实数据编码是否正确、问题到编码的转换是否正确、录入内容是否正确。信息清理的方法主要有以下三种。

1. 双录入法

双录入法是指通过双份独立录入来检查错误的方法。当两份数据库出现数据不符的情况时，应重新检查源文件及调查问卷，直至找到错误并更正为止。也可用数据管理软件进行比较和筛查，找出不一样的信息，再进行核实。

2. 直接审阅数据库文件

建立查对制度，由他人检查数据库文件中的记录是否存在漏填和错误，及时核实并补充。

3. 计算机逻辑设计与查错

（1）数据库设计合理编码。在健康信息录入前的数据库程序设计阶段，确定每一个变量由特定范围内的编码来定义其属性，以规定所要接收的合理编码。在录入数据时，数据库程序会自动检查编码的正确性。如果发生录入错误，就会发出报警声或不能录入，提示录入员及时更正。

（2）逻辑查错。在数据录入完成后，可应用逻辑检查的方法进行查错。逻辑检查是指在计算机上通过应用反证法的程序，检查对特定问题和其他问题的回答是否存在逻辑上的不合理性。例如，月经不调的患者应该是女性，如果是男性，就有逻辑上的错误。

三、健康信息的整理与更新

1. 健康信息的整理

健康信息的整理是指将所获取的健康相关信息资料分门别类地加以归纳、汇总，从而得出结论。首先是根据健康相关信息资料的性质、内容或特征进行分类。其次，对相关健康信息进行汇总、整理：①审核资料是否真实、准确和全面，不真实的予以淘汰，不准确的予以核实准确，不全面的补全找齐；②编排调查表，录入数据库。最后应用相应的软件系统，对相关数据信息进行统计分析，得出结论。

2. 健康信息的更新

健康管理过程具有连续性，需要不断随访、再评估、更新健康管理方案，在此过程中，健康管理信息也需要不断进行更新。健康管理师应把在健康管理过程中获得的健康相关信息进行定期或不定期更新、补充，保证信息的有效性和时效性。

四、健康信息的传递和接受

1. 向客户传递健康信息

健康信息经过处理，产生相应的健康评估报告，包括诊断、疾病危险性大小、健康促进与指导建议等，这些信息应及时传递给客户。一般借助于语言和文字两种形式。

（1）以咨询方式将相关结果告知客户。健康管理师将健康评估结果告知客户，并解释相关结果，同时给予健康指导。

（2）将相关结果通过邮件、微信、QQ等传递给客户。

（3）电话告知客户。电话比较直接，健康管理师可以通过电话比较详细地解释结果。但是，电话告知往往由于语言表达等问题易造成客户的误解。邮寄与电话告知相结合则有较好的效果。

2. 健康信息的接受及向上级传递

传递出去的健康信息必须要有客户的反馈，包括客户是否收到信息，以及对所传递的信息是否能理解。同时，健康管理师应该将传递出去的信息和反馈信息记录在案，并按照要求及时传递给上级管理者。

学习单元 2　健康信息的保存与安全

一、健康信息的保存

1. 数据库文件保存

计算机录入形成的数据库文件在清理完成后，要进行双备份，即分别保存在不同计算机的相应文件夹里或移动硬盘、云空间上。

2. 健康调查问卷的保存

健康调查问卷属于原始档案，应保存 5 年以上，原则上要保证其完整、安全、方便查阅。具体保存措施包话：

（1）应有专门的存储空间。应有档案保管设施、设备，能够防高温、防火、防潮、防鼠、防虫等，以免造成文件损坏。

（2）按照编号或日期顺序进行保存。

（3）指定专职人员进行管理。

二、健康信息的安全

健康信息安全是指所收集的数据受到保护，不会因为偶然的或恶意的原因而遭到破坏、更改、泄露。健康信息安全是信息管理的重要环节。

1. 健康信息安全内容

健康信息安全的内容主要包括五个方面：保证健康信息保密性、真实性、完整性、拷贝的安全性（未经授权不得拷贝）和所储存系统的安全性。

2. 健康信息安全策略

要制定严格的安全管理规章制度。信息管理单位应建立相应的网络安全管理办法，加强用户管理和按级别授权使用，保护个人隐私，保障信息安全；建立安全审计和追踪体系，提高整体网络安全意识。

（吕永恒　韦莉萍）

模块 2 健康风险评估和分析

- 课程 2-1　健康风险评估
- 课程 2-2　健康风险分析

课程设置

课程	学习单元	课堂学时
2-1 健康风险评估	（1）健康危险因素概述	4
	（2）健康危险因素信息采集	1
	（3）健康风险评估方法	4
	（4）健康风险评估内容	4
2-2 健康风险分析	健康风险分析	4

课程 2-1　健康风险评估

学习内容

学习单元	课程内容	培训建议	课堂学时
（1）健康危险因素概述	1）风险与健康风险的概念 2）健康危险因素	（1）方法：讲授法 （2）重点与难点：健康危险因素的分类	4
（2）健康危险因素信息采集	1）问卷调查 2）健康体检和预防性筛查	（1）方法：讲授法 （2）重点与难点：问卷调查、健康体检和预防性筛查	1
（3）健康风险评估方法	1）健康风险评估的概念 2）健康风险评估的目的 3）健康风险评估的步骤	（1）方法：讲授法 （2）重点与难点：健康风险评估的步骤	4
（4）健康风险评估内容	1）健康状况评估 2）未来患病和/或死亡风险评估 3）量化评估	（1）方法：讲授法 （2）重点：未来患病和死亡风险评估 （3）难点：量化评估	4

学习单元1 健康危险因素概述

健康风险评估（HRA），也称健康危险因素评估，是制定健康教育、健康促进计划目标的基础。看起来健康且没有任何疾病的人，可能因为具有某些潜在危险因素而有发病或死亡的可能性。如果能将这些潜在的危险因素评估出来，并且加以控制或消灭，即可达到预防或延迟发病的目的。针对健康风险所开展的评估与干预，是健康管理中最基础、最核心的内容。因此，掌握健康风险相关知识和健康风险的评估与干预方法，是开展健康管理工作必备的核心技能。

一、风险与健康风险的概念

风险一般指结果不确定的状况，当实际结果与预期结果存在差异时，就产生了风险。风险是一种客观存在，是不可避免的，在一定条件下具有某些规律性。人们只能把风险缩减到最小的程度，而不可能将其完全消除；风险一旦发生，将带来一定的损失。

人类不断在寻求对安全、健康及生命的保障，这种对保障的寻求推动着人类不断认识风险、评估风险，直至有意识地建立管理措施，并使用管理技术逐步实现风险管理。可以说，认识风险、评估风险、管理风险，伴随着人类进化和发展的整个过程。

风险不仅存在于人类的社会生活中，也存在于人类自身的生、老、病、死的过程中。健康风险是指健康损失的不确定性，也可指伤害、疾病或死亡发生的可能性，是生活中最常见的风险之一。健康风险具有不可避免性，并有较大的随机性和不可预知性。健康风险一旦发生，会给个人、家庭及社会带来一定程度的损失，而且这种损失无法用经济补偿。因此，要积极地干预健康风险，而健康风险评估则是进行健康风险管理的基础和关键。

二、健康危险因素

1. 健康危险因素的概念

健康危险因素是指使健康损失的发生概率增大的因素，即使疾病或死亡发生的可能性增加的因素。受到健康危险因素的影响，个体可能处于疾病潜伏期阶段，等发展到一定程度，就会表现为健康损失或疾病。健康危险因素是导致健康损失或疾病发生的影响因素之一，但也可能是作为真正原因的伴随因素。比如孕产妇缺乏健康教育，可能是产生巨大新生儿的原因，但更可能是对相关因素（如孕期不控制饮食、缺乏产前保健等）起协同作用的一个伴随因素。对健康危险因素的识别是进行健康风险评估的基础。

健康危险因素主要包括遗传、环境、不良行为/生活方式及健康服务中的危险因素等。遗传（疾病家族史）、不良行为/生活方式属于个人特征，个人特征还包括年龄、性别、职业等。相关身体测量与实验室检查结果（如体重、身高、血压、血脂、血糖、尿酸）等指标的变化也属于健康危险因素。

2. 健康危险因素的分类及特点

健康危险因素是健康风险评估的依据，按是否可以纠正分为不可改变的危险因素和可改变的危险因素。不可改变的危险因素主要包括遗传、年龄、性别、环境等。可改变的危险因素主要包括不良行为生活方式（膳食不合理、身体活动不足、吸烟、过量饮酒、精神压力大）、超重或肥胖、血脂异常、血糖/血压/尿酸升高等。

（1）遗传危险因素。慢性非传染性疾病（慢性病或慢病）的发生与遗传有一定关系。例如，肥胖、糖尿病具有一定的遗传倾向，如果父母一方或双方患病，其子女患病的概率会明显增加。随着分子生物学和遗传学的发展，未来人类有可能从分子水平或更微观的水平上进一步阐明一些遗传性疾病的物质基础，为防止发生这一类疾病提供有效的技术手段，同时为精准健康管理提供技术保障。

（2）环境危险因素。环境质量对人类健康至关重要，自然环境和社会环境中的危险因素对人类健康均有重要影响。

1）自然环境危险因素。人类对自然环境的过度改造所导致的如碳排放量增加、空气污染等，不仅严重破坏了人类赖以生存的生态系统，而且产生了大量的危险因素影响人们的健康，对人类社会的整体生存带来严重影响。

①生物性危险因素。自然环境中影响健康的生物性危险因素如细菌、病毒、真菌、衣原体、寄生虫等是传染性疾病、寄生虫病的直接致病因素。这些疾病病因明确,具有明显的流行特征,随着免疫接种、抗生素的有效使用及公共卫生条件的不断改善,上述疾病已得到明显的控制。病毒等生物性危险因素也是导致慢性非传染性疾病的重要因素,如乙肝病毒感染可导致肝癌、EB 病毒是导致鼻咽癌的危险因素、HPV 感染是导致宫颈癌的危险因素。

②物理、化学性危险因素。自然环境中的物理性危险因素,如噪声、振动、电离辐射、电磁辐射等;化学性危险因素,如水源的铅污染、农药污染、交通工具排放的废气等,人为添加在食品中的瘦肉精、苏丹红、三聚氰胺等。理化污染是工业化、不良现代化带来的环境危险因素,现已成为日益严重的健康杀手。当前,在我国部分地区出现的环境污染事件中,化学物质污染是环境危险因素中危害人群健康的最为严重的问题之一。

2)社会环境危险因素。随着人类社会现代化、信息化不断加快,人类的健康受到社会环境因素的影响也越来越大。例如,在日常工作和生活中,人们长期使用手机、计算机等电子产品,导致慢性颈、肩、腰、腿痛发病率越来越高。

(3)不良行为/生活方式危险因素。不良行为/生活方式危险因素是指由于自身选择的不良行为/生活方式而产生的健康危险因素,也称自创性危险因素。随着社会经济的发展和生活方式的转变,由不良行为/生活方式导致的疾病对健康的危害程度日益加重。生活方式是一种特定的行为模式,这种行为模式受个体特征和社会关系所制约,是在一定的社会经济条件和环境等多种因素的相互作用下形成的,建立在文化继承、社会关系、个性特征、遗传等综合因素基础之上的稳定的生活方式,包括饮食习惯、社会生活习惯等。研究表明,不良行为/生活方式对健康的直接或间接影响巨大,如吸烟与肺癌、慢性阻塞性肺疾病、缺血性心脏病及其他心血管疾病密切相关。据统计,因心脑血管疾病和恶性肿瘤死亡的人数约占死亡总人数的 80%,而这些疾病的发生与吸烟、长期饮酒、膳食不合理、身体活动不足、精神压力大等不良行为/生活方式密切相关。膳食不合理、身体活动不足、吸烟是导致多种慢性非传染性疾病的危险因素。加强不良行为/生活方式危险因素的监测和健康管理,采取健康的生活方式是提高健康水平和生活质量的重要措施。研究显示,只要合理膳食、适量运动、禁烟限酒、心理平衡,就能减少 40%~70% 的过早死亡、1/3 的急性残疾和 2/3 的慢性残疾。

(4)健康服务中的危险因素。健康服务中的危险因素是指健康服务系统中存在的各种不利于保护并增进健康的因素,如环境卫生质量不过关、医疗质量差、药物滥用、医院感染等，都是直接危害健康和影响健康服务质量的因素。健康服务资源布局不合理、健康服务网络不健全、城乡卫生人力资源配置相差悬殊及重治疗、轻预防的倾向等，是健康服务中可能危害人群健康的因素。

对不同的健康危险因素加以分析、评估并采取相应的管理措施，是针对个体或群体健康管理的基础。控制不良行为/生活方式危险因素是健康管理师的重点工作，对于预防慢性非传染性疾病非常重要。在不良行为/生活方式危险因素的管理中，健康管理师既要分析促进健康的行为，也要评估危害健康的行为；对促进健康的行为进行鼓励并引导加强，对危害健康的行为实施干预予以控制。环境危险因素、健康服务中的危险因素则需要由政府采取综合措施来进行干预。

学习单元 2 健康危险因素信息采集

健康危险因素信息的采集可以通过多种方式进行，如查阅健康管理档案、住院病历、门诊病历、体检报告等。健康管理师针对健康风险评估需求进行相关信息采集有两条途径。

一、问卷调查

家族史、遗传史、疾病史、过去史、生活方式、心理状态等个人健康相关信息，主要通过问卷调查收集。调查问卷的选择与填写方法详见模块 1 健康监测。

二、健康体检和预防性筛查

健康体检以服务对象的健康需求为基础，根据服务对象的健康风险评估结果，按照早发现、早干预的原则选择体检项目。针对高危人群，应进行预防性筛查，如通过定期空腹血糖以及糖耐量检测筛查糖尿病，血压测量筛查高血压，肺部 CT 检查筛查肺癌，EB 病毒检测筛查鼻咽癌，胃肠镜检查筛查胃癌、肠癌，肿瘤标志物检查筛查相应的恶性肿瘤等，以期尽早发现可能存在的健康损失。

学习单元3 健康风险评估方法

一、健康风险评估的概念

健康风险评估是一种用于描述和评估某个体目前的健康状况和未来发生某种疾病和/或因某种疾病死亡的危险性的方法或工具。健康风险评估就是根据个人的生活方式、遗传因素与健康状况等，通过数理分析来预测个人慢性病、常见病的发病率或死亡率；并对上述可变的健康危险因素做出定量调整，再重新评估发病率或死亡率，从而评价健康干预的效果。通过个体化的信息采集与分析，可鉴别健康危险因素的存在风险，判断健康风险的大小，根据健康风险的大小将人群进行分类，并通过健康管理措施达到维护健康和预防疾病的目的。健康风险评估是预测某一个体在某阶段的健康状况，是制定健康教育或健康促进目标及计划的基础。健康风险评估的主要目的是估计个体在未来特定时间内发生某种疾病和/或因某种疾病死亡的可能性，而不同于临床对疾病的明确诊断。

二、健康风险评估的目的

1. 针对看起来健康，但是没有任何疾病症状的人，评估其未来发生某种疾病或因某种疾病死亡的潜在风险的大小。
2. 识别导致健康风险的危险因素。
3. 研究消灭或控制危险因素的措施，以预防疾病或延迟疾病发生。

三、健康风险评估的步骤

健康风险评估包括以下三个基本方面：问卷调查、危险度计算、评估报告。

1. 问卷调查

问卷调查是健康风险评估时采集相关信息的重要方法。个人健康危险因素一般采用自填式问卷调查法。根据评估重点与目的的不同，需要获取的信息会有所差别。一般来讲，应包括：①行为/生活方式，包括膳食营养、身体活动、烟草使用、酒精使用、睡眠等情况；②环境因素，如经济收入、居住条件、家庭关系、工作环境、心理刺激、工作紧张程度等；③遗传因素，如年龄、性别、(外)祖父、(外)祖母、父亲、母亲、兄弟/姐妹、子女等直系亲属的慢性病患病情况等家族史；④健康服务，如是否定期进行CT检查、直肠镜检查、乳房钼靶检查、阴道涂片检查、肿瘤标志物检查等；⑤个人史，包括个人疾病史、婚姻与生育状况等；⑥既往史，包括心脑血管疾病、糖尿病、癌症、慢性呼吸系统疾病等主要慢性病的既往病史；⑦营养状况调查；⑧心理测评，包括精神压力、焦虑水平等；⑨体格检查、实验室检查，如身高、体重、腰围、血脂、血糖等。这些信息可由个人自行填报或在健康管理师帮助下填写。不论通过何种途径取得或收集信息，必须保证信息资料的准确性，这直接影响危险度计算及其结果判断。

2. 危险度计算

危险度计算又称疾病危险性评估，是健康风险评估的核心，即通过一定的方法估计具有一定健康特征的个体在一定时间内发生某种疾病的可能性或因某种疾病死亡的可能性。常用的健康风险评估一般以死亡为结果，用死亡率表示危险度的大小。由于技术的发展及健康管理需求的改变，健康风险评估已逐步扩展到以疾病发生为基础的危险性评价，用发病率表示危险度的大小，因为这样能更有效地使个体理解危险因素的作用，并能更有效地实施控制措施和减少费用。

疾病危险性评估一般有两种方法。第一种方法是建立在单一危险因素与发病或死亡关系的基础上，以相对危险度来表示这些单一因素与发病率或死亡率的关系，得到的各相关因素的加权分数即为患病的危险性。这种方案简单实用，不需要大量的数据分析，是健康管理发展早期的主要健康风险评估方法。比较典型的是美国卡特中心的评价方法。第二种方法是建立在多因素数理分析基础上，即采用统计学概率理论的方法来得出患病危险性与危险因素之间的关系模型。为了能包括更多的危险因素，并提高评估的准确性，除常见的多元回归分析外，还有基于模糊数学的神经网络方法及基于Mote Carlo的模型等。这种方法的典型代表是Framingham(弗雷明翰)冠心病模型，它是在前瞻性研究的基础上建立的，因而被广泛使用。

3. 评估报告

评估报告一般包括个人评估报告和群体评估报告。个人评估报告一般包括健康风险评估的结果和健康指导建议，群体评估报告则包括对被评估群体的危险程度、危险因素属性分析、单项危险因素对健康的影响、干预措施和方法的建议等。

评估结果是健康风险评估报告的主要内容，风险大小可以用患病危险性、健康年龄、健康分值等表示，其表达方式可以多种多样，如图2-1-1、图2-1-2所示。健康管理师根据评估结果制定健康管理方案，提出降低健康风险的建议。

健康风险评估遵循的原则：①从隐私的角度来说，健康评估结果应该被有效保密、可得并可控；②从信息交流的角度来说，健康评估结果应该能够清楚、准确地表达健康评估的结论，并作为改善健康的依据。健康风险评估中疾病风险预测是健康教育的基础，健康教育与指导的目的是让被评估者充分认识到疾病存在的可能性以及健康管理在预防和控制疾病的发生、发展中所能发挥的作用，从而达到促进健康的目的。因此，在使用这个工具过程中，可不必过分强调其预测结果的定量意义。

某企业全员健康风险评估

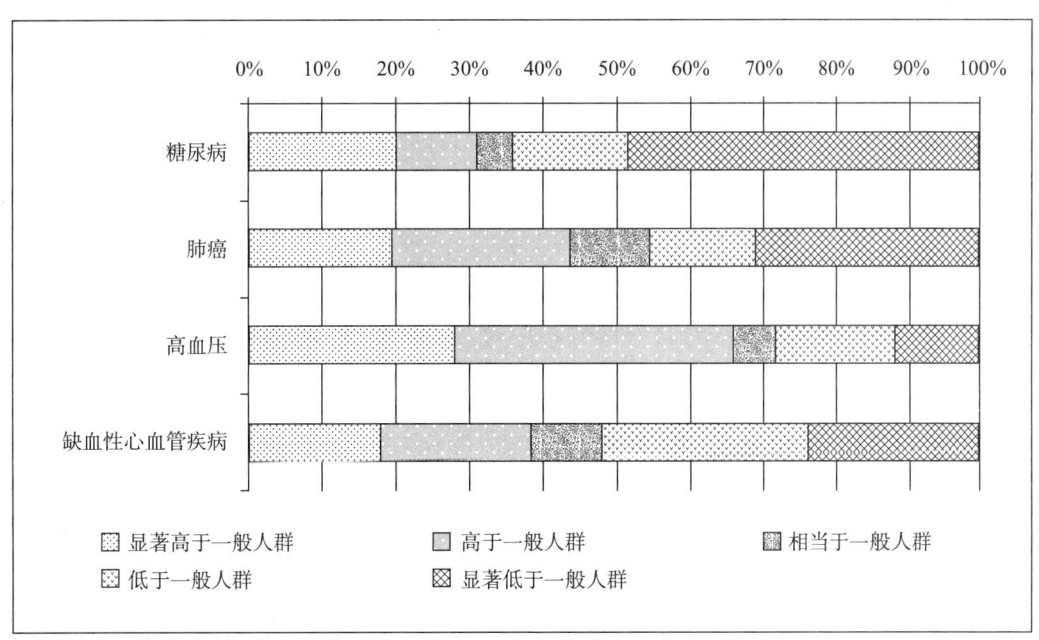

图 2-1-1　评估结果（例1）

个人疾病风险评价—肺癌

姓名		性别		年龄		个人编码	
工作单位		服务单位				服务医生	

危险因素及相关因素清单	检查结果	参考值
年龄	51	—
性别	男	—
身体活动水平	不足	充分或中等
肺癌家族史	没有	—
慢性呼吸系统疾病	没有	—
吸烟情况	吸烟	不吸烟/戒烟
每日吸烟量	10支	—
开始吸烟年龄	24	—
总吸烟年限	20	—
被动吸烟情况	没有	—
每日新鲜水果蔬菜食用量	500 g	≥500 g/d
精神压力	没有	—
职业		—

除了上表所列举的各项危险因素外,引起肺癌发病的因素还可能有石棉、氡等。如果您的工种与上述物质有关或者您的居住、工作环境所使用的装饰材料中含有上述物质,请尽量减少与它们的接触,并更换合格的材料,以降低发病的危险程度。

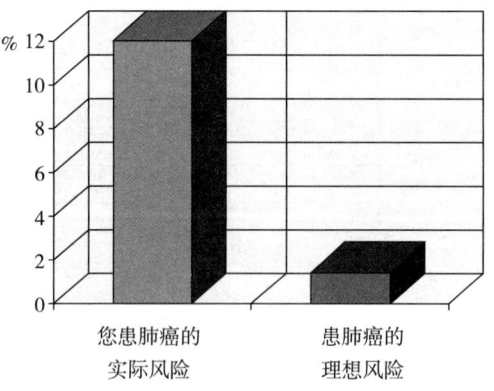

上图表明,您在五年内患肺癌的实际风险是12%,而患肺癌的理想风险是1.4%,您比理想水平要高9倍。
通过以上解释,您可能已经比较清楚地了解了自己目前的健康状况。这里要强调的是,不管您目前患病的危险性是高还是低,影响您健康的危险因素并不是一成不变的。随着时间的推移,有些危险因素会逐步加重,一些新的危险因素也会出现。因此,如何控制及降低有关危险因素对您的健康是极为重要的,这也是健康管理项目所关心的,请继续阅读项目为您提供的"个人健康管理处方"。

图 2-1-2 评估结果(例2)

学习单元4 健康风险评估内容

健康风险评估内容包括3个方面：健康状况评估、未来患病和/或死亡风险评估、量化评估。

一、健康状况评估

健康具有多维性、阶段性与连续性。健康的多维性是指健康包括躯体健康、心理健康和社会适应能力良好。健康的阶段性与连续性是指从绝对健康到死亡，个体都要经历某种疾病的低危险状态、中危险状态、高危险状态，再到疾病发生，以及发生疾病后的不同转归等多个阶段，且各个阶段动态、连续，逐渐演变，也可能逆转或停留在某个状态。健康风险评估的重点已从评估确定的健康结果（如患病、残疾、死亡等），扩展到评估个人的健康功能（如完成日常生活活动能力、自报健康水平等）。同时，健康风险评估需要阶段、连续地进行，健康管理师要根据不同性别、不同年龄段健康危险因素、易患疾病、高死亡原因等的差异，设计针对不同性别、不同年龄段的健康评估项目，进行周期性的健康检查和健康风险评估，为个体积累连续的健康管理资料，帮助个体进行有效的健康维护和健康促进。

二、未来患病和/或死亡风险评估

在收集个人健康信息的基础上，未来患病和/或死亡风险评估是依据循证医学、流行病学、统计学等原理和方法，预测未来一定时期内具有一定特征个体的某种疾病发病率或死亡率，是健康风险评估的核心。健康风险评估是在概率论的基础上，对未来患病和/或死亡风险的预测，用于估计某种疾病死亡的概率，即死亡率；也被用于估计患病的概率，即发病率。目前，健康管理中心应用的一些健康风险评估软件实质是通过数学模型，对被评估者按照健康危险水平进行分层或健康评分。

三、量化评估

量化评估是指健康风险评估结果是量化的、可对比的。常用的健康风险量化评估指标有：患病危险性（危险度）、健康年龄、健康分值、健康风险等级等，其目的是将健康风险的计算结果通过一定方法转化为一个数值评分。

1. 患病危险性

患病危险性又称危险度，包括：①绝对危险度，是指个体未来若干年内患某种疾病和/或因某种疾病死亡的可能性，一般用发病率和/或死亡率表示；②相对危险度，又称危险分数，表示的是个体与同年龄、同性别人群平均水平（一般用发病率或死亡率表示）相比，危险度的增加或减少。

危险度的计算与疾病的前期暴露因素（即危险因素）有关。疾病发生前期暴露的危险因素是指已经被科学研究证实了的，与一种或几种健康结果之间有定量关系的因素。前期暴露因素包括行为（如吸烟）、临床检测（如血脂）、遗传因素（如高血压病家族史）等。健康结果在以死亡率为基础的健康风险评估中指引起死亡的原因；如果是计算发病率，则健康结果指疾病或健康状况。

一个前期暴露因素与一种健康结果之间的关系可以用多种方法进行计算，但最普遍的方法是计算相对危险度（危险分数）。人群平均危险水平来自一个国家或地区按年龄和性别统计的发病率/死亡率表，危险分数是人群平均水平的倍数。如果把人群平均危险水平定为1.0，则个体的危险分数可能等于1.0，也可能是比1.0大或比1.0小的数字。当个体所具有的危险因素相当于当地同年龄、同性别人群的平均水平时，危险分数为1.0，即个体患某种疾病或因某病死亡的概率与当地同年龄、同性别人群的平均水平大致相等；当个体所具有的危险因素低于当地同年龄、同性别人群的平均水平时，危险分数小于1.0，即个体患某种疾病或因某病死亡的概率小于当地同年龄、同性别人群的平均水平；当个体所具有的危险因素高于当地同年龄、同性别人群的平均水平时，危险分数大于1.0，即个体患某种疾病或因某病死亡的概率高于当地同年龄、同性别人群的平均水平，且危险分数越大，概率越大。个体的相对危险度（危险分数）乘以一般人群的危险度（当地同年龄、同性别人群的平均水平）就是该个体若干年后发生某种疾病或死于某种疾病的概率。表2-1-1是美国卡特中心计算的25岁以下男性死于肺癌的相对危险度。

表 2-1-1　25 岁以下男性死于肺癌的相对危险度

吸烟量	与人群平均水平相比的相对危险度	与基线水平相比的相对危险度
不吸烟	0.14	0.00
人群平均水平	1.00	7.14
每天吸 1~9 支	1.02	7.28
每天吸 10~19 支	1.23	8.81
每天吸 20~39 支	2.10	15.03
每天吸 40 支及以上	2.18	15.55

另一种常用方法是应用统计学中的 Logistic 回归方程来计算危险度，将危险因素转换成危险分数，对健康危险因素进行定量分析。危险分数是根据人群的流行病学调查资料，如各种危险因素的相对危险度及其在人群中的发生率，经过一定的数理统计模型如 Logistic 回归模型、综合危险因素模型等计算得到；还可以采用经验评估方法，参照目前病因学与流行病学研究成果，根据危险因素与发病率/死亡率之间联系的密切程度，将不同水平疾病存在的危险因素转换成各个危险分数。总之，危险因素与发病率/死亡率之间的数量依存关系是通过危险分数转换这个中间环节来实现的。

表 2-1-2 是某地某 41 岁男性健康危险因素评价表，其中第（2）项列举了各种疾病的死亡概率，第（3）、第（4）项列举了各种疾病的相应危险因素及其指标值，第（5）项是相对应的危险分数。表 2-1-3 是冠心病危险因素的危险分数转换表（男性 40~44 岁组），表中列举了不同危险指标的不同测量值对应的危险分数，在应用中可依据此表对冠心病进行危险分数计算。

某一疾病的发生常常是多种危险因素协同作用的结果，因此计算危险分数时，要考虑危险因素的联合和协同作用，这种协同作用以组合危险分数来表示。组合危险分数的计算可分两种情况。与死亡原因有关的危险因素只有一项时，组合危险分数与该危险因素的危险分数相等。如 40~44 岁组男性每天吸烟 10 支时，肺癌的危险分数和组合危险分数都是 1.5。与死亡原因有关的危险因素有多项时，要考虑到危险因素的协同作用，此时组合危险分数的计算方法为：①将危险分数大于 1.0 的各项分别减去 1.0 后，剩下的数值作为相加项分别相加，1.0 作为相乘项；②小于或等于 1.0 的各项危险分数值作为相乘项分别相乘；③将相乘项之积和相加项之和相加，得到该死亡原因的组合危险分数。如果评估发病风险，则得到的结果为发生某种疾病的组合危险分数。

表 2-1-2　某地某 41 岁男性健康危险因素评价表

死亡原因(1)	死亡概率(1/10万)(2)	疾病危险因素(3)	指标值(4)	危险分数(5)	组合危险分数(6)	存在死亡危险(7)	建议危险因素改变目标(8)	新危险因素(9)	新组合危险分数(10)	新存在死亡危险(11)
冠心病	1 877	血压(mmHg)	120/70	0.4	1.91	3 585.07	—	0.4	0.11	206.47
		胆固醇(mmol/L)	4.8	0.6			—	0.6		
		糖尿病史	无	1.0			—	1.0		
		身体活动	坐着工作	2.5			定期锻炼	1.0		
		家族史	无	0.9			—	0.9		
		吸烟	不吸	0.5			—	0.5		
		体重	超重30%	1.3			降到平均体重	1.0		
车祸	285	饮酒	不饮	0.5	1.9	541.5	—	0.5	1.9	541.5
		驾车里程	25 000 km/年	2.5			—	2.5		
		安全带使用	90%	0.8			100%	0.8		
自杀	264	抑郁	经常	2.5	2.5	660.0	治疗抑郁	1.5	1.5	396.0
		家族史	无	1.0			—	1.0		
肝硬化	222	饮酒	不饮	0.1	0.1	22.2	—	0.1	0.1	22.2
脑血管病	222	血压(mmHg)	120/70	0.4	0.19	42.18	—	0.4	0.19	42.18
		胆固醇(mmol/L)	4.8	0.6			—	0.6		
		糖尿病史	无	1.0			—	1.0		
		吸烟	不吸	0.8			—	0.8		
肺癌	202	吸烟	不吸	0.2	0.2	40.4	—	0.2	0.2	40.4

续表

死亡原因(1)	死亡概率(1/10万)(2)	疾病危险因素(3)	指标值(4)	危险分数(5)	组合危险分数(6)	存在死亡危险(7)	建议危险因素改变目标(8)	新危险因素(9)	新组合危险分数(10)	新存在死亡危险(11)
风湿性心脏病	167	心脏杂音	无	1.0	0.1	16.7	—	1.0	0.1	16.7
		风湿热	无	1.0			—	1.0		
		症状、体征	无	0.1			—	0.1		
肺炎	111	饮酒	不饮	1.0	1.0	111.0	—	1.0	1.0	111.0
		肺气肿	无	1.0			—	1.0		
		吸烟	不吸	1.0			—	1.0		
肠癌	111	肠息肉	无	1.0	1.0	111.0	—	1.0	0.3	33.3
		肛门出血	无	1.0			—	1.0		
		肠炎	无	1.0			—	1.0		
		直肠镜检查	无	1.0			每年检查一次	0.3		
高血压心脏病	56	血压(mmHg)	120/70	0.4	0.7	39.2	—	0.4	0.4	22.4
		体重	超重30%	1.3			降到平均体重	1.0		
肺结核	56	X射线检查	阴性	0.2	0.2	11.2	—	0.2	0.2	11.2
		结核活动	无	1.0			—	1.0		
		经济和社会地位	中等	1.0			—	1.0		
其他	1 987	—	—	1.0	—	1 987	—		1.0	1 987
合计	5 560					7 167.45				3 430.35

表 2-1-3 冠心病危险因素的危险分数转换表（男性 40~44 岁组）

危险指标	测量值	危险分数
收缩压（mmHg）	200	3.2
	180	2.2
	160	1.4
	140	0.8
	120	0.4
舒张压（mmHg）	106	3.7
	100	2.0
	94	1.3
	88	0.8
	82	0.4
胆固醇（mmol/L）	7	1.5
	5.5	1.0
	4.5	0.5
糖尿病史	有	3.0
	已控制	2.5
	无	1.0
身体活动情况	坐着工作和娱乐	2.5
	有些活动的工作	1.0
	中度锻炼	0.6
	定期锻炼	0.5
	坐着工作，有定期锻炼	1.0
	其他工作，有定期锻炼	0.5
家庭史	父母均 60 岁以前死于冠心病	1.4
	父或母 60 岁以前死于冠心病	1.2
	父或母健在（<60 岁）	1.0
	父母健在（≥60 岁）	0.9
吸烟	≥10 支/日	1.5
	<10 支/日	1.1
	吸雪茄或烟斗	1.0
	戒烟（不足 10 年）	0.7
	不吸或戒烟 10 年以上	0.5

续表

危险指标	测量值	危险分数
体重	超重 75%	2.5
	超重 50%	1.5
	超重 15%	1.1
	超重 10% 以下	1.0
	降到平均体重	1.0

例如：表 2-1-2 中冠心病的危险因素有 7 项，进行危险度计算时要考虑每一项危险因素对冠心病死亡率的综合作用。可以看到，冠心病相关的危险因素中，危险分数大于 1.0 的有身体活动中的"坐着工作"，危险分数为 2.5；体重超过正常体重的 30%，危险分数为 1.3。其余危险分数小于或等于 1.0。计算组合危险分数：2.5-1.0=1.5，1.3-1.0=0.3，1.5 和 0.3 就是相加项。相乘项则包括所有危险分数小于或等于 1.0 的危险分数值及坐着工作和超重 30% 被减去的 1.0，共有 7 项。计算全过程为：

相加项之和：(2.5-1)+(1.3-1)=1.8

相乘项之积：$0.4 \times 0.6 \times 1.0 \times 1.0 \times 0.9 \times 0.5 \times 1.0 = 0.108$

组合危险分数：1.8+0.108=1.91（保留两位小数）

用存在死亡危险表示在某种组合危险分数下因某种疾病死亡的绝对危险度。将个体的组合危险分数与人群平均危险水平（死亡概率）相乘，就得到了个体未来 10 年内死于某种疾病的概率（存在死亡危险），即：

某疾病存在死亡危险 = 该疾病死亡概率 × 该疾病组合危险分数

即表 2-1-2 第（2）项和（6 项）的乘积结果列于第（7）项。

例如：40~44 岁男性冠心病平均死亡率为 1 877/10 万人口，某 41 岁男子的冠心病组合危险分数为 1.91，则该男子因冠心病死亡的危险值为 1 877×1.91=3 585.07/10 万人口，是当地同年龄、同性别人群平均水平的 1.91 倍。

将所有疾病和所有健康结果进行类似的计算后，就可以合计得到个体未来 10 年内死亡的总危险度，这个危险度叫作评估（得到的）危险度，即

评估（得到的）危险度 = 各疾病存在死亡危险之和

表 2-1-2 中此值为 7 167.45/10 万人口。

评估危险度表示的是持续暴露在目前危险因素的情况下，未来的健康风险大小。它是指一个具有相同危险因素的若干个体组成的人群的健康风险大小，而不能看作是某个个体死亡的风险。

对于如 AIDS 等引起死亡的原因，由于获取准确的危险因素数据比较困难，或者由于目前的研究水平还不足以有效、可靠地量化相对危险度，普遍的做法是简单地使用人群平均死亡率来表示危险度的大小。

健康风险评估的一个基本目标就是鼓励人们修正不健康的行为。为了说明健康干预的效果，可对危险度进行二次计算。这次计算的基础是假设个人已经将每个不健康行为等可变危险因素修正到了一个目标水平。例如，表 2-1-2 中，第（8）项表示身体活动已经由坐着工作调整为定期锻炼，体重超标者已经进行了体重控制。据调整后的新危险因素重新进行组合危险分数的计算，结果为 0.11，该男子冠心病新存在死亡危险值为 1 877×0.11=206.47/10 万人口。依此将所有可改变危险因素修正到目标水平，再重新计算各种疾病或健康结果的新存在死亡危险并求和，得到的危险度叫作理想危险度。表 2-1-2 中此值为 3 430.35/10 万人口。理想危险度表示的是健康风险降低的空间。需要注意的是，当所有建议的改变（修正）都完成了的时候，或者被评估者目前的情况已经很完美的时候，评估危险度就等于理想危险度。

2. 健康年龄

健康年龄是指具有相同评估总分值的男性或女性人群的平均年龄。为得到健康年龄，被评估者的评估危险度要和同年龄、同性别人群的平均危险度相比较，依据年龄和死亡率之间的函数关系，按个体存在的危险因素计算的预期死亡率水平求出。具体计算方法是将各种死亡原因的存在死亡危险求和，得出总的存在死亡危险值；用总的存在死亡危险值查评价健康年龄表（见表 2-1-4），可得出健康年龄值。

表 2-1-4 评价健康年龄表

男性存在死亡危险	实际年龄末位数					女性存在死亡危险	男性存在死亡危险	实际年龄末位数					女性存在死亡危险
	0	1	2	3	4			0	1	2	3	4	
	5	6	7	8	9			5	6	7	8	9	
530	5	6	7	8	9	350	990	11	12	13	14	15	430
570	6	7	8	9	10	350	1 110	12	13	14	15	16	460
630	7	8	9	10	11	350	1 230	13	14	15	16	17	490
710	8	9	10	11	12	360	1 350	14	15	16	17	18	520
790	9	10	11	12	13	380	1 440	15	16	17	18	19	550
880	10	11	12	13	14	410	1 500	16	17	18	19	20	570

续表

男性存在死亡危险	实际年龄末位数					女性存在死亡危险	男性存在死亡危险	实际年龄末位数					女性存在死亡危险
	0	1	2	3	4			0	1	2	3	4	
	5	6	7	8	9			5	6	7	8	9	
1 540	17	18	19	20	21	600	8 380	44	45	46	47	48	4 220
1 560	18	19	20	21	22	620	9 260	45	46	47	48	49	4 600
1 570	19	20	21	22	23	640	10 190	46	47	48	49	50	5 000
1 580	20	21	22	23	24	660	11 160	47	48	49	50	51	5 420
1 590	21	22	23	24	25	690	12 170	48	49	50	51	52	5 860
1 590	22	23	24	25	26	720	13 230	49	50	51	52	53	6 330
1 590	23	24	25	26	27	750	14 340	50	51	52	53	54	6 850
1 600	24	25	26	27	28	790	15 530	51	52	53	54	55	7 440
1 620	25	26	27	28	29	840	16 830	52	53	54	55	56	8 110
1 660	26	27	28	29	30	900	18 260	53	54	55	56	57	8 870
1 730	27	28	29	30	31	970	19 820	54	55	56	57	58	9 730
1 830	28	29	30	31	32	1 040	21 490	55	56	57	58	59	10 680
1 960	29	30	31	32	33	1 130	23 260	56	57	58	59	60	11 720
2 120	30	31	32	33	34	1 220	25 140	57	58	59	60	61	12 860
2 310	31	32	33	34	35	1 330	27 120	58	59	60	61	62	14 100
2 520	32	33	34	35	36	1 460	29 210	59	60	61	62	63	15 450
2 760	33	34	35	36	37	1 600	31 420	60	61	62	63	64	16 930
3 030	34	35	36	37	38	1 760	33 760	61	62	63	64	65	18 560
3 330	35	36	37	38	39	1 930	36 220	62	63	64	65	66	20 360
3 670	36	37	38	39	40	2 120	38 810	63	64	65	66	67	22 340
4 060	37	38	39	40	41	2 330	41 540	64	65	66	67	68	24 520
4 510	38	39	40	41	42	2 550	44 410	65	66	67	68	69	26 920
5 010	39	40	41	42	43	2 780	47 440	66	67	68	69	70	29 560
5 560	40	41	42	43	44	3 020	50 650	67	68	69	70	71	32 470
6 160	41	42	43	44	45	3 280	54 070	68	69	70	71	72	35 690
6 830	42	43	44	45	46	3 560	57 720	69	70	71	72	73	39 250
7 570	43	44	45	46	47	3 870	61 640	70	71	72	73	74	43 200

如果某个体的评估危险度和同年龄、同性别人群的平均危险度相等，则他的健康年龄就是其自然年龄；如果某个体的评估危险度高于同年龄、同性别人群的平均危险度，则他的健康年龄大于其自然年龄；如果某个体的评估危险度低于同年龄、同性别人群的平均危险度，则其健康年龄小于自然年龄。

根据已存在的危险因素计算出的预计死亡水平求出的健康年龄称为评价健康年龄（简称评价年龄）。评价健康年龄表左边一列是男性总的存在死亡危险值；右边一列是女性总的存在死亡危险值；中间部分的上面一行数值是个体实际年龄的末位数，主体部分是评价年龄值。例如：41岁男子总的存在死亡危险为7 167.45/10万人口。查评价健康年龄表，7 167.45介于6 830和7 570之间，前者的评价健康年龄为43岁，后者为44岁，因此得出该男性的评价健康年龄为43.5岁。

根据已存在的危险因素提出降低危险因素的措施，再根据新危险因素计算出预计死亡水平，求出的健康年龄称理想健康年龄，又称增长年龄。表2-1-2的第（8）～第（11）项都用于计算增长年龄，方法与计算评价健康年龄相似。表2-1-2的第（8）项是健康管理师根据评价对象存在危险因素的性质和程度所建议的危险因素改变目标。危险因素中有些是可改变的危险因素，如吸烟、饮酒、身体活动等；有些是不可改变的危险因素，如疾病史、家族史等。第（9）、第（10）项是根据改变目标，计算出的新危险因素和新组合危险分数。第（11）项新存在死亡危险值＝第（2）项 × 第（10）项。上述41岁男子如果依据健康管理师的干预计划，使可改变的危险因素达标，重新计算后总存在死亡危险为3 430.35/10万人口，查评价健康年龄表，3 430.35介于3 330和3 670之间，前者的评价健康年龄为36岁，后者为37岁，因此得出该男性的理想健康年龄（增长年龄）为36.5岁。

健康风险评估建议被评估者在特定的健康行为方面，或在利用一些预防性服务方面，做出积极的改变，以降低相应疾病危险因素的危险分数。如果每个人暴露的可改变危险因素越多，其改变空间也越大，其理想危险度也就越小。如果将前期暴露的危险因素修正到一个目标水平，就可以计算出理想健康年龄。理想健康年龄表示的是该个体经修正可以达到的危险度与人群平均危险度之间的差距。评价健康年龄和理想健康年龄之间的差距，反映了个体可能争取的空间。

3. 健康分值

在实际工作中，危险度也可以转化为分值表示，称为健康分值，两者的意义相同，都用来表示个人健康风险的高低。根据现有危险因素评估得到的健康分值称为评估分值，将可改变的危险因素改变后得到的新的健康分值称为目标分值。如果被评估者的信息与建议的所有目标都吻合了，意味着被评估者的危险因素都得到了改善，此时目标分值=评估分值。

4.健康风险等级

风险评估报告将与被评估者同年龄、同性别人群的危险水平分为五个等级（以5种不同颜色的条形表示），将计算出的被评估者的相对危险度大小与人群水平比较，用不同颜色的条形直观表示被评估者未来患某种疾病的风险等级。"当前风险"和"理想风险"所对应的风险等级分别表示根据目前的危险因素状况所评估出的风险等级和控制各项可改善的危险因素后风险等级可能达到的理想状况。

课程2-2 健康风险分析

学习内容

学习单元	课程内容	培训建议	课堂学时
健康风险分析	1）健康风险评估报告内容及解读 2）健康风险评估的主要作用	（1）方法：讲授法 （2）重点与难点：健康风险评估报告内容及解读	4

■ 学习单元 健康风险分析

一、健康风险评估报告内容及解读

通过软件中的健康风险计算，一般可以得出以下报告：个人健康信息汇总报告、

高血压风险评估报告、缺血性心血管疾病风险评估报告、糖尿病风险评估报告、肺癌风险评估报告、生活方式评估报告、个性化营养处方、个性化运动处方、危险因素重点提示等。这些报告为被评估者提供未来若干年内患某种疾病的可能性，以及以同年龄、同性别的一般人群为参照标准的相对危险度的预测结果，并提示被评估者需要努力改善的方向，同时依据被评估者存在的健康危险因素，制定相应的健康管理方案，以便进行评估后的后续健康指导与干预。

1. 个人健康信息汇总报告

个人健康信息汇总报告全面显示被评估者的个人健康信息概况，内容包括被评估者的主要健康信息（包括个人疾病史、家族史、吸烟、运动情况、膳食情况等）、本次体检指标的汇总，以及与上次评估所录入的健康信息的对比，可作为被评估者的健康现状及变化情况的参考，但与相关医疗诊断不同。个人健康信息汇总报告示例如图 2-2-1 所示。

2. 疾病风险评估报告

疾病风险评估报告是健康风险评估报告的主要部分，评估的病种主要包括缺血性心血管疾病、肺癌、糖尿病、高血压等慢性病，报告内容包括疾病风险评估结果、危险因素状况、可改善的危险因素三部分。

（1）风险评估结果。风险评估结果以风险等级（相对危险度）和发病率（绝对危险度）两种方式来表示个人在未来发生某种疾病的风险大小，糖尿病风险评估结果（举例）如图 2-2-2 所示。

1）风险等级（相对危险度）。报告将与被评估者同年龄、同性别人群的患病危险水平分为五个等级，将计算出的被评估者的风险等级与人群水平比较，来判断其未来患某种疾病的风险等级的高低。图中"当前风险等级"和"理想风险等级"分别表示根据目前的危险因素状况所评估出的风险等级和控制各项可改善的危险因素后风险等级可能达到的理想状况。

2）发病率（绝对危险度）。报告中"当前风险等级"所对应的发病率表示根据当前的危险因素状况计算出的未来若干年内发生某种疾病的可能性大小。"理想风险等级"所对应的发病率表示控制各项可改变的危险因素后未来若干年内发生某种疾病的可能性大小。"当前风险等级"和"理想风险等级"之间的差值，即被评估者的健康改善空间。

个人健康信息汇总

姓名	性别	年龄	编码
体验用户	男	29	100062

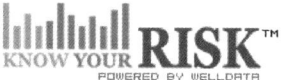

医学研究证实,许多个人行为和生活因素会预示并影响着健康趋势和寿命。经汇总分析您目前的生活方式信息后产生了如下报告,为您展示了目前多个生活方式因素是如何潜在地影响您的健康,并依据人群数据估计了由此带来的寿命状况。希望您通过阅读此报告,发现不健康习惯,开始采取行动,控制健康风险。

目前健康状况	
现患疾病	患病情况
糖尿病	无
冠心病	无
中风	无
高血压	无
肺癌	无

家族史	
糖尿病	无
冠心病	有
中风	有
高血压	有
肺癌	无

体检结果			
检查指标	本次结果 (2010-03-17)	上次结果	参考值
身高(cm)	175.0		—
体重(kg)	90.0		—
体重指数(BMI)	29.38		18.5≤BMI<24
腰围(cm)	98.0		男:<85 cm,女:<80 cm
血压(mmHg)	120/80		<120/80 mmHg
空腹血糖(mmol/L)	5.4		<5.6 mmol/L
总胆固醇(mmol/L)	5.0		<5.18 mmol/L
甘油三酯(mmol/L)	1.6		<1.70 mmol/L
HDL胆固醇(mmol/L)	0.97		≥1.04 mmol/L
LDL胆固醇(mmol/L)	3.2		<3.37 mmol/L

食物摄入及参考量		
食物类别	实际每天摄入量	每天参考摄入量
谷类	214.286 g	250~400 g
蔬菜	200.0 g	300~500 g
水果	64.2857 g	200~400 g
肉、禽	235.714 g	50~75 g
蛋类	50.0 g	25~50 g
鱼虾	21.4286 g	50~100 g
豆及豆制品	42.8571 g	30~50 g
奶及奶制品	400.0 mL	300 mL
酒精摄入量	0.0	男性:<25 g,女性:<15 g
饮水	0.0	>1 200 mL

吸烟
您目前仍在吸烟!

身体活动
您的身体活动水平为中等!

以上是您的主要健康信息的汇总,可作为您的健康现状及变化情况的参考,与相关医疗诊断无关。如需了解更详细的疾病风险评估和改善健康的方法,请继续阅读"疾病风险评估报告"和"健康改善行动指南"。

图 2-2-1 个人健康信息汇总报告示例

1.您在未来五年患糖尿病的风险等级：极高风险

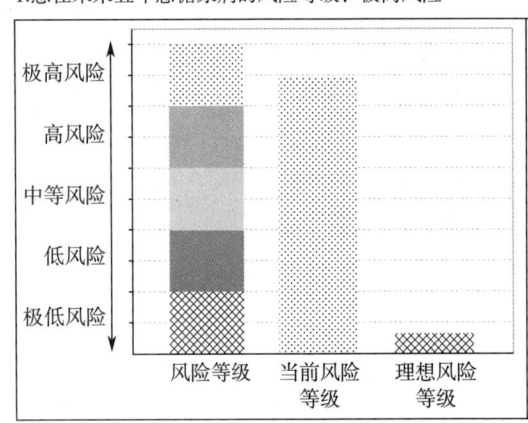

您患糖尿病的风险等级：根据您提供的有关信息及临床检查结果，我们对您患糖尿病的风险进行了评估，从左图可以看出，您患糖尿病的危险等级为极高风险。

当前风险等级：按照您现有的危险因素水平，未来五年内，您患糖尿病的风险为11.3%。

理想风险等级：理想风险等级是指将所有可改变的危险因素控制在理想水平的患病风险。也就是说，如果您将现有可改变的危险因素控制到理想水平，您的发病风险可降至0.45%。

图 2-2-2 糖尿病风险评估结果（举例）

（2）危险因素状况。危险因素状况一项以列表形式呈现与疾病相关的危险因素、被评估者前后两次评估中各危险因素的变化情况及与参考值的对比，糖尿病相关危险因素状况汇总（举例）如图 2-2-3 所示。

2.危险因素状况：下表中列出了与糖尿病相关的危险因素

危险因素	本次结果 (2010-03-17)	上次结果	参考值
年龄	29	28	随年龄增加风险升高
糖尿病家族史	无	无	无
空腹血糖	5.4 mmol/L	5.5 mmol/L	<5.6 mmol/L
甘油三酯	1.6 mmol/L	1.4 mmol/L	<1.7 mmol/L
HDL胆固醇	0.97 mmol/L	0.92 mmol/L	< 1.04 mmol/L
血压水平	120/80 mmHg	130/95 mmHg	< 120/80 mmHg
体重指数（BMI）	29.38	30	18.5≤BMI<24
吸烟状况	吸烟	吸烟	不吸烟
体力活动水平	中等	不足	充分

图 2-2-3 糖尿病相关危险因素状况汇总（举例）

（3）可改善的危险因素。可改善的危险因素一项使被评估者了解可通过控制哪些可改变的危险因素，来有效控制或降低疾病发病风险，同时也为后续个性化干预与健康指导提供依据和切入点。如果被评估者不存在可改变的危险因素，则不需要展示"可改善的危险因素"一项。糖尿病相关可改善的危险因素（举例）如图 2-2-4 所示。

3.您可以改善以下因素降低您的糖尿病发病危险：

✓ 降低血压 ✓ 戒烟 ✓ 增加身体活动水平

图 2-2-4　糖尿病相关可改善的危险因素（举例）

3. 健康指导与健康促进信息

（1）生活方式评估报告。健康管理师根据所提供的个人健康信息，对被评估者的生活方式进行评价。生活方式评分是对个人的生活方式信息进行全面分析后得到的一个数值，根据得分不同，来评价个人生活方式的健康程度，得分在 60 分以上可认为拥有良好的生活习惯，80~100 分被认为是最佳范围。

（2）危险因素重点提示。报告可根据被评估者目前存在的可改变的健康危险因素及对应的理想范围、这些因素对健康的危害、控制这些危险因素对降低疾病风险的贡献幅度等提出重点提示。这些信息有助于进一步确定被评估者的健康改善目标。

（3）个性化营养处方。健康管理师根据被评估者的个人基本信息、疾病史、体格测量指标及临床指标，有针对性地为其制定个性化营养处方，并编制食谱。这一步骤可以通过食谱编制软件完成。

（4）个性化运动处方。健康管理师根据被评估者的个人基本信息、性别、年龄、基础疾病、体格测量信息、临床指标及身体活动水平，有针对性地为其制定个性化运动处方，处方通常提供一周的锻炼方案，针对有氧运动、耐力训练、柔韧练习给出相应的运动方式、强度、频率及目标建议，并针对被评估者的具体情况提出运动中的注意事项。个性化运动处方通常分为多个阶段，循序渐进。

二、健康风险评估的主要作用

1. 帮助个体综合认识健康危险因素

对个体而言，健康危险因素往往是多因素的影响，很可能是多种危险因素并存且相互影响。健康风险评估通过对个体健康状况及未来患病/死亡危险性的全面评估，有利于帮助个体综合、正确地认识影响自身健康的危险因素及其危害。

2. 鼓励和帮助人们修正不健康行为和生活方式

健康教育的核心任务是通过有计划、有组织、有系统的教育活动，促使个体或群体改变不健康的行为和生活方式。健康风险评估通过个性化、量化的评估结果，帮助个体认识影响自身健康的危险因素及其危害与发展趋势，指出个体或群体应该努力改善的方向。健康风险评估有利于健康管理师制定针对性强的健康管理方案，帮助人们有的放矢地修正不健康的行为和生活方式。

3. 制定个体化的健康风险干预方案

通过健康风险评估，健康管理师可以明确个体或群体的主要健康问题及其危险因素，并对评估结果进行分析、判断，如区分引起健康问题的行为与非行为因素、可改变和不可改变危险因素，区分重要行为与次要行为（行为与健康问题的相关程度及是不是经常发生的行为），区分高可变性行为与低可变性行为（即通过健康风险干预，某行为发生定向改变的难易程度）等。由于危险因素往往是多重的，故健康风险干预的内容和手段也应该是全方位的。健康管理师对健康风险评估结果的分析，有利于制定有效而节约成本的健康管理方案。

4. 评价健康管理的效果

评价是指将客观实际与预期结果进行比较，包括结果的比较、实施情况的比较等，只有比较才能找出差异、分析原因、修正计划、完善方案，使工作取得更好的效果。对健康风险干预依从性的测量，对健康评价指标及经济评价指标的定量、定性测量，以及对参与者满意度的调查等是评价成功的保障。健康风险评估通过自身的信息系统，收集、追踪和比较重点评价指标的变化，可对健康风险干预措施的有效性进行实时评价和不断修正。主要从以下四个方面对健康管理的效果进行评价。

（1）危险因素的控制程度。通过观察常见中间危险因素，如体重、总胆固醇、甘油三酯、血压、血糖等指标在健康风险干预前后的变化和差异，考察个体危险因素改善的情况、检测指标的改善程度，考察群体中危险因素得到控制的比例。

（2）患病危险性的改变。针对特定的疾病，跟踪一年或连续几年中，患病危险性的变化方向和变化幅度，评价健康管理效果。

（3）成本效果评价。运用卫生经济学的方法和手段，对个体或群体在接受健康管理服务前后的经济投入与健康效果（如危险因素的控制程度、患病危险性的下降幅度等）进行比较，以评价干预措施成本－效果比，了解个体或群体在经济上的回报。

（4）满意度评价。通过对个体或群体的调查，收集服务对象和健康管理师的反馈意见或建议，了解健康管理服务的各个流程与细节，以及服务对象对健康管理过程和健康风险干预效果的满意程度，以促进今后工作的开展与提高。

5. 健康管理人群分类

健康风险评估的一个重要用途是根据评估结果进行人群分类。分类方法一是根据健康风险的高低，二是根据医疗花费的高低。前者主要依据健康危险因素的大小、疾病危险性的高低等再进行人群分组，后者主要根据卫生服务的利用水平及其导致医疗花费的多少进行人群划分。一般健康风险高的人群其医疗卫生花费通常也处于较高水平。

经过健康风险评估，健康管理师可将评估对象区分为一般人群、高危人群和患者，并依据一定的原则、采取相应的策略进行健康管理，提高干预的针对性和有效性。对不同健康风险的人群采取不同等级的干预手段，可有效利用资源，实现健康干预最优化。

6. 在健康保险中的应用

健康风险评估还被广泛地应用在健康保险的核保及服务管理中，根据评估数据进行费率的计算，以使保费的收取更加合理化。另外，将健康评估数据与健康保险费用支出相联系，还可进行健康保险费用的预测，帮助保险公司量化回报效果。

（韦莉萍　吕永恒）

模块 3　健康指导与健康风险干预

- 课程 3-1　健康教育
- 课程 3-2　健康风险干预
- 课程 3-3　营养指导与干预
- 课程 3-4　身体活动指导与干预
- 课程 3-5　跟踪随访

课程设置

课程	学习单元	课堂学时
3-1 健康教育	（1）健康相关行为	7
	（2）健康传播	10
	（3）健康教育计划的组织实施	1
3-2 健康风险干预	健康风险干预计划的组织实施	1
3-3 营养指导与干预	（1）营养调查与评价	12
	（2）中国居民膳食指南	12
3-4 身体活动指导与干预	（1）身体活动基础知识	2
	（2）身体活动的测量	2
	（3）身体活动干预	4
	（4）不同人群身体活动指导	2
3-5 跟踪随访	跟踪随访	2

课程 3-1 健康教育

学习内容

学习单元	课程内容	培训建议	课堂学时
（1）健康相关行为	1）健康教育与健康促进概述 2）行为的概述 3）健康相关行为的分类 4）健康相关行为的改变模式 5）健康相关行为的矫正	（1）方法：讲授法 （2）重点：健康相关行为的改变模式、健康相关行为的矫正 （3）难点：健康相关行为的矫正	7

续表

学习单元	课程内容	培训建议	课堂学时
（2）健康传播	1）健康传播概述 2）人际传播 3）大众传播 4）健康传播效果及影响因素	（1）方法：讲授法、演示法、实训法 （2）重点：传播的模式、人际传播、大众传播、健康传播效果及影响因素 （3）难点：健康传播效果及影响因素	10
（3）健康教育计划的组织实施	1）制订实施计划表 2）建立实施组织 3）实施质量控制 4）培训执行人员 5）配备材料和设备 6）健康教育计划的实施	（1）方法：讲授法 （2）重点与难点：健康教育计划的实施	1

学习单元 1 健康相关行为

一、健康教育与健康促进概述

1. 健康教育

（1）健康教育的概念。健康教育是通过信息传播和行为干预，帮助个体和/或群体掌握卫生保健知识、树立健康观念，使其自愿采纳有利于健康行为和生活方式的教育活动和过程。

（2）健康教育的核心与实质。健康教育的核心是通过以健康为中心的全民教育活动，改变人们对健康问题的认识、态度，帮助人们形成有益于健康的行为和生活方式；其实质是一种有计划、有组织、有评价、有系统的教育和干预活动过程。健康教育为人们提供行为改变所必需的知识、技术和服务，使人们在知情同意的前提下，有能力在促进健康和疾病预防、治疗、康复等健康问题上做出行为抉择。

（3）健康教育的目的与原则

1）健康教育的目的。消除和减轻人们的行为危险因素，提高大众的自我保健能力，进而降低发病率、伤残率和死亡率，提高生活质量。

2）健康教育的原则

①科学性原则。健康教育的目的是传播健康知识，内容要正确无误，数据引用要可靠，举例要实事求是。

②群众性原则。健康教育是以健康为中心的全民教育，要适应不同人群的需要，采取群众喜闻乐见且易于接受的各种教育形式。

③趣味性原则。健康教育的传播形式要与时俱进，针对主要疾病的危害及有关危险因素，根据不同人群的心理特点、兴趣爱好和自我保健要求，采用生动活泼的新型媒介形态如直播、短视频等传播健康知识，以取得更大的社会效益。

④针对性原则。不同年龄阶段的人有着不同的健康问题，不同性别、职业和文化程度的人对卫生保健的认知程度和需求也各不相同。因此，对不同人群、不同卫生保健需求者要进行有针对性的健康教育。例如，对在校学生的健康教育应以膳食平衡、养成良好卫生习惯、吸烟的危害、性知识科普、加强体格锻炼、避免意外伤害、重视口腔卫生等为主；对工厂员工的健康教育应以吸烟、酗酒及药物滥用的危害，安全性行为，职业安全，常见病与职业病预防等为重点，有的放矢地开展健康教育。

2. 健康促进

（1）健康促进的概念。WHO指出：健康促进可使人们加强对自身健康的掌控。它涵盖一系列范围广泛的社会和环境干预方法，这些方法意在通过解决和预防不良健康的根源，而不仅仅侧重在治疗和治愈方面，从而使个体的健康和生活质量获益并受到保护。健康促进的基本内涵包括了个体、群体行为改变和政府行为（社会环境）改变两个方面，尤其重视发挥个体、家庭、社会的健康潜能。具体包括：①健康促进工作的主体不仅是卫生部门，而且是社会的各个领域和部门；②健康促进必须促进社会公平与平等，需要组织机构的改变和社会变革；③健康促进强调个体、家庭、社区和各种群体有组织地积极参与；④健康促进建立在大众健康生态的基础上，强调健康、环境、发展三者的结合。可见，健康促进是一个综合的教育，是调动社会、经济和政治的广泛力量，改善人群健康的活动过程。

（2）健康促进的领域。1986年，在首届全球健康促进大会上通过的《渥太华宪章》明确指出，健康促进涉及以下5个领域。

1）制定促进健康的公共政策。把健康问题提到各个部门、各级政府和决策者的议事日程上来，明确要求非卫生部门承担起建立和执行健康促进政策的责任。

2）创造能够促进健康的环境。创造安全的、满意的和愉快的生活及工作环境；系统地评估快速变化的环境对健康的影响，以保证社会和自然环境有利于健康的发展。

3）增强社区解决问题的能力。确定问题和需求是社区能力建设最佳的起点。社区人民有权、有能力决定他们需要什么以及如何实现目标，因此提高社区人民生活质量的真正力量是他们自己。充分发动社区力量，促使社区人民积极有效地参与卫生保健计划的制订和执行；挖掘社区资源，帮助他们认识自己的健康问题，并提出解决问题的办法。

4）发展个人健康生活的技能。提供健康信息，教育并帮助人们改善自己的健康和环境，有效应对各种健康问题。这样，人们就能够更好地控制自己的健康和环境，不断地从生活中学习健康知识，有准备地应付人生各个阶段可能出现的健康问题，并很好地应付慢性病和外伤。学校、家庭、工作单位和社区都要帮助人们做到这一点。

5）调整社区卫生服务方向。健康促进中的卫生服务责任由个人、社会团体、卫生专业人员、卫生部门、工商机构等共同承担。各方机构必须共同努力，建立一个有助于促进健康的卫生保健系统。同时，调整卫生服务类型与方向，将健康促进和预防作为卫生服务模式的组成部分，让广大民众受益。

（3）健康促进的重点。1997年，在第四届全球健康促进大会上通过的《雅加达健康促进宣言》明确了健康促进的重点内容，包括：①提高社会对健康的责任感，②增加健康发展的投资，③巩固与扩大健康领域中的伙伴关系，④提高社区能力并使个人参加，⑤保证健康促进所需的资源；为完成健康促进的任务提供了策略和指导方向。

2016年，第九届全球健康促进大会的《上海宣言》强调政府在健康促进中的重要性，将健康促进作为政府政策融入可持续发展议程。①政府要采取积极行动，将健康促进融入各项政策；人类健康与地球"健康"不可分割，健康水平的提高绝不仅限于医疗卫生领域，而要扩展到更深层面、更多领域的改革与合作；要实现健康促进就需要跨部门和跨地区的政治行动，以及在全球范围内开展联合行动，保护妇女、流动人口及受到人权和环境危机影响的人们的权利。《上海宣言》承诺：政府要充分应用可获得的有效机制保护健康，通过公共政策提高福祉；加强对不健康产品的立法、管制和税收；将财政政策作为强有力的工具，增加对健康和福祉的投资；建立、健全公共卫生系统；引入全民健康覆盖，将其作为同时实现健康和财政保护的有效途径；确保政策透明度和社会问责制，提高社会参与度；增强更好地应对跨国健康问题的全球治理能力；充分发掘传统医学在促进健康和可持续发展中日益增长的重要性和价值。②发挥数字技术优势，增强公民健康素养。《上海宣言》强调提高健康素养对促进赋权和公平的重要性。《上海宣言》还承诺：充分认识健康素养是健康不可或缺的决定因素，并投资于提高健康素养；制定、实施和监测提高所有人健康素养的、贯穿整个教育体系的国家和地方跨部门策略；通过发挥数字技术的潜力，增强公民对自身健康及健康决定因素的控制；通过价格政策、透明化信息和清晰的标识，确保消费环境有利于健康选择。

二、行为的概述

1. 行为的概念

行为是人类在生活中表现出来的态度及具体方式。它是不同的个体或群体在一定的物质条件下，在社会文化制度、个人价值观念的影响下，在生活中表现出来的基本特征，或对内、外环境因素刺激所做出的能动反应。这种反应可以以外显和内隐两种方式体现。外显行为是人们可以直接看到的，而内隐行为则需要通过测量和对外显行为的推测来间接了解。同一个体在不同环境条件下的行为表现可能有所不同，而不同个体在相同环境条件下的行为表现也可能差异颇大；甚至同一个体在同样的环境条件下，受其生理、心理等因素的影响，行为表现也不尽相同。

2. 行为的分类

人的行为可分为两类：一类是本能行为，包括与基本生存有关的行为、与种族保存有关的行为和攻击与自我防御行为；另一类是社会行为，包括在社会化过程中为了自身的生存和发展而形成的一系列行为。

3. 行为的影响因素及发展过程

（1）影响因素。人类行为的形成受遗传、生理、心理、文化、经济及学习等多重因素影响。

（2）行为的发展过程。行为的发展过程可分为4个阶段。①被动发展阶段（0~3岁）：表现为由遗传本能驱使的、无意识的模仿，其特征是初步形成多种动作、简单语言、基本情绪和部分社会行为。②主动发展阶段（4~12岁）：表现为由遗传本能驱使的、主动的模仿、探究，特征是行为发展有明显的主动性，对本能行为的克制力提高，已有行为进一步发展。③自主发展阶段（13岁至成年）：表现为开始对自己、他人、环境、社会进行综合认识，特征是能够调整自己的行为发展。④巩固发展阶段（成年以后）：表现为行为定式形成，特征是行为发展主要体现在巩固、完善、适当调整几个方面。

三、健康相关行为的分类

健康相关行为指的是个体或群体与健康和疾病有关的行为。在健康管理师的工作过程中，开展健康教育的主要对象就是具有健康相关行为的人。根据行为对行为者自身和他人健康状况的影响，健康相关行为可分为促进健康行为和危害健康行为两种。

1. 促进健康行为

促进健康行为也称健康行为，是指个体或群体朝向健康或被健康结果所强化的，客观上有益于自身和他人健康的一组行为。

（1）基本特征

1）有利性。行为有利于自身和他人的健康。

2）规律性。行为有规律地发生，不是偶然的。

3）和谐性。个体的行为表现与所处环境和谐。

4）一致性。个体外在行为表现与内在的心理认知和情绪一致，无矛盾。

5）适应性。行为的强度与频率适宜，不过弱也不冲突。

（2）类型

1）基本健康行为：指日常生活中一系列有益于健康的基本行为，如合理饮食、适度运动、充分休息等。

2）预警行为：指对可能发生的危害健康的事件预先给予警示，从而预防事件发生和事件发生以后正确处置的行为，如乘车时系安全带、生食和熟食分开处理以防食物污染等。

3）避开环境危害行为：指主动地以积极或消极的方式，避开人们生活和工作所处的自然环境与心理、社会环境中各种有害健康因素的行为，如流感流行季节出门戴口罩、离开传染病疫源地、定期接受心理咨询等。

4）戒除不良嗜好行为：指以主动的态度努力戒除日常生活中对健康有危害的个人偏好的行为，如戒烟、戒酒等。

5）合理利用卫生服务行为：指有效合理地利用现有卫生保健服务，以实现三级预防、维护自身健康的行为，如定期体检、预防接种等；也包括当个人察觉到自己可能有某种病患时，主动寻求科学、可靠的医疗帮助，并积极配合治疗和护理，即求医行为和遵医行为。

2. 危害健康行为

危害健康行为也称危险行为，指的是偏离个体、他人乃至社会的健康期望，客观上不利于健康的行为。

（1）基本特征

1）危害性。行为对个人、他人乃至社会健康有直接或间接的危害。

2）习得性。行为都是个体在后天的社会生活中学会的。

3）稳定性。行为不是偶然发生，有一定强度的行为造成健康危害需保持相当长的时间。

（2）类型

1）不良生活方式。生活方式是指个体在特定环境条件下，为生存和发展而进行的一系列日常活动的行为表现形式，是人们一切生活活动的总和。

不良生活方式则是一组习以为常的、对健康有害的行为习惯，其对健康的影响具有5个特点。①潜伏期长。一般不良生活方式要持续相当长的时间，才能对健康产生影响，出现明显的致病作用。②特异性差。不良生活方式与健康危害之间没有明确的对应关系。③协同性强。不良生活方式对健康的影响不仅可以是单因多果，更多的表现为多因单果或多因多果。④变异性大。不良生活方式对健康危害的大小、致病时间的早晚及严重程度等，都存在明显的个体差异。⑤广泛存在。不良生活方式可以渗透到日常生活的方方面面。

目前，我国城乡居民最常见的不良生活方式表现在以下7个方面：①膳食结构不合理，如饮食过度，营养过剩，食用高脂肪、高钠盐、低纤维食品，喜食烧烤、油炸食品和甜食，暴饮暴食，不吃早餐，等等；②缺乏身体活动，久坐行为过多；③吸烟；④过量饮酒；⑤心理失衡；⑥生活无规律，睡眠不足；⑦乱吃补药，滥用保健品。

2）致病性行为模式。致病性行为模式是指导致特异性疾病发生的行为模式。目前国内外研究较多的是A、C两型：A型行为是一种与冠心病密切相关的行为模式，核心表现为不耐烦和敌意；C型行为是一种与恶性肿瘤发生相关的行为模式，核心表现是情绪过分压抑和自我克制。

3）不良疾病行为。不良疾病行为是指个体从感知到自身患病到疾病康复全过程所表现出来的不利于疾病康复的行为，表现形式为：瞒病行为、恐惧行为、自暴自弃行为、角色行为超前、角色行为缺失及角色心理冲突等。

4）违反道德法律且危害健康的行为。违反道德法律且危害健康的行为是指既直接危害行为者个人健康，又严重影响社会健康与正常秩序的行为，如吸毒行为、性行为混乱等。

四、健康相关行为的改变模式

1. "知信行"理论模式

"知信行"是知识、态度与信念、行为的简称，"知"是指知识和学习；"信"是指正确的信念和积极的态度；"行"是指行动，包括促进健康行为和消除危害健康行为的行为改变过程。"知信行"理论模式是改变健康相关行为的模式之一，该理论模式将人们行为的改变分为获取知识、产生信念及形成行为3个连续过程。

"知信行"理论模式认为，知识是行为的基础，通过学习改变原有目标，消除旧观念的影响，重新学习获取达到新目标的知识和技能；信念或态度是行为改变的动力，通过对知识进行有根据的独立思考，逐步形成信念与态度，支配人的行动；所谓行动，就是将已经掌握并且相信的知识付诸行动，促成有利于健康的行为的形成。当人们从不同的信息来源中接收了有关的健康知识后，必须建立起积极、正确的信念与态度，才有可能主动地形成有益的健康行为，改变危害健康行为，最终达到增进健康的目的。三者之中最为关键的步骤是信念的确立和态度的改变。将知识转变为行为的过程中，各种因素都将影响行为转变的结果。例如，吸烟是一种危害健康行为，要改变吸烟行为，促使吸烟者戒烟，需要使吸烟者了解吸烟对健康的危害和戒烟的益处，以及如何戒烟的知识，这是吸烟者产生戒烟行为的基础。具备了相关知识，吸烟者才可能进一步形成吸烟有害健康的信念，产生积极的戒烟态度，并相信自己有能力戒烟，才有动力去采取戒烟行动。

知识、信念与态度、行为之间存在着因果关系，但没有必然性。知识转化为行为改变是一个漫长而复杂的过程，有很多因素可能影响知识到行为的顺利转化，任何一个因素都有可能导致行为形成/改变的失败。当一个人的信念确立以后，如果没有坚决的态度，行为转变也不会成功实现。在健康教育实践中，常常遇到"知而不信，信而不行"的情况。"知而不信"的可能原因在于：所传播信息的可信性、权威性受到质疑，不足以激发人们产生相应信念。"信而不行"的可能原因在于：人们在建立或改变行为的过程中存在一些不易克服的障碍，或者需要付出较大的代价，这些障碍和代价抵消了建立或改变行为的益处，因此人们难以产生行动。由此可见，只有全面了解知、信、行转变的复杂过程，才能及时、有效地消除或减弱不利影响，促进形成有利环境，进而达到改变行为的目的。

2. 健康信念理论模式

健康信念理论模式是运用社会心理学方法解释健康相关行为的形成。该理论模式认为信念是人们采纳健康行为的基础，人们如果具有与疾病、健康相关的信念，就会采纳健康行为，改变危险行为。该理论模式强调个体的主观心理过程，即期望、思维、推理、信念等对行为的主导作用，健康信念是人们接受劝导、改变危险行为、采纳健康行为的关键。该理论模式认为，健康信念的形成主要涉及5个方面。

（1）感知疾病的威胁。对疾病威胁的感知由对疾病易感性的感知和对疾病严重性的感知构成。对疾病易感性和严重性的感知程度高，即对疾病危险的感知程度高，是促使人们产生行为动机的直接原因。

1）对疾病易感性的感知。对疾病易感性的感知是指个体对自身患某种疾病或出现某种健康问题的可能性的判断。人们越是感到自己患某种疾病的可能性大，就越有可能采取行动避免疾病的发生。

2）对疾病严重性的感知。疾病的严重性既包括疾病对躯体健康的不良影响，如疾病会导致疼痛、伤残和死亡；还包括疾病引起的心理和社会后果，如意识到疾病会影响工作、家庭生活、人际关系等。人们对疾病严重性的感知程度越强，越有可能采纳促进健康行为，以防止严重健康问题的发生。

（2）感知健康行为的效果。感知健康行为的效果是指个体对健康行为所带来的益处和面临的障碍的预测。

1）感知健康行为的益处：指个体对采纳行为后能带来的益处的主观判断，包括对保护和改善健康状况的益处和其他边际收益。人们只有认识到自己的行为有益时，比如可减缓病痛、减少疾病带来的不良后果甚至死亡的威胁等，才会自觉地采取行动。

2）感知健康行为的障碍：指个体对采纳健康行为会面临的障碍的主观判断，包括行为复杂、时间花费、经济负担等。障碍过多可能会阻碍个体对健康行为的采纳。因此，个体对健康行为益处的感知越强，采纳健康行为的障碍越小，个体采纳健康行为的可能性就越大。

（3）自我效能。自我效能也称效能期待，是美国心理学家班杜拉在1977年提出来的，是指对自己实施和放弃某种行为的能力的自信，是个体对自身能力的评价和判断，即是否相信自己有能力控制内在因素和外在因素而成功采纳健康行为，并取得期望结果。自我效能是决定人们能否产生行为动机和产生行为的一个重要因素。自我效能的重要作用在于当认识到采取某种行动会面临障碍时，有克服障碍的信心和意志能够帮助个体完成这种行动。自我效能高的人，更有可能采纳所建议的有益于健康的行为。

自我效能可以通过以下4种途径产生和提高。①自己成功完成过某行为。一次成功能帮助个体增加其对熟练掌握某一行为的期望值，是表明个体有能力执行该行为最有力的证据。②他人间接的经验。看到别人成功完成了某行为并且结果良好，能够增强个体对通过努力和坚持也可以完成该行为的自信心。③口头劝说。别人的劝说和他人成功经历的介绍，能够增加个体执行某行为的自信心。④情感激发。焦虑、紧张、情绪低落等不良情绪会影响个体对自身能力的判断，因此，可通过一些手段消除不良情绪，激发积极情绪，从而提高个体对自己能力的自信心。

（4）社会人口学因素。社会人口学因素包括人口特征（年龄、性别、种族）和社会心理因素（人格、社会地位等）。具有卫生保健知识的人更容易采纳健康行为。对不同类型的健康行为而言，不同年龄、性别、个体特征的个体采纳的可能性不同。

（5）提示因素。提示因素是指促使健康行为发生的因素，如传媒活动、他人忠告、医护人员提醒、亲友的疾病经验、某种标识物等。提示因素越多，个体采纳健康行为的可能性越大。

健康信念模式是最常用于各种健康相关行为改变的一种模式。这种模式在运行中常遵循以下步骤：首先，让人们对他们目前的不良行为方式可能导致的结果感到害怕（感知疾病的易感性和严重性）；其次，让人们坚信一旦他们改变不良行为会得到非常有价值的结果，同时清醒地认识到行为改变过程中可能遇到的困难；最后，使人们感到有信心、有能力通过长期的努力改变不良行为。

以针对高血压病的低钠盐饮食行为为例：某人近期查体发现患有原发性高血压，医生建议他减少每天钠盐摄入量。为达此目的，健康管理师应首先通过知识的传播使被评估者认识到高血压可能导致脑卒中，脑卒中可带来严重的后遗症甚至导致死亡（感知疾病的严重性），而钠盐摄入量高的饮食习惯是导致高血压的重要原因（感知疾病的易感性），从而让被评估者对目前的不良行为方式感到害怕。健康管理师可进一步用数据说明控制钠盐的摄入能够起到控制血压的作用（感知健康行为的益处）；同时告知被评估者在控盐过程中面临的最大困难是改变多年来形成的饮食习惯造成的身体和心理不适（感知健康行为面临的障碍），但是要相信自己为了健康能够通过努力逐渐把口味变淡（自我效能），从而减少钠盐摄入、降低血压。另外，寻求熟悉的医生提供建议、动员家人给予日常提醒以及亲友相似经历的分享等可帮助被评估者做出减盐的决定，并将这一过程坚持下去（提示因素）。

3. 行为改变阶段理论模式

行为改变阶段理论认为个体的行为变化是一个连续的、动态的、逐渐推进的过程，在不同的行为阶段，每个改变行为的个体都有不同的需要和动机，对于目标行为会有不同的处理方式。该模式注重个体的内在因素，认为个体修正负向行为或采取正向行为实质上是一个决策的过程。该模式认为个体的行为变化不是一次性的事件，而是一个渐进、连续的过程，一般由5个阶段构成。

（1）无转变打算阶段。处于这一阶段的个体，通常在最近6个月内没有改变行为的想法。个体处于这一阶段往往是由于：①不知道行为的结果；②缺乏对行为危害的感知；③曾试图多次改变行为，但因最终失败而心灰意冷。这些人属于无动机群体，他们常会提出一些理由来抵触行为干预，不愿意参加健康促进和预防保健活动。

（2）打算转变阶段。处于这一阶段的个体，通常在最近6个月内打算改变行为，但却一直无任何行动和准备行动的迹象。在这一阶段，个体会意识到改变行为的益处，也会意识到改变行为需要付出的代价。利益和代价的权衡常使人们处于极度矛盾之中，导致他们在很长时间内停留在这一阶段。以上两个阶段合称为准备前阶段。

（3）转变准备阶段。处于这一阶段的个体，通常在最近30天内，承诺将要做出行为改变，并开始有所行动，如制订行动计划、参加健康教育课程、购买有关资料、寻求咨询指导、了解自我改变的方法等。

（4）转变行为阶段。处于这一阶段的个体，通常在最近6个月内已做出了行为改变。要强调的是，这只是5个阶段之一，不是所有的改变都能称为行为转变，行为转变应该有明确的标准。

（5）行为维持阶段。处于这一阶段的个体，通常已保持改变了的行为状态长达6个月甚至更久。在这一阶段，减少诱惑和增加信心有利于保持行为改变的状态，防止旧的行为习惯反弹或复发。如果人们经不住诱惑或没有足够的信心和毅力，他们就可能返回到原来的行为状态，这种现象称为复返。

行为改变阶段理论模式将行为的改变分为5个阶段，但人们的行为变化并不总是在这5个阶段间单向移动。行为者能从任何阶段退回到一个早前的阶段，包括从转变行为阶段或行为维持阶段复原到一个比较早期的阶段，甚至会退回到无转变打算阶段。一种健康行为的形成并非易事，往往需要个体经过多次尝试才能成功。

处在不同阶段的个体，以及刚刚过渡到下一个阶段时，有着不同的心理变化。从无打算转变阶段到打算转变阶段，个体经历了对原有不健康行为的重新认识，会产生焦虑、恐惧的情绪，同时对提倡的健康行为有了新认识，然后意识到应该改变自己的不健康行为。从打算转变阶段到转变准备阶段，个体经历了自我再评价，意识到自己应该抛弃不健康的行为。从转变准备阶段到付诸行动，个体要经历自我解放，坚定改变行为的信念，并做出改变的承诺。人们一旦开始行动，就需要有许多支持条件来促使行动进行下去，如建立社会支持网络、转变社会风气、消除促使不健康行为复发的事件、建立激励机制等。

实践中，为保证行为干预的有效性，健康管理师必须先确定目标人群所处的行为阶段，了解其在该阶段的需求，然后有针对性地采取措施帮助他们进入下一阶段。第一阶段、第二阶段的工作重点是传播知识，促使人们进行思考，认识到不健康行为的危害，权衡改变行为的利弊，从而产生改变行为的意向和动机。第三阶段的工作重点是促使人们做出决策，尽快开始改变危害健康的行为。第四阶段、第五阶段的工作重点是改变环境来消除或减少诱惑，帮助人们通过自我强化和学会信任来支持行为改变。

五、健康相关行为的矫正

1. 行为矫正的概念

行为矫正是指按照一定的期望，在一定条件下采取特定的措施，促使矫正对象改变自身特定行为的行为改变过程。行为矫正由3个要素组成：①行为矫正对象，根据矫正对象对行为指导的态度，可将其分为需要型、冷漠型和无需要型。②行为矫正的环境，包括行为指导者、矫正场所和矫正时机，健康管理师是行为指导者，当然也可以发动更多的健康维护者；矫正场所可以是固定的，也可以是灵活多变的；矫正时机则要根据各方面的有利条件来确定和把握、控制。③行为矫正的过程，即行为矫正技术的选择和实施过程，其核心是针对矫正对象的具体行为来选择矫正技术。

2. 群体行为矫正的方法

群体行为矫正的根本原则和依据是相关的政策、法规、制度等。群体行为矫正可以从个体入手，但更重要的是利用群体特有的优势。群体行为矫正的常用方法有：①信息传播，利用各种传播媒介传播有关改变行为的必要性和如何改变行为的信息，为行为转变奠定基础。②心理支持和压力，利用群体成员间的亲密关系、归属感和集体荣誉感，以及骨干示范作用等对个体形成群体支持和压力，达到相互激励的目的。③竞争与评价，利用群体凝聚力激发个体对健康行为的追求，促使个体健康行为的形成和巩固；利用定期的总结分析，督促和监督落后个体的行为改变，以达到提高整个群体健康水平的目的。④环境改善，社会环境的改善需要社会舆论的倡导，关注健康、促进健康行为的社会氛围能够约束损害健康的各种行为。

3. 个体行为矫正的方法

在参照群体行为矫正方法的基础上，针对个体还可以运用以下行为矫正方法。

（1）脱敏疗法。脱敏疗法即以认知原理为基础，在矫正中有目的、循序渐进地主动提供刺激因素，适时修正个体对刺激因素的错误认知，再通过反复的操作、强化，达到消除敏感行为的目的。脱敏疗法主要用于个体因对某种因素过于敏感而产生的不良表现，如恐怖症、焦虑症、紧张症等。

（2）厌恶疗法。厌恶疗法即当矫正对象出现目标行为或出现针对该行为的欲望冲动时，给予矫正对象一个引起负性心理效应的恶性刺激。如此反复作用后，在矫正对象的内心建立起该行为与恶性刺激间的条件反射，引起其内心的由衷厌恶，直至消除该目标行为。

（3）示范疗法。示范疗法是将要形成的健康行为或所要改变的危险行为分解成不同阶段或不同表现，设计相应的模拟场景，让矫正对象扮演其中角色或观察角色行为，身临其境地扮演角色或模仿角色的示范，从而形成健康行为。

（4）强化疗法。强化疗法是在行为发生后，通过正强化或负强化来矫正行为的方法。当矫正对象表现出有益于健康的行为时，给予表扬或物质奖励等正强化；当矫正对象表现对健康有危害的行为时，给予批评或物质惩罚等负强化，使矫正对象为了逃避负强化而放弃不健康的行为。

学习单元2　健康传播

一、健康传播概述

1. 传播与健康传播的概念

传播是一种社会性行为，是人们通过符号和媒介传递信息的活动，是个体之间、群体之间或群体与个体之间进行交流的过程。健康传播是指以"人人健康"为出发点，运用各种传播媒介和方法，为维护和促进人类健康而获取、制作、传递、交流、分享健康信息的过程。

2. 传播的特点和分类

（1）传播的特点

1）社会性。信息传播是人们建立相互联系、维系社会生活和社会关系的一种纽带。个体有社会交往的需要，如果不能进行正常的社会交往，将影响个体的健康状况。

2）普遍性。传播行为无处不在，只要有人类生存的地方，就有传播活动的进行。

3）工具性。传播是人类检测、适应、改造环境的工具。

4）互动性。传播是一种双向活动，是人与人之间相互作用的互动行为。

5）目的性。信息传播力求通过传播某种观点、知识、事实，达到最终的目的。

6）共享性。在目标明确的基础上，传播者希望传播双方共同拥有某种观点、知识、事实，并分享某种感情等。

（2）传播的分类。按照传播对象，传播可分为自我传播、人际传播、群体传播、组织传播和大众传播5类。

3. 传播的模式

传播的模式是指为了研究传播现象，采用简化而具体的图解来对复杂的传播现象、传播结构和传播过程进行描述、解释和分析，以揭示传播结构内各因素之间相互关系的一种方法。最著名、流行最广的传播模式，是1948年由传播学奠基人之一美国的哈罗德·拉斯韦尔（H.D.Lasswell）提出的拉斯韦尔5因素传播模式（见图3-1-1）。他认为一个描述传播的简便方法，就是回答5个问题，即：①谁？（who?）②说了什么？（says what?）③通过什么渠道？（through what channel?）④对谁？（to whom?）⑤取得什么效果？（with what effect?）所以该模式又称5W模式。

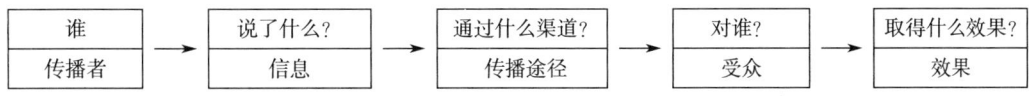

图3-1-1 拉斯韦尔5因素传播模式

4. 传播的社会功能

从传播的目的和效果来看，传播的社会功能表现在4个方面。

（1）探测。探测是指收集、储存、整理和传递各种数据、资料等，供个人、团体和国家了解周围环境，认识自身所处的位置，确定应采取的态度和行动。

（2）协调。人们依赖传播了解社会动态，协调行动目标，并同社会其他成员一起采取一致行动。

（3）教导。人们学习知识，获得各种技能，改变或调节行为都离不开信息的传递和接收。

（4）娱乐。个体通过各种传播渠道和方式获取信息，得到娱乐和享受，不断充实精神生活。

5. 常用传播媒介

（1）针对个体的传播材料

1）传单

①特点。设计、制作简单，成本较低；可根据需要由不同部门制作；主要由文字形成简单的信息，用于传播健康知识、倡导健康理念。

②适用场所。社区卫生服务机构，直接入户发放，在开展义诊、举行大型健康讲座时发放。

③设计和制作要点。主题突出，一张传单最好只宣传一方面的信息，如预防高血压病限盐的方法；内容简洁，最好不是一段一段的文字，而是一条一条的信息；文字简明、通俗易懂，便于居民阅读、理解；印刷传单的纸张不能太薄、太粗糙，要便于保存。

2）折页

①特点。通常为彩色印刷，图文并茂、简单明了、通俗易懂，适合文化程度较低的居民；可以宣传知识、倡导理念，也可以具体指导某项操作技能，便于携带和保存。

②适用场所。可以放置在卫生服务机构的候诊区、诊室、咨询台，供居民自取；也可以在门诊咨询或入户访视时发给居民，并进行讲解或演示；还可以组织居民围绕折页的内容进行小组讨论、有奖问答。

③设计和制作要点。参见传单。

3）手册

①特点。大多由专业卫生机构编写、印刷，其形式类似于书籍；以文字为主，信息量大、内容丰富、系统完整，通常包含较多的健康知识、健康行为指导等；有些手册还有完整的故事情节，可读性强；适合初中及以上文化程度的居民、有阅读能力的人群系统地学习某一方面的知识技能，如《高血压预防手册》。

②适用场所。可以放置在卫生服务机构的候诊区、诊室、咨询台，供居民自取；也可以在门诊咨询或入户访视时发给居民。

③设计和制作要点。适用于较为系统、全面地传播健康知识、信息、技术；以文字为主；可发放到有阅读能力，并且愿意与周围人群分享的个体手中。

（2）针对群体的传播材料

1）宣传栏

①特点。适宜宣传目标人群共同需要的卫生知识，能及时跟进健康问题的动态，如国家卫生政策法规、季节性疾病、社区健康问题、重大疾病、重点人群健康教育、不同时期的热点问题、突发公共卫生事件等。

②适用场所。放置地点要选择人们经常通过而又易于驻足的地方，如社区、医疗卫生机构可置于室外、悬挂于走廊墙壁等处；放置高度应以成人看阅时不必过于仰头为宜；应是光线明暗适宜的位置。

③设计和制作要点。宣传栏要做到字迹清楚，字体大小适合近距离阅读；整体版面美观，适当配以插图美化版面，但不能喧宾夺主；定期更换，一般1~3个月要进行一次更新，黑板报、没有玻璃橱窗的宣传栏，最好每月更换，否则可能因为字迹不清影响阅读效果，有橱窗的宣传栏可以3个月更新一次。

2）招贴画/海报

①特点。通常由少量文字和较为突出的主题图构成，主要用于唤醒人们对某健康问题的关注，有时也具有传播健康知识的作用。

②适合场所。较为广泛，在使用中要根据宣传内容决定使用场所。可以张贴在社区、医院的宣传栏中，也可以张贴在居民楼道、电梯里，以及社区卫生服务中心（站）室内。

③设计和制作要点。信息简洁、突出；内容以图示为主，字数不宜过多；字体大小合适，以站在距离1 m处，能看清上面的宣传文字为宜；书写规范，字迹清晰，不写繁体、异体字；尽量不要竖写，如果要竖写，应自右而左，标题居右；一般用阿拉伯数字，尽量不使用英文、化学名称、学术用语。

3）标语/横幅

①特点。用于制造舆论、渲染气氛，也可以用来传播健康知识中的关键信息，或是传播与目标受众健康密切相关的政策内容。

②适合场所。较为广泛，在使用中要根据宣传内容决定使用场所。

③设计和制作要点。标语和横幅的特点是文字少、字号大，既可以用来做短期挂放，如纸质标语、布质横幅等，也可以长期保留，如墙体标语等；无法传递复杂的信

息，必须选择与目标受众健康利益密切相关的，对群众认知疾病、预防疾病、保护健康有直接帮助的、最重要的信息内容；内容要简练、通俗，要让群众直接读懂最关键的知识，最好是一看就懂，一般是一句话。

4）影像材料

①特点。影像材料的特点是直观、生动，以声音和影像的形式传播健康知识和技能，指导人们的行为。此外，影像材料可以重复使用，传播的信息稳定，避免了人际传播中的信息损失或由于传播者自己理解的局限性而造成的信息偏误。

②适用场所。在卫生服务机构的候诊区域、健康教育室播放；或在企事业单位、学校、社区等场所组织播放；如果内容针对不方便外出的目标人群，如幼儿辅食添加、伤残康复等，可发放至目标人群家庭使用。

③设计和制作要点。适用于健康行为、操作技能的教育、培训与指导，用于健康知识的传播和教育，需要适当的空间、设施设备及人员。

（3）针对大众的传播媒介

1）报纸/杂志

①报纸。优点是种类多，发行量大，内容深浅适宜，信息量大；读者对内容的选择有主动权；内容可以反复阅读，有利于积累效果；便于保存，检索方便、灵活，随时可读，价格较低廉。缺点是不适合文化水平较低的人群；不如电视、广播时效性强；与电视节目、电影相比，不够生动、活泼、逼真，缺少感染力。

②杂志。优点是专业性强，内容比报纸更深入详尽，具有学术和史料价值；信息量大；有比较固定的读者群体；比报纸更易长久保存；携带方便，易检索。缺点是出版周期长，时效性不如报纸；要求读者有一定的文化水平和一定的专业知识。

2）广播/电视

①广播。优点是传播速度快，覆盖面广，不受空间的限制，具有最广泛的接收群体；传播对象不受文化程度限制。缺点是信息稍纵即逝，听众稍不注意便无法找回信息；如不及时录音，内容无法保存，因此缺少记录性；无图像，不直观。

②电视。优点是既有声音，又有图像，生动活泼，观众有真实感和现场感，能留下比较深刻的印象；覆盖面广，在电视信号发射范围内可自由观看；影像资料可多次重复播放，可复制。缺点是设备较贵，播放时间、内容固定，观众处于被动收看状态。

（4）新媒体的应用。随着科技的发展和社会的进步，互联网、手机等新媒体及终端已经成为开展健康教育的新型手段。

1）互联网

①健康网站。健康网站是网络健康教育方式和手段的综合应用。网络健康干预包

括电子邮件、网页、在线视频、游戏、论坛等诸多形式，像是一个巨大的信息库，人们通过浏览信息来进行自我教育。

相比于手册、传单等传统媒介，网站提供的信息更多、更丰富，互动性也在不断增强，专业咨询人员可以在论坛上提出问题并与浏览者共同探讨，或者通过邮件来咨询和回答问题，这些形式受到网民们的普遍欢迎。

②健康管理互动平台：相比于普通的健康网站，健康管理互动平台更具有互动性和针对性。健康管理互动平台是互联网支持下的以健康生活方式管理为核心的服务系统，近几年发展迅速。健康管理互动平台系统架构通常包括：

a. 使用者操作页面：为个人用户提供自我健康监测及管理功能，为健康管理师/医生提供风险筛查及追踪、监控、指导流程，为管理者提供后续的客户关系管理及统计分析功能，等等。

b. 健康档案管理模块：用于储存健康体检资料及服药情况等。

c. 健康风险评估模块：通过个性化的信息采集与分析来鉴别健康危险因素，评估个体未来的疾病发病风险，以图形化呈现健康趋势分析，并通过与干预措施的衔接来达到维护健康和预防疾病的目的。

d. 智能化膳食、运动管理数据库：用于整合分析个人健康信息，制定个性化的膳食处方、运动处方，分析、反馈相关数据并产生分析报告，动态更新处方。

e. 个人健康教育资料库：为个体提供不同类别的健康教育知识及建议。

f. 依从性提醒及互动功能：有助于健康管理师及时指导个体执行健康改善行动，建立健康管理师与个体之间的紧密关系。

2）智能手机。随着智能手机的普及和功能的提升，智能手机管理平台近年来也被应用到健康管理领域。利用手机 App（应用程序）输入个人信息，可将个人的数据无线传输到管理平台，从而把智能手机转换为互联网平台的终端，把健康管理师和被管理者联系在一起，健康管理师可以即时获得、传送被管理者的健康信息，极大提高健康管理的精准性。

6. 传播材料制作

健康传播材料是指配合健康教育与健康促进活动使用的印刷材料与声像材料。在制订健康传播计划时，健康管理师应先考虑在现有传播材料中选择可利用的材料，使用这些材料可以节约时间和资源。如果现有的信息或材料不充分，就需要制作新的传播材料，材料制作应遵循以下 6 个程序。

（1）分析需求和确定信息。在制作传播材料之前，健康管理师先要通过查阅文献、受众调查等方法对目标人群所处的外部环境、媒介资源、文化背景、生活习俗、宗教信仰、健康需求等进行调查分析，为初步确定符合目标人群需求的健康传播材料提供依据，从而保证传播材料的针对性和可行性。

（2）制订计划。在需求分析的基础之上，健康管理师根据信息内容和技术、资源条件等，制订出详细的材料制作计划，计划应包括目标人群、材料种类和数量、使用范围、发放渠道、使用方法、预试验与评价方案、经费预算、时间进度等。

（3）形成初稿。初稿的设计过程就是健康传播信息的研究与形成过程。健康管理师要根据确定的信息内容和制作计划，设计出材料初稿。印刷材料的初稿包括文字稿和画稿，录像带的初稿应有文字稿和重点画面，录音带的初稿也应有文字稿。健康管理师在初稿形成过程中要把好信息关，并根据目标人群的文化程度和接受能力决定信息的复杂程度和信息量的大小。

（4）预实验。预实验是指在材料最终定稿和投入生产之前，健康管理师在一定数量的目标人群的典型代表中进行实验性使用，系统收集目标人群对该材料的反应，并根据反馈意见对材料进行反复修改的过程。预实验的目的是了解目标人群是否理解传播材料的信息内容，是否喜欢材料的表现形式，以及信息的易读性、实用性、可接受性、趣味性等，以便为修订、完善和确定健康传播材料提供反馈意见，从而保证材料的质量和传播效果。

预实验的方法有多种。大多数预实验可以通过在目标人群的典型代表中进行小范围的预调查而实现。预实验主要采用定性研究的快速评估法，包括重点人群专题小组讨论、中心场所阻截式调查、可读性测试、个人访谈、把关人调查、音像资料观摩法等。根据传播材料的性质不同，需采用不同的预实验方法。一般来讲，凡是适用于群体教育的材料，都可以用专题小组讨论的形式。用于文化水平较高人群的文字材料，可以先发给大家单独阅读，再组织小组讨论，这是由于有文化水平较高的人常常更加自信，不易受到小组中其他成员的影响。而用于文化水平较低人群的印刷材料，则应个别地进行预实验。

（5）材料的生产、发放与使用。预实验结束后，健康管理师将材料终稿交付有关负责人员审阅批准，按照计划安排制作和生产。健康管理师要确定和落实材料的发放渠道，以保证将足够的材料发放到目标人群手中，同时对材料的使用人员（社区积极分子、专职健康教育人员、兼职健康教育人员）进行必要的培训，使他们懂得如何有效地使用这些材料。

（6）监测与评价。在材料使用过程中，健康管理师要认真监测材料的发放和使用情况，在实际条件下对材料的制作过程、制作质量、发放与使用状况、传播效果等做出评价，以便总结经验、发现不足，用以指导其他的传播材料制作活动和计划。参与评价的工作人员最好不是直接的材料制作者和相关人员，以利于评价结果的公正性。

二、人际传播

1. 人际传播的概念

　　人际传播又称人际交流，是指以人与人之间面对面、直接的信息沟通为主的一类交流活动。人际传播既可以通过语言来完成，也可以通过非语言如动作、表情、信号（包括文字和符号）来完成。人际传播是个体之间以及个体与群体之间相互沟通、共享信息的最基本的传播形式，是建立人际关系的基础。

2. 人际传播的特点

　　人际传播主要有6个特点：①直接的人际传播一般不需要非自然的媒介；②交流双方可互为传播者和受众；③反馈及时，交流充分；④有利于提高传播的针对性；⑤相对大众传播而言传播速度较慢，信息量相对较小；⑥在人际传播活动中，尤其是多级别人际传播过程中，信息容易走样。

　　掌握人际传播的特点，有利于健康管理师更好地发挥人际传播的作用，取得好的传播效果。

3. 人际传播的形式

　　人际传播可以分为二人传播（如个别指导、咨询等）、公众传播（如演讲、授课、讲座等）和小组传播（又称小群体传播）三种基本形式。

4. 人际传播的技巧

　　（1）二人传播技巧。在人际传播活动中，个别指导和咨询是二人传播的主要形式。个别指导是行为干预的主要手段，也是采用最多的人际传播形式。健康管理师可采用个别指导，对某一对象的特定不健康行为和具体情况进行干预，包括传授健康知识和技能、启迪健康信念、说服其改变态度和行为等。咨询是为满足人们的健康需求而提供的一种服务形式。咨询的目标和任务是向咨询对象提供其所需的、科学的健康信息和专业技术帮助，使咨询对象能够自己选择有利于健康的信念、价值观和行为，了解和学习有关健康技能。具体沟通技巧包括语言和非语言传播技巧，详见课程3-5　跟踪随访。

（2）公众传播技巧。公众传播的主要形式有演讲、讲座、授课短视频、直播等。

演讲又叫讲演或演说，是指在公众场所，以有声语言为主要手段，以身体语言为辅助手段，针对某个具体问题，鲜明、完整地发表自己的见解和主张，阐明事理或抒发情感，进行宣传鼓动的一种语言交际活动。讲座是指健康管理师根据受众的某种需要，针对某一专题有组织、有准备地面对目标人群进行的健康教育活动，多以报告会、广播等形式进行。授课是健康管理师针对某一专题向受众呈现、说明知识，并使其理解知识的一种教学方式。

1）讲演稿的撰写。讲演稿虽然与一般文章有共性，但也有其特殊之处。

①讲演稿的撰写原则。健康教育讲演的任务，是向大众传播正确的健康知识和技能，所以讲稿要把握好4个原则：针对性强，专业性强，目的明确，主题突出。

②讲演稿的撰写特点。讲演稿是为讲演服务的，因此，撰写时特别讲究"四性"：一有声性，即使用上口入耳的口语；二动作性，即讲稿要能借助身体语言来表明感性态度；三临场性，即写讲稿前要作一番设计，根据具体场合灵活调整讲稿内容和表达方式；四感染性，即讲稿要能激发和鼓动听众的情绪。

③讲演稿的撰写要求。讲演稿的框架包括开头（开场白）、主体、结尾3个部分。开场白要用最简洁的语言，在最短时间内抓住听众。常用的方式有开门式、介绍式、提问式、关注式、释题式、悬念式、警策式、幽默式、双关式、抒情式等。主体部分是讲稿的主要部分，要求环环相扣、层层深入，行文处理好层次、节奏、衔接等问题。结尾是演讲内容的自然收束，要让听众感觉既言简意赅、归纳清晰，又令人精神振奋、回味无穷。

2）演讲和授课前准备技巧

①调查听众的背景和需要。健康管理师在授课前应对听众的来源、年龄、职业、文化水平、关注焦点、希望解决的问题等方面有一定的了解，这样才可能做到有的放矢。

②了解活动的内容和程序。授课可以是一项单一的活动，也可以是综合活动的一部分。健康管理师应尽早了解活动的内容和程序，以赢得充分的准备时间。

③备好授课的教案和课件。教案中至少包含对内容、具体时间和方法的安排，如开场白的导入方式、重点内容的强化方式、难点内容的讲解方式、课终结论的归纳方式、授课进程中的反馈形式及表达授课意图的课件形式等。

④熟悉场地和教具的使用。健康管理师在授课前最好能进行预先演练，有助于在现场能对教具、课件运用自如，对授课内容的把握恰到好处。

⑤预设听众的问题和答案。根据对听众背景的了解,健康管理师可以预先准备一些听众可能提出的问题,以避免现场的紧张和慌乱。

3)演讲和授课过程中情绪控制的技巧

①学会排解紧张的情绪。健康管理师在上场前和过程中都可能产生紧张情绪,可用一些舒缓情绪的方式来减轻压力,如一些暗示性语言等。

②随时处理可能出现的意外情况。在讲演和授课时如遇到中途停电、部分听众因故临时撤离、音响效果不佳、对听众提出的问题无法作答等,健康管理师都应有很充分的心理准备和处理预案。

③注意调整听众的情绪。在演讲和授课过程中,健康管理师需要随时调动和活跃气氛以提高效果,如设问、举例子、做游戏、讲故事、放录像或图片等,使听众一直处于精力集中、适度兴奋的情绪状态,最大限度地汲取知识。

4)演讲和授课过程中综合表达的技巧

①熟练运用语言。健康管理师不仅要言辞通俗规范、语句完整贴切、语调抑扬恰当、逻辑缜密严谨,而且还要逐渐形成一定的个人风格,如既庄重又不失风趣、既严谨又隐含幽默,力求给听众留下较深刻的印象。

②恰当使用体态。健康管理师应做到目光镇定亲切、姿态稳健大方、表情庄重自信、情绪饱满热情、手势明了恰当等,以更好地辅助对内容的表达。

③巧妙设计程序。健康管理师要根据听众的特点,精心设计每一次讲演和授课,重点注意三部分内容:开场白的设计,如方式的选择、时间的控制等;过程的设计,如内容讲解的顺序、重点内容的陈述方式、案例的选择加工、反馈的时机和方法等;结尾的设计,如归纳的形式、结束的方法等。

④控制好时间和节奏。研究表明,听众听取信息的最有效时间是前 15 min,所以健康管理师要充分利用这一点,把握好节奏,最好 40～45 min 休息一次,总时长一般不超过 3 h。

(3)小组传播技巧。小组传播是一种小群体交流方法,是指一定数量、具有相似背景的人为了某一目的,在一起分享健康信息、观念和行为技能,以实现健康教育目标的一种教育形式。小组传播包括小组讨论、同伴教育和自我导向学习 3 种形式。

1)小组讨论技巧

①小组讨论的要素

a. 主题。小组讨论是小组传播模式之一。在小组讨论前由健康管理师确定讨论主题,或是某个大家共同关心的话题,或是某段共同经历。

b. 主持人。在小组讨论中,健康管理师的角色为主持人,负责组织小组讨论,并通过引导和协调保证讨论活动的顺利进行，同时做好记录工作。

c. 参与人。小组讨论的参与者是一些具有相似背景的人，如为了了解社区的健康问题，健康管理师邀请社区居民代表、管理人员、卫生人员等参与讨论。理想的小组参与人数为10~20人。

d. 地点和座位排列。健康管理师应及时确定小组讨论的地点并通知每一位参与者。参与讨论人员的座位排列应体现平等。

e. 时间。讨论时间通常控制在1.5~2 h。

②主持小组讨论的技巧。健康管理师作为主持人在组织小组讨论的过程中，应掌握以下几个方面的技巧。

a. 充分准备、热情接待。健康管理师作为组织者，应做好充分准备，热情地接待参与者，使参与者感受现场的气氛。

b. 相互认识、打破僵局。在小组讨论前，健康管理师先进行自我介绍，并通过已掌握的参与者的相关信息，尽快找出合适的切入点来介绍每位参与人，让每位参与者都感觉到在小组中的平等地位，打破因相互不熟悉导致的无人主动发言的僵局。

c. 说好开场白。开场白主要说明讨论的目的、意义等。开场白应通俗易懂、简单明了，能够激发参与者的兴趣，同时使每一位参与者明确讨论的重要性及自身的作用。

d. 控制局面，保证讨论顺利进行。在小组讨论的过程中，可能遇到诸如无人发言、"一言堂"等障碍，作为组织者，健康管理师应掌握并应用适当技巧，保证活动的顺利进行。例如，巧妙运用各种可引发讨论的材料，如一个耐人寻味的问题、故事、图片及录像等，引导讨论的顺利展开；提出开放性问题供大家讨论，健康管理师记录各种意见并逐一分析，最后总结出结论；安排参与者轮流发言，营造一个平等发言的机会，防止"一言堂""一边倒"或"不吭声"等情况的发生；分散式讨论，在提出某个难以立刻回答清楚的问题时，健康管理师可采用分组讨论的方法，再汇总意见得出结论；无记名提案讨论法，在讨论敏感性问题时，健康管理师可以让参与者将自己的意见写在统一格式的纸片上，集中放在纸箱中，然后每个人再随机抽取一张，宣读纸上所写的内容，根据问题进行讨论。

e. 讲好结束语。讨论结束时，健康管理师应针对参与者的发言和提问进行简要的总结，明确本次讨论所达成的共识、取得的成果及尚存在的问题，并向参与者表示感谢。

2）同伴教育技巧。同伴教育作为小组传播模式，已广泛应用于各种健康教育活动领域，如戒烟、戒酒、纠正不良饮食习惯、预防各种疾病的教育等。同伴是指具有相同背景、相同经历或由于某种原因具有共同语言的人，这种共性主要体现在年龄、性别、生活环境和经历，以及文化和社会地位等方面，如同事、好友、同种疾病患者、健康俱乐部的成员等。同伴教育是通过同伴在一起分享信息、观念和行为技能，以实现教育目标的一种教育形式，一般由经过培训的同伴教育者向同伴讲述自身经历和体会，充当积极的榜样角色，以唤起共鸣、激发情感，鼓励大家共同采取有益健康的行动。

同伴教育最常用的方式有3种。①在目标人群中选择一定数量的人，经培训成为同伴教育者，然后再由他们对目标人群进行教育。训练内容为讲授、讨论、做游戏、开展知识竞赛、讲故事、演小品等多种教育技巧。②目标人群自由讨论和交流，由健康管理师指定讨论过程中的组织者，也可由目标人群自发组织，推选出带头人，如召开小组讨论会、座谈会等。③两人或更多人之间自由地进行信息、观念和技能的分享与交流。如在某社区的高血压俱乐部，患者之间通过现身说法交流治疗、预防等健康信息。

同伴教育在组织实施中要注意把握以下几个关键点。

第一，同伴教育者应具备4个方面的特征：①与目标人群具有某些共性，熟悉该人群的文化和思想；②自愿接受培训，且有高度的责任心；③具备良好的表达和表演能力，以及人际沟通技巧；④能以倡导者和联络员的身份在健康管理机构和目标人群之间架起桥梁。

第二，同伴教育者通过健康管理师培训达到以下目标：①了解项目目标，健康管理政策与活动，了解同伴教育在其中发挥的作用，以及如何配合其他活动；②掌握与教育内容有关的卫生保健知识和技能；③掌握人际沟通基本技巧和同伴教育中常用的其他方法，如组织游戏、辩论、小组讨论、幻灯片放映等。

第三，同伴教育通常是以一定的组织方式在社区、学校、工作场所等地开展活动。在活动开始前，健康管理师应注意场地、桌椅、仪器设备等的准备和调试工作，以保证活动质量。同伴教育可以采用多种多样的形式，包括咨询、展览、发放教育手册、社区动员、聚会、角色扮演、讲演、播放影像、专题研讨会等。

第四，同伴教育评价主要关注实施过程和同伴教育者的工作能力，可以采用研究者评价、同伴教育对象评价、同伴教育者自我评价等形式进行。

3）自我导向学习技巧。自我导向学习是指学习者不论有没有他人协助，都会以个人责任为出发点，主动确定自己的学习需求，形成学习目标，应用人力、物力资源，选择、安排、执行适合自己的学习计划，评估自己的学习成果，实现既定目标的学习方式。简言之，自我导向学习就是学习者自动、自主地学习，学习者决定自己要学什么、怎样学习、用什么资源来学习，以及如何评价自己的学习是否成功。

自我导向学习的类型有4种：①集体式学习，是指学习者自愿与他人一起学习，课程内容是既定的，如听保健课、参加培训班等；②小团体式学习，是指学习者自愿参加某学习组织，大家共同学习，资源共享，互通有无，学习内容弹性很大，如读书会；③独立式学习，是指学习者自己一个人学习，在学习内容的选择上有很大的自主性，如查找资料、请教别人等；④个人式学习，同样也是自学，但学习内容弹性较小，是指学习者依据某种指导程序进行自学，如跟着网络、广播、电视中的教育节目学习。研究证明，在这4种类型中，以小团体式学习的效果最好。

小团体式学习的步骤：①建立开放、和谐、温馨的团体气氛；②确定学习需求，设立学习目标；③成立学习小组，拟定学习方法并收集资料；④组织小团体学习活动，展示学习成果；⑤学习成果评估并计划未来目标。

健康管理师在自我导向学习中的职责：①协助学习者确立学习计划的起始点，了解自我导向学习的方式；②鼓励学习者认识自身健康状况，认识自我学习的价值，树立自信心；③协助学习者组成小团体，商议学习计划、目标、方法及评估标准；④分析学习者的人格特征和学习特点；⑤协助学习者习得确定学习目标、方法、资源、评价的技能；⑥为学习者提供范例和学习指导等教材、教具；⑦协助学习者发现和利用学习资源；⑧运用现身说法、问题解决、经验交流等技巧，提供经验供学习者借鉴；⑨为学习者提供反馈、交流其学习心得的机会；⑩当学习者达到学习目标时，及时给予认可和积极的反馈。

三、大众传播

1. 大众传播的概念

大众传播是指职业传播机构通过报刊、广播、电视、书籍、电影等大众传播媒介向范围广泛、为数众多的社会大众传播社会信息的过程。大众传播媒介在向人们公开、迅速、大量地提供信息的同时，也在通过舆论导向、公众人物的示范、社会教育、广告等形式改变人们的健康观念，引导健康行为乃至健康消费。

2. 大众传播的一般特点

（1）大众传播者是职业传播机构和人员，控制着信息传播的过程和内容。

（2）大众传播的信息是公开的、公共的，面向全社会，且传播速度快、扩散距离远、覆盖区域广泛。

（3）大众传播的对象是社会上的一般大众，是以满足社会上大多数人的信息需求为目的的大面积传播活动。受众的广泛性决定了大众传播具有广泛的社会影响。

（4）大众传播媒介是以先进技术为基础的分发系统和设备，决定着信息传播的物理形式、时空范围、速度和数量。传播材料成批量生产，可重复利用，能够保证信息的标准化和规范化。

（5）从传播过程讲，大众传播属于单向性很强的传播活动，信息反馈间接、延缓，且缺乏主动性。

（6）大众传播是一种制度化的社会传播，在维护特定的社会秩序方面发挥着重要作用。

3. 新媒体时代的大众传播特点

随着互联网技术和新媒体技术的高速发展，大众传播呈现出新的特点。

（1）传播速度极快，话题速生速朽。新媒体时代背景下，信息传播可以将新闻的时差缩小在几小时之内甚至更快，因此传播速度有了极大提高，使得传播内容的及时性特点得到了良好的体现；很多话题，从产生到引起疯传和热议再到彻底消失，一般也就持续几天的时间，很少有超过一周的，每天都有新的热点出现。另外，传播的范围也变得更加广泛。

（2）众媒时代，互动性强。新媒体时代背景下，信息传播由过去的单向传播变成了双向互动性传播，信息的交互性是新媒体时代大众传播的最大特点，传播者和受众的"平等性"也在其中得到了体现。这一点主要体现在以下3个方面：第一，受众可以通过网络平台或应用程序查看新闻，同时可以对信息的内容发表自己的看法，这极大地提高新闻与受众之间的互动，从而创造出更多的价值；第二，受众不仅仅是信息内容的阅读者，每一个人随时都可以成为内容的传播者，人们可以将信息进行转载，让更多的人看到；第三，在新媒体时代下的大众互动性传播，信息传播环节中的每一个人随时都可以成为内容生产者。鉴于此，传播者要通过点赞、评论、分享、投票、回复关键词等方式引导受众互动，同时要维护互动环境，及时反馈（及时地筛选、公布留言，及时给出回复）。

（3）传播形式更加多样灵活。在新媒体背景下，人们不仅可以利用文字进行信息传播，还可以利用图片、短视频、自媒体直播等形式，从而使得信息内容具有多种呈现形式。人们可以通过手机、个人计算机、平板计算机等多种终端获取相关信息。

（4）随机性强，碎片阅读。过去人们获取信息更多是在图书馆或书桌前，拿出专门的时间去阅读。新媒体时代，用户的阅读习惯是随机的，无目的性。同时，阅读时间更加灵活，人们通过自己的智能设备，随时随地都可以进行碎片化阅读。

4. 大众传播媒介的选择原则

（1）重效果原则。重效果原则是指要根据此次健康传播预期达到的目标和信息内容来选择传播媒介，即强调媒介对信息内容表达的适应性及效果。

（2）针对性原则。针对性原则是指要针对目标人群状况来选择传播媒介，即强调媒介对目标人群的适用情况。

（3）速度快原则。速度快原则是指力求将健康信息以最快、最通畅的渠道传递给目标人群。

（4）可及性原则。可及性原则是指要根据媒介在当地的覆盖情况、受众对媒介的拥有情况和使用习惯来选择媒介。

（5）经济性原则。经济性原则是指要根据当地和传播者自身掌握的人力、物力、财力、技术力量等资源情况，从经济角度选择媒介。

5. 大众传播实施的常用技巧

（1）适度颂扬法。健康管理师在传播有益健康的信息时，可以将某种观点或事物加以适当的美化，如"母乳是孩子的生命之泉""母爱是孩子的阳光"等。

（2）有意丑化法。健康管理师在告知有损健康的信息时，可以将某种观点或事物加以丑化，如"毒品是杀人不见血的魔鬼"等。

（3）借用权威法。健康管理师在传播信息时，可以借助某个受尊重的人或组织的权威性，来增加受众对其所要阐述的观点的信任度。例如，WHO 在 20 世纪就曾经告诫大众，"21 世纪人类健康的头号杀手是生活方式疾病"，所以，大家应该更加重视日常生活中不健康行为习惯的改变。

（4）加以倾向法。健康管理师在陈述事件或描述现象时，要对提倡的健康行为或不提倡的不健康行为表现出明显的倾向性。例如，"21 世纪的新时尚，请吃饭不如请客出汗"。

（5）平民自居法。健康管理师在传播信息时，不要摆出一种权威专家的姿态，要以亲和的态度拉近与受众的距离。

（6）同病相怜法。健康管理师在传播信息时，为了阐述某种观点，可以有意暴露自己的经历，回忆曾经的感受或苦恼，进而有力地说明树立健康观点的重要性；也可利用一些典型人物，通过现身说法产生更好的传播效果。

（7）指桑说槐法。健康管理师在传播信息时，可以痛斥某些人的某种行为，详尽阐释这些行为的危害性，但并不直指受众，甚至也不证实受众中有无类似行为的人。

（8）故意设伏法。健康管理师在传播信息时，可设计一条既符合逻辑，又有一定隐蔽性的事件发展思路，使受众按一般的生活常识和推理规律，推论出健康管理师想要传达的信息。

（9）黑白对比法。健康管理师在传播信息时，可以将某一观点或行为的"好"与另一观点或行为的"坏"进行适度夸张的对比，以强调结果的显著性。

（10）利用常识法。健康管理师在传播信息时，要善于捕捉其中的深刻含义，并解释其中的奥秘。例如，在推广合理膳食理念时，健康管理师用身体中营养素的含量来说明"一方水土养一方人"的朴素道理。

四、健康传播效果及影响因素

1. 健康传播效果的层次

健康传播的效果可分为4个层次。①知晓健康信息。在这一层次，受众感知到健康信息，此为最低层次。②健康信念认同。在这一层次，受众接受健康信息，并认同信息中的健康信念。③态度转变。在这一层次，受众改变原有的不健康态度。④采纳健康的行为和生活方式。这一层次是健康传播的最终目标，为最高层次。

2. 健康传播效果的影响因素

影响健康传播效果的因素包括：健康传播者（健康管理师）、健康信息、媒介和渠道、受众及传播环境。

（1）健康传播者（健康管理师）

1）发挥健康信息的把关人作用。健康信息的把关人是指对采集、制作、发放信息等各个环节产生影响的人，他们决定着信息的取舍和流向。在健康传播过程中，主管部门、社区的决策人和健康管理师都是健康信息的把关人。要提高"把关质量"，健康传播者（健康管理师）就必须做到：①不断更新知识，更新观念，更新技术，提高自身的业务水平；②对基层专业人员加强培训和业务指导，帮助他们不断提高健康教育基本理论和技能水平；③加强媒介管理，建立监督机制，对信息流通渠道和传递过程进行质量监控，防止内容陈旧或有害健康、违背科学常识的传播材料进入传播渠道。

2）树立健康传播者的良好传播形象。实践证明，传播者的信誉和威望越高，传播效果就越好。健康管理师想要成为高威望、可信赖的传播者，就要在健康传播过程中表现出扎实的专业知识、高超的理论水平、严谨的科学态度,准确、及时地传递可靠信息。只有建立权威的健康信息网,不断提高健康教育机构和健康管理师的业务水平,帮助健康管理师加强自身修养,树立言行一致、健康向上的良好形象,使健康教育与健康促进活动贴近群众、贴近生活,才能不断提高健康管理师在人民群众中的威望。

3)扩大传播双方共通的意义空间。共通的意义空间又称共同经验域,是指交流双方大体接近的生活经验和文化背景,及对信息传播过程中所使用的语言、文字等符号含义的共通的理解。作为健康传播者,健康管理师要努力寻找和扩大与受众之间的共同语言,并以此为切入点,传播新知识、新观念,交流双方共通的意义空间越大,传播效果就会越好。从认知上,健康管理师要注意传播对象的价值观念、知识结构、文化程度和接受能力;从语言、文字等传播符号的使用上,要注意准确、通用,能够被对方理解和接受;从态度上,要获得传播对象的好感,争取成为他们的"知心朋友"。

(2)健康信息

1)提高健康信息的科学性和指导性。意义完整的健康信息才是科学的,科学的信息才能有效地指导人们的健康行为。因此,健康管理师在选择信息时,应充分认识到完整的健康信息内容不仅要包括"是什么""为什么",还要告诉人们"如何做"。为了达到传播效果,选择的内容还要符合信息内容指向性强、行为目标明确等要求,实现目标的方法要具体、简便、易行且可行。

2)根据目标人群恰当使用传播主题。目标人群虽然在一定程度上有共同之处,但他们生活和成长的经历和背景大不相同,使得他们的健康需求和动机也有所不同。健康管理师要因人、因地、因时选择他们可能感兴趣的话题,如结合重大的卫生宣传日、选择热点话题等。

3)满足目标人群对信息的接受习惯。由于目标人群生活和成长环境不同,他们的理解能力和接受习惯各异,所以,健康管理师必须选择合适的传播形式。例如,虽然所有的健康信息都要求符合正确、易懂、实用、中肯、适当、正面的原则,但传播对象是老人和儿童时,应选择更加形象、直观的传播形式,多用图片、动画等。

4)创造机会反复强化同一健康信息。通过大众媒体和多种传播手段,进行一次大面积的信息覆盖,如开展创办国家卫生城市宣传月活动,可以形成社会舆论,起到轰动效应。但要将这一效应保持下去,就必须以不同方式反复强化同一信息。研究表明,简短、反复出现的信息可以加深记忆。这就要求健康管理师在传播时尽量将健康信息编制得生动形象、短小精悍、朗朗上口,易于反复传播。

5)注重及时掌握受众的反馈。健康管理师所在的健康传播机构应建立、健全信息反馈机制,不断了解目标人群的反应,分析传播状况,找出存在的问题,不断提高健康信息传播质量。

（3）媒介和渠道

1）媒介渠道的选择。健康管理师应注意传播媒介对目标人群的适应性，根据健康内容本身的特点及传播的广度等选择不同的传播方法。

2）多媒介组合策略。人们对外界信息的接受能力是有很大差别的。多感官同时感受信息，更容易唤起兴趣、获取较多的信息量和加深记忆。

（4）受众

1）受众的生理因素。健康管理师应首先了解受众的健康水平、身体状况、基本需要的满足程度等，以避免上述原因对传播效果的不良影响。

2）受众的心理因素。健康管理师在了解目标人群的心理状况时要特别关注以下2个方面。

①熟悉受众的共同心理。受众在接受信息的过程中，往往对信息有些共性的要求，即所接受的信息必须符合5个方面的要求：真实（信息可信）、新鲜（新奇有趣）、简明（短小精悍）、亲近（似曾见过）、有情（有人情味）。有人归纳为5个"求"，即求真、求新、求短、求近和求情。

②掌握受众的个性化心理。受众可能因为遗传、年龄和以往生活经历而形成不同的人格特征。如一方面可能有不同的需要、动机、兴趣、信念，另一方面显现出不同的气质、性格、能力等。作为健康传播者，健康管理师应善于揣测和分析受众的心理状况，因人而异地实施健康传播活动。

3）受众的社会因素

①社会特征。健康管理师要收集受众的社会特征如民族特征、宗教信仰、文化程度等，以便在健康活动中尊重对方。

②家庭状况。健康管理师要了解受众的家庭状况如家庭模式、人物关系、健康状况、生活方式等，以便在开展社区健康教育活动时，更多地利用家庭中的有利条件，避免不利因素的影响。

③工作环境。健康管理师要了解受众的工作环境如职业特征、人际关系、经济收入、事业前景等。健康管理师应根据全面的了解和综合的评估，来判定受众的认知能力和接受信息的程度，从而选择恰如其分的健康传播方法。

（5）传播环境

1）自然环境

①噪声。噪声可能阻碍健康传播的效果，甚至产生不必要的误会。

②光线。健康管理师在与受众沟通时，室内光线不宜过强，避免使受众产生暴露

感；也不能过暗，否则受众容易产生压抑感。

③距离。健康管理师与受众之间的谈话距离一般为 0.5~1.2 m。过近，受众可能感觉不舒服；过远，双方都难以听清对方陈述的内容。

2）社会环境。社会环境主要指受众所处的社会大环境，包括社会经济状况、文化习俗、政策法规、政府的支持力度、社区的重视程度等。这些社会环境因素同样会对传播效果产生一定影响。

学习单元3　健康教育计划的组织实施

一、制定实施计划表

为了使项目活动有步骤地落实进行，在计划执行之前，健康管理师应该制定项目各项工作的时间表，明确规定实施时间、工作内容、负责人、指标、预算等内容。如在执行计划中有特殊要求，也应在时间表内列出或说明。健康教育计划实施工作时间表可参考表 3-1-1 制订。

二、建立实施组织

实施组织通常包括项目领导小组与项目技术小组。

项目领导小组由与项目执行直接相关的部门领导和项目计划的业务负责人组成。领导小组成员应该了解或熟悉计划的目的、意义、主要项目或内容及工作日程，负责审批计划设计方案，组织项目计划的实施，审批项目计划经费预算，提供政策支持，协作解决计划执行过程中的重大疑难问题。

项目技术小组是具体实施计划的组织，可以由专业机构或从业务相关单位抽调人员组成项目组或项目办公室。项目技术小组协调、组织各类人员落实、实施计划，定期检查和监测，确保计划的顺利执行。

建立项目实施组织，应充分利用社会动员和行政干预的力量，协调社区内各有关部门的关系，采取多部门合作方式，这是保证计划顺利实施的重要组织措施。

表 3-1-1　健康教育计划实施工作时间表示例

实施时间（2018.8—2019.7）													工作内容	负责人	指标	预算（元）	设备、物件与材料	说明
8	9	10	11	12	1	2	3	4	5	6	7							
√	√											项目启动会	×××	文件	500	—	会议室
√	√											材料制作	×××	材料 3 种	25 000	视频 200 份	分发到社区
		√	√									社区医生培训 2 期	×××	总结和名单	5 000	教材 50 本、教室	准备测试题
		√	√	√	√	√	√					大众传播	×××	传播活动记录	500	—	提供稿件材料
		√	√	√	√	√	√	√				人际传播	×××	传播活动记录	20 000	传单、折页	—
					√							监测	×××	监测报告	1 800	—	—
								√	√			中期效果评估	×××	评估报告	3 600	—	半定量方法
									√	√		终期效果评估	×××	评估报告	8 000	20 名工作人员	定量调查
											√	总结报告	×××	报告材料	200	—	—

三、实施质量控制

质量控制应贯穿整个健康教育活动实施的始终，通过对实施过程进行监测和评估来完成。主要内容包括：①建立质控专家组，负责全部质量控制；②建立持续的监督体系，对每一项活动进行检查，保证活动按质、按量地完成；③采用过程记录表记录每项活动的执行情况，便于及时发现问题、及时改进；④加强对资源、资金使用的内部审计、资料收集与保存的信息化及系统化等。

四、培训执行人员

培训的目的是使项目执行人员全面了解计划执行的目的、目标、意义，掌握计划活动的内容、方法和要求，学习项目工作相关的专业知识和技能，建立良好的工作关系，以激发他们的工作热情。培训的原则是：时间要短，内容要精，针对性强，重视技能训练和参与式教学。

制订培训计划要具体规定培训的意义、目标、内容、对象、时间、地点、教师、考评方法、组织与承办单位及经费预算等。培训评价包括对学员学习效果的评价，对教师教学质量的评价，对组织和后勤工作的评价及对远期效果的评价。

五、配备材料和设备

按照计划的各项活动要求选择订购或自制教材。健康教育所需设备主要包括：办公设备，如电话、计算机、打印机、其他办公用品等；音像设备，如照相机、摄像机、录像机、录音机、电视机等；教学设备，如幻灯机、投影仪、书写板等；医疗仪器，如身高体重计、血压计；以及交通工具等。

六、健康教育计划的实施

首先建立实施组织，组建项目执行小组，对相关人员进行培训；准备好计划需要的材料和设备；建立质控专家组。然后按照实施计划表，由项目执行小组有序而有效地组织实施社区教育等活动，质控专家组负责全程质量控制，保证计划目标得以实现。最后，在计划完成后进行执行效果的验收评价。

课程 3-2　健康风险干预

学习内容

学习单元	课程内容	培训建议	课堂学时
健康风险干预计划的组织实施	1）健康风险干预的概念 2）健康风险干预计划的组织实施	（1）方法：讲授法 （2）重点与难点：健康风险干预计划的组织实施	1

■ 学习单元　健康风险干预计划的组织实施

一、健康风险干预的概念

健康风险干预是对个体或群体的健康危险因素进行全面管理的过程，即对健康危险因素的检查监测（发现健康问题）→评价（认识健康问题）→干预（解决健康问题）的过程。在这一过程中，监测是基础，评价是手段，而干预是核心。健康风险干预每循环一周，可解决部分健康问题，通过循环往复、不断运行，最终使干预对象走上健康之路。

实施健康风险干预是变被动的疾病治疗为主动的健康管理，通过调动干预对象的自觉性和主动性，有效地利用有限资源来达到最大的健康改善效果。健康风险干预具体做法是通过健康管理师对个体或群体提供有针对性的健康指导并监督实施，从社会、心理、环境、营养、运动等角度为每个人提供全面的健康指导服务，帮助、指导人们成功有效地把握与维护自身的健康。由于不同个体有不同的危险因素，因此健康管理师要针对每个个体的危险因素,制订、实施相应的健康风险干预计划。

二、健康风险干预计划的组织实施

健康风险干预计划的实施,就是按照要求,有序而有效地组织实施社区干预等活动,保证计划目标得以实现。在落实执行计划中,健康管理师应重点做好 5 项工作:制定实施计划表、建立实施组织、实施质量控制、培训工作人员、配备材料设备。健康风险干预计划的组织实施可参照健康教育计划的组织实施过程开展。

课程 3-3 营养指导与干预

学习内容

学习单元	课程内容	培训建议	课堂学时
(1)营养调查与评价	1)营养调查与评价的目的 2)营养调查与评价的内容 3)膳食调查方法 4)膳食调查结果评价	(1)方法:讲授法、演示法、实训法 (2)重点:膳食调查方法、膳食调查结果评价 (3)难点:膳食调查结果评价	12
(2)中国居民膳食指南	1)饮食行为 2)饮食结构 3)一般人群膳食指南 4)特定人群膳食指南 5)平衡膳食模式及实践	(1)方法:讲授法 (2)重点:一般人群膳食指南、特定人群膳食指南、平衡膳食模式及实践 (3)难点:特定人群膳食指南	12

学习单元 1　营养调查与评价

营养调查是运用科学手段了解某一个体或某一群体的膳食和营养素的摄入水平，以判断其膳食营养摄入是否合理和营养状况是否良好。营养评价是指根据营养调查结果对被调查者的营养状况做出综合分析和评价。人群膳食营养状况在一定程度上可以反映一个国家或地区的经济发展和社会文明程度。我国曾于 1959 年、1982 年和 1992 年分别开展了三次全国营养调查；2002 年和 2012 年开展了"中国居民营养与健康状况调查"，即在营养调查的同时，进行了肥胖、高血压、糖尿病等慢性病调查。这些营养调查为研究不同时期人群膳食结构和营养状况的变化提供了基础资料，也为食物生产和加工的政策干预以及引导群众消费提供了依据。

一、营养调查与评价的目的

（1）了解某一个体或群体的膳食和营养水平。
（2）发现与膳食、营养素有关的营养问题，为进一步监测或进行原因探讨提供依据。
（3）评价居民现时的膳食结构和营养状况，并预测今后的发展趋势，为国家制定政策和社会发展规划提供依据。
（4）为营养相关的综合性或专题性研究课题提供基础资料。

二、营养调查与评价的内容

全面的营养调查工作一般包括膳食调查、体格测量、实验室和辅助检查，以及营养缺乏病的临床检查。这些调查内容是相互联系和相互验证的，一般这 4 部分调查工作应同时进行。营养评价是综合这 4 方面内容进行全面评价的，采用不同的方法、指标对调查结果进行分析总结，从而发现群体中的营养问题，并提出解决措施。

1. 膳食调查

膳食调查是指通过调查了解不同群体或个体在一定时间内摄入的各种食物的种类

和数量、能量和各种营养素总量和比例、饮食习惯及烹调方法等，为改进膳食结构、合理安排膳食、合理摄取营养提供科学依据。

2. 体格测量

体格测量较好地反映了营养状况，是评价营养状况的简易筛查指标。儿童、青少年的体格测量结果常被用来评价其生长发育状况。常用的体格测量项目包括身高（身长）、体重、上臂围、胸围、腰围、臀围及皮褶厚度等。

3. 实验室和辅助检查

实验室检查是指通过检测人体体液中营养素或营养素相关的指标，了解人体中营养素储存状况的方法。实验室检查指标常常能客观地反映临床营养素缺乏症状发生前的变化，同时也是临床营养素缺乏病的诊断标准之一，如血生化、血常规、血和尿中某种营养素的浓度等。其他如B超检查、放射线检查、骨密度的测量、暗适应能力的检查等辅助检查对判断营养缺乏也有一定意义。

4. 营养缺乏病的临床检查

机体长期缺乏某种或数种营养素可引起一系列临床表现，称营养缺乏病。调查人员运用临床医学知识，借助检查工具，检查被调查者是否存在与营养缺乏病有关的症状、体征。

5. 新型营养评价方法

全面的大型营养调查和评价耗时长、工作量大。近年来，营养学界研究和发展了一些更为简单易行、快速有效的新型营养评价方法，如微型营养评定（MNA）、营养风险筛查（NRS）、主观全面评定（SGA）等。新型营养评价方法利用简易的筛查表从各个方面对被调查者的营养状况进行综合评分，根据分值大小来评定发生营养不良的风险。

三、膳食调查方法

膳食调查通常采用的方法有称重法、记账法、24 h回顾法、食物频率法等。健康管理师应根据研究目的和调查对象选择适宜的调查方法，在实际工作中可单独选择一种方法，也可以采用多种方法的组合，以获得尽可能全面、准确的调查资料。膳食调查是营养调查的一个基本组成部分，也是相对独立的内容。

1. 称重法

称重法也称称量法，是指运用标准化的称量工具对食物进行称量，从而了解调查对象当前食物消耗量的一种方法。健康管理师通过准确称量掌握调查对象在调查期间（一般为3~7天）每日每餐各种食物的消耗量，从而计算出每人每日营养素摄入量。称重法适用于针对个人、家庭或单位集体的膳食调查。

（1）调查步骤及内容

1）调查前准备

①调查时间。由于我国居民日常膳食中食物种类较多，各种食物的摄入频率相差较大，因此使用1天称重法所获得的调查结果在评价调查对象膳食营养状况时的变异较大，在实际膳食调查设计中，调查时间一般定为3天或3天以上（包括一个休息日），才能获得具有较好代表性的数据。

②调查表。健康管理师根据调查目的和评价指标，设计相应的调查表。调查表可以是纸质的，也可以是电子化的，应包括表3-3-1和表3-3-2所含的内容。健康管理师要对各调查项进行编码，方便数据录入。

③食物成分表。对于调查表中涉及的各种食物，健康管理师要通过查食物成分表填写相应的原料编码。

表3-3-1　食物称重登记表

食物名称	原料编码	结存量	购进或自产量	废弃量	剩余量	实际消耗量

注：1. 实际消耗量=结存量+购进或自产量－废弃量－剩余量。
　　2. 结存量：称重调查前每种食物的现存质量。
　　3. 购进或自产量：调查期间每种食物购进或自产的质量。
　　4. 废弃量：调查期间每种食物废弃的质量。
　　5. 剩余量：调查结束时每种食物剩余的质量。

表 3-3-2　用餐人数登记表

姓名												
个人编码												
年龄												
性别												
生理状况												
身体活动水平												
进餐时间	早	中	晚	早	中	晚	早	中	晚	早	中	晚
用餐记录												
餐次比												
个人人日数												
总人日数												

注：1. 生理状况：正常，孕妇，乳母。
　2. 身体活动水平：轻度身体活动水平（一般指办公室工作人员、电器钟表修理员、售货员、服务员、实验操作员、教师等）、中度身体活动水平（一般指学生、机动车驾驶员、电工、车床操作工、金属制造工等）、重度身体活动水平（一般指非机械化农业劳动者、炼钢工、舞者、运动员、装卸工、采矿工等）。
　3. 用餐记录：填 1 为在家或在单位用餐，填 0 为在外用餐或不用该餐。
　4. 个人人日数 = 早餐餐次数 × 早餐餐次比 + 中餐餐次数 × 中餐餐次比 + 晚餐餐次数 × 晚餐餐次比。
　5. 总人日数 = 所有用餐人员的人日数之和。

④食物秤。使用前，健康管理师要认真校准食物秤。食物秤的精确度为 ≤1 g。

⑤计算器或计算软件。

2）现场调查程序

①告知与宣传。在膳食调查开始前，健康管理师应向调查对象讲明本次调查的内容、目的及意义等相关信息，取得调查对象的积极配合。

②称量与记录。健康管理师使用食物秤对库存的每种食物进行称量并记录每种食物的名称和结存量。在称量食物结存量的过程中，如果该种食物的结存量超过食物秤的量程，为了方便调查，应将该食物分装到小器皿（满足调查对象在调查期间食用的需求）当中。

③按照食物成分表准确记录每种食物的原料编码。

④使用食物秤对每种食物在烹调前和烹调后分别进行称重，并计算出生熟比值

（见表3-3-3）。如果剩余的食物是熟食，也需要换算成生的原材料进行剩余量的计算（见表3-3-4）。

表3-3-3　生熟比值计算表

食物原料	烹调前质量（g）A	烹调后的熟食质量（g）B	生熟比值C（C=A/B）

表3-3-4　熟食量转换成生食量的转换表

食谱名称	食物原料名称	实际摄入的熟食量（g）D	实际摄入的生食量（=C×D）

⑤称量和记录每种食物的购进或自产量和废弃量。如果废弃的食物中存在熟食废弃物，应将熟食废弃量通过生熟比值换算成生的原材料的废弃量，然后合并计算。此外，三餐之外的零食也要进行称重并记录。

⑥称量和记录每种食物的剩余量，计算每种食物的实际消耗量。如果剩余食物中存在熟食剩余物，应将熟食成品剩余量通过生熟比值换算成生的原材料的剩余量。

⑦记录每名调查对象的用餐人次及餐次比。注意：在家或单位用餐的客人也应计算在用餐人次之内。

⑧计算每名调查对象的人日数（NPD）和总人日数（TPD）。

人日数（NPD）= 早餐餐次数 × 早餐餐次比 + 中餐餐次数 × 中餐餐次比 + 晚餐餐次数 × 晚餐餐次比

总人日数（TPD）=∑NPD

（2）计算

1）平均每人每日各类食物的摄入量。调查对象各类食物摄入量是根据食物成分的分类原则（将同一类别的食物相加）来计算的。平均每人每日各类食物的摄入量的计算公式为：

$$m=\frac{m_1}{V}$$

式中：

m——平均每人每日各类食物的摄入量，单位为克（g）；

m_1——调查对象某类食物的实际消耗量,单位为克(g);

V——调查期间调查对象进餐总人日数。

2)平均每人每日能量或营养素摄入量。调查对象平均每人每日能量或营养素摄入量是根据食物成分表中各种食物的可食部分及能量或营养素的含量来计算的。公式为:

$$I = \frac{\sum_{i=1}^{n}(m_i \times A_i)/100 \times B_i}{V}$$

式中:

I——平均每人每日能量或营养素摄入量,单位为食物成分表中相应营养成分含量的单位;

m_i——调查期间调查对象某种食物的实际消耗量,单位为克(g);

A_i——该食物可食部分比例;

B_i——每百克该食物中能量或营养素的含量,单位为食物成分表中相应营养成分含量的单位;

V——调查期间调查对象进餐总人日数。

(3)特点与优缺点

1)特点。调查过程与膳食的加工、烹调和进餐过程同步。

2)优点。比其他方法准确、细致,能获得可靠的个人食物摄入量,准确计算和分析营养素摄入量及其变化状况,所以称重法是进行个体膳食调查比较准确的方法,称重结果常作为标准,用来评价其他方法的准确性。

3)缺点。耗费人力、物力较多,对调查人员的技术要求较高。

(4)注意事项

1)零食也要称重并记录。三餐之外的水果、糖果、花生、瓜子等零食也要称重并记录。

2)调查时间不宜太长,也不宜太短,一般以3~7天为宜,时间太长需要消耗大量的人力和物力,时间太短则调查结果不能说明问题,失去调查的意义。

3)不同地区、不同季节的人群的膳食营养状况往往有明显差异,为了使调查结果具有良好的代表性和真实性,最好在不同季节分次调查,一般每年应进行四次(每季一次),或至少应在春冬和夏秋各进行一次。

(5)称重法膳食调查举例

1)调查过程

①做好膳食调查前的准备工作。

②与调查对象做好沟通与预约。

③称重和记录每种食物的生熟比值。

④称重和记录每种食物的结存量、购进或自产量、废弃量和剩余量，计算实际消耗量（表 3-3-5 为填写完毕的一份家庭食物称重统计表示例）。

表 3-3-5　家庭食物称重统计表示例　　　单位：克（g）

食物名称	原料编码	结存量	购进或自产量	废弃量	剩余量	实际消耗量
馒头（标准粉）	01-1-405	0	250	0	0	250
酱油（$\bar{x}$）	20-1-001	615	0	0	605	10
醋（$\bar{x}$）	20-2-001	355	0	0	305	50
盐	20-7-102	485	0	0	460	25
花生油	19-2-007	1 800	0	0	1 690	110
面条（$\bar{x}$）	01-1-305	0	250	0	0	250
油菜	04-5-112	0	500	0	0	500
猪肉（肥瘦）（$\bar{x}$）	08-1-101	0	300	0	125	175
稻米（$\bar{x}$）	01-2-001	5 800	0	0	5 615	185
小米	01-5-101	160	0	0	135	25
鸡蛋（$\bar{x}$）	11-1-101	580	0	0	475	105
苹果（$\bar{x}$）	06-1-101	0	1 000	0	450	550
芹菜	04-5-311	0	500	0	0	500
鲤鱼	12-1-111	0	500	0	100	400
豆腐（$\bar{x}$）	03-1-301	0	300	0	0	300

注：1. 原料编码数据来源于《中国食物成分表2002》。
　　2. 实际消耗量 = 结存量 + 购进或自产量 - 废去量 - 剩余量。

⑤询问和记录调查对象的用餐人次和餐次比，计算调查对象的人日数及总人日数（表 3-3-6 为填写完毕的家庭用餐人次数登记表示例）。

表 3-3-6　家庭用餐人次登记表示例

家庭/单位编号＿＿＿＿＿地址＿＿＿＿＿联系电话＿＿＿＿＿调查日期＿＿＿＿＿

姓名	王某	李某	王某某
个人编码	21010001	21010002	21010003
年龄	45	44	19
性别	男	女	男

续表

生理状况	正常			正常			正常		
身体活动水平	中度身体活动水平			轻度身体活动水平			轻度身体活动水平		
进餐时间	早	中	晚	早	中	晚	早	中	晚
用餐记录	1	1	1	0	1	1	1	1	1
餐次比	0.2	0.4	0.4	0.2	0.4	0.4	0.3	0.4	0.3
人日数	1			0.8			1		
总人日数	2.8								

2）数据计算

①食物摄入量的计算。以谷类食物为例，依据公式并参照表3-3-5，平均每人每日谷类摄入量为各种主食（馒头、面条、大米、小米等）的实际消耗量，按生熟比换算成生食量后求和，然后再除以进餐总人日数。

②能量和营养素摄入量的计算（以脂肪为例）。依据公式并参照表3-3-6和表3-3-7，平均每人每日脂肪摄入量为：各种食物的实际消耗量与该种食物可食部及该种食物的脂肪含量的百分比相乘并求和，然后再除以进餐总人日数，即脂肪摄入量 =（250 g×100%×1.1%+10 g×100%×0.1%+50 g×100%×0.3%+…+300 g×100%×3.7%）÷2.8=76.1［克/（人·日）］。

表3-3-7 食物营养素计算表

原料名称	原料编码	原料质量（g）	可食部（%）	每百克食物脂肪含量（g）	摄入食物脂肪含量（g）
馒头（标准粉）	01-1-405	250	100	1.0	2.5
酱油（$\bar{x}$）	20-1-001	10	100	0.1	0.0
醋（$\bar{x}$）	20-2-001	50	100	0.3	0.2
盐	20-7-102	25	100	0.0	0.0
花生油	19-2-007	110	100	99.9	110.0
面条（$\bar{x}$）	01-1-305	250	100	0.7	1.8
油菜	04-5-112	500	87	0.5	2.2
猪肉（肥瘦）（$\bar{x}$）	08-1-101	175	100	37.0	64.8
稻米（$\bar{x}$）	01-2-001	185	100	0.8	1.5
小米	01-5-101	25	100	3.1	0.8
鸡蛋（$\bar{x}$）	11-1-101	105	88	8.8	8.1
苹果（$\bar{x}$）	06-1-101	550	76	0.2	0.8

续表

原料名称	原料编码	原料质量（g）	可食部（%）	每百克食物脂肪含量（g）	摄入食物脂肪含量（g）
芹菜	04-5-311	500	66	0.1	0.3
鲤鱼	12-1-111	400	54	4.1	8.9
豆腐（$\bar{x}$）	03-1-301	300	100	3.7	11.1
合计		3 435			213.0

2.记账法

记账法是指通过记录一定时期内的食物消耗总量，并根据同一时期进餐人数，计算每人每日对各种食物的平均摄入量。该法耗费人力少，适用于家庭调查，也适用于幼儿园、中小学或部队等单位的调查。

（1）调查步骤及内容

1）调查前准备

①调查时间。建立了伙食账目的家庭或单位一般可以记录较长时间的食物采购和消耗账目，不会因调查时间的延长而明显增加调查成本。因此，记账法膳食调查一般调查较长的时间，如一周、一个月、一个季度、半年甚至一年。

②调查表。健康管理师根据调查目的、调查对象、分析评价指标等，设计相应的调查表。记账法膳食调查的调查表一般包括食物消耗量统计表（见表3-3-8）和用餐记录表。当调查人数较少的家庭/单位时，用餐记录表可以参照称重法中的家庭用餐人次登记表（见表3-3-6）；当调查对象为人数较多、人员构成复杂（存在不同的性别及身体活动水平）的单位时，可以参照表3-3-9进行设计和记录。用餐记录表可以是纸质的，也可以是电子化的。健康管理师要对各调查项进行编码，方便数据录入。

表3-3-8　家庭/单位食物消耗量统计表

家庭/单位编号_____地址_____电话_____调查开始日期_____调查结束日期_____

食物名称	食物编码	调查前的结存量（g）	调查过程中的采购量（g）	调查结束时的剩余量（g）	食物实际消耗量（g）
米		1 000	0	700	300
猪肉		0	150	0	150
油菜		0	500	0	500
……					

注：食物实际消耗量=（调查前的结存量+调查过程中的采购量）－调查结束时的剩余量。

表 3-3-9　集体单位用餐人次统计表

人员分类	轻度身体活动水平男性			轻度身体活动水平女性			中度身体活动水平男性			中度身体活动水平女性		
调查日期（时间）	第一天	第二天	第三天	第一天	第二天	第三天	第一天	第二天	第三天	第一天	第二天	第三天
早餐人次	10	13	12	25	20	28	8	8	6	6	4	5
午餐人次	15	15	15	30	30	30	8	8	8	6	6	6
晚餐人次	14	12	14	20	25	18	8	6	6	4	6	5

注：1. 总人日数（TPD）= 早餐人次数 × 早餐餐次比 + 中餐人次数 × 中餐餐次比 + 晚餐人次数 × 晚餐餐次比。
2. 人次数指调查期间某类人员某餐所有的进餐人数之和。餐次比可以是实际膳食调查的餐次比，有时也参照理想餐次比（0.3∶0.4∶0.3）进行计算。

③食物成分表。对于调查表中涉及的各种食物，健康管理师要通过查食物成分表填写相应的原料编码。

④食物秤。使用前，健康管理师要认真校准食物秤。食物秤的精确度为≤1 g。

⑤计算器或计算软件。

2）现场调查程序

①告知与宣传。在膳食调查开始前，健康管理师应向调查对象告知本次膳食调查的内容、目的及意义等相关信息，取得调查对象的积极配合。

②称量与记录。在膳食调查开始前，健康管理师使用食物秤对库存的每种食物进行称量并记录每种食物的名称和结存量，在调查期间详细记录每一种食物的采购量，在调查结束时再次使用食物秤对库存的每种食物进行称量并记录每种食物的名称和剩余量。

③按照食物成分表准确记录每种食物的原料编码。

④记录每名调查对象的用餐人次及餐次比，并计算家庭或单位的就餐人日数（参照称重法中的人日数的计算）。注意：在家或单位用餐的客人也应计算在用餐人次之内。

（2）计算。同称重法。

（3）特点与优缺点

1）特点。通过记账（或查账）的方式进行膳食调查。

2）优点。操作简单，所需费用低、人力少；可调查较长时期内的膳食情况，如1个月、1个季度或1年甚至更长时间；适用于大样本。

3）缺点。调查结果只能得到集体的人均摄入量，往往没有个人的食物摄入数据，不能反映某一个体的实际摄入水平和个体间的差异。平均摄入量或中位摄入量一般不能用于评估人群摄入量是否适宜，因为摄入不足的概率取决于日常摄入量的分布形态和变异程度，而不取决于平均摄入量。人群对某种营养素的日常摄入量的变异一般比需要量的变异大，在个体间差异较大的情况下，即使平均摄入量高于推荐摄入量，也可能有相当比例的个体存在摄入量不足的情况。

3. 24 h 回顾法

24 h 回顾法又称询问法，是通过询问调查对象过去 24 h 实际的膳食摄入状况，计算其膳食摄入量的一种方法。24 h 回顾法中的 24 h 通常是指从调查时间点回溯 24 h。24 h 回顾法适用于个人膳食调查。

（1）调查步骤及内容

1）调查前的准备

①调查时间。由于我国居民日常膳食中食物种类较多，各种食物的摄入频率相差较大，因此使用 1 天 24 h 回顾法所获得的调查结果在评价调查对象膳食营养状况时变异较大。在针对群体的膳食调查设计中，一般选用连续 3 天 24 h 回顾法（每天询问调查对象 24 h 的进餐情况，连续进行 3 天，调查结果具有较好的食物摄入代表性）。此外，由于调查对象工作日和休息日的膳食常常会有很大差异，因此选择 3 天 24 h 回顾法的调查时间应该是相连的两个工作日和一个休息日连续进行。

②调查表。健康管理师在调查前根据调查目的和调查对象设计好调查用的工作表格。调查表格可以是纸质的，也可以是电子化的，应包括表 3-3-10 所含的内容。健康管理师要对各调查项进行编码，方便数据录入。

表 3-3-10 24 h 膳食回顾法调查表

姓名_____性别_____年龄_____生理状况_____身体活动水平_____人日数_____个人编码_____

进餐时间	食物名称	原料名称	原料编码	原料质量（g）	是否全为可食部分

续表

进餐时间	食物名称	原料名称	原料编码	原料质量（g）	是否全为可食部分

注：1. 生理状况：正常、孕妇、乳母。
 2. 身体活动水平：分为轻度身体活动水平（一般指办公室工作人员、电器钟表修理人员、售货员、服务员、实验操作员、教师等）、中度身体活动水平（一般指学生、机动车驾驶员、电工、车床操作工、金属制造工等）、重度身体活动水平（一般指非机械化农业劳动者、炼钢工、舞者、运动员、装卸工、采矿工等）。
 3. 进餐时间：分为早餐、上午零食、午餐、下午零食、晚餐、晚上零食。
 4. 根据调查目的也可在表中添加进餐地点、制作方法、制作地点等内容。

③食物成分表。对于调查表中涉及的各种食物，健康管理师要通过查食物成分表填写相应的原料编码。

④食物模型和图谱。健康管理师在调查中可使用食物模型和图谱，以及各种参考物，帮助调查对象回忆食物摄入量。

⑤计算器或计算软件。

⑥健康管理师要了解调查对象家中（或地区）常用容器如碗、盘子、杯子、汤匙或瓶子的容量，以及馒头、苹果、梨等常见食物的质量；了解调查对象居住地市场上主副食供应的品种、价格，以及食物生熟比值和体积之间的关系，做到能较准确地按照食物的体积估计出食物的质量及生熟的比值。

2）现场调查程序

①调查对象的告知。健康管理师在调查前应向调查对象简单介绍调查内容，明确告知回顾调查的时间、地点。家庭调查应该入户进行。

②询问和记录调查对象的食物摄入信息。首先，健康管理师在调查过程中，可按进餐时间顺序进行询问，对于每一餐次，可按主食、副食、饮料、水果等依次帮助调查对象对进食内容进行回忆，避免遗漏。家庭共同进餐时，应注意每名家庭成员摄入食物的比例分配。其次，健康管理师在调查过程中，应注意询问一些容易被忽略的食物，如两餐之间的零食，同时也应注意询问调查对象在外就餐情况。再其次，多种原料组成的食物，如果在食物成分表中无法找到该种食物，则应分别记录各原料的名称

并估计每种原料的质量。最后，调味品和食用油的用量小，24 h 回顾法中很难准确估计其消耗量，常采用称重法作为补充以准确定量。

③核查和完善表格。健康管理师在调查完成后要及时对调查表的内容进行检查和复核，并按照食物成分表准确填写每种食物的原料编码。

（2）计算。同称重法。

（3）特点与优缺点

1）特点。健康管理师通过询问对调查对象进行膳食调查，要求具备一定的询问技巧，熟悉相关食品知识，才能获得比较准确的结果。

2）优点。方便、快捷；面对面进行调查，应答率较高。

3）缺点。膳食调查结果相对粗糙。调查对象对食物量的判断不准确，易出现漏报、误报等。

（4）注意事项

1）健康管理师必须明确调查目的，语言表达能力强，具有熟练的技能及诚恳的态度，在调查过程中要善于沟通，举止文明、大方。

2）健康管理师在调查时应佩戴或携带有效证件，遵守预约时间并尊重调查对象的习俗。

3）健康管理师引导调查对象从最后一餐开始回顾前 24 h 的进餐情况，详细询问进食时间、食物名称、原料名称、质量等，必要时可通过家用量具、食物模型或图谱进行估计，并填写在调查表内，力求不遗漏、不多报或少报。

4）单次入户调查时间控制在较短时间内，以能否准确、有效地完成膳食调查为依据，一般控制在 20～40 min。

5）以是否能够有效配合膳食调查为依据，一般 7 岁以下的儿童和 70 岁以上的老人不宜作为 24 h 回顾法的调查对象。

6）24 h 回顾法应连续进行 3 天或 3 天以上。

（5）24 h 回顾法膳食调查举例

24 h 回顾法的调查过程

1）做好膳食调查前的准备工作。

2）与调查对象做好沟通和预约。

3）按照表 3-3-10，从早餐开始，依次询问和记录调查对象前 24 h 的食物摄入情况。如遇到混合性食物，要按照原料组成，分别询问每一种原料的名称和质量，同时还要记录是否全为可食部分，以便在计算食物营养素时去除不可食部分。

4）核对调查表，补充原料编码（表 3-3-11 为填写完毕的一份个人 24 h 回顾法的调查表示例)。

表 3-3-11　个人 24 h 回顾法调查表示例

姓名 张某　性别 女　年龄 24　生理状况 正常　身体活动水平 轻度　人日数 1　个人编码 12001

进餐时间	食物名称	原料名称	原料编码	原料质量（g）	是否全为可食部分
早餐	米粥	稻米（$\bar{x}$）	01-2-001	50	是
	包子	牛肉（肥瘦）（$\bar{x}$）	08-2-101	25	是
		大白菜（$\bar{x}$）	04-5-101	25	否
		小麦粉（标准粉）	01-1-201	50	是
上午零食	苹果	苹果（$\bar{x}$）	06-1-101	150	否
午餐	米饭	稻米（$\bar{x}$）	01-2-001	150	是
	红薯	红薯	02-1-202	50	否
	西红柿炒鸡蛋	西红柿	04-3-105	100	是
		鸡蛋（$\bar{x}$）	11-1-101	50	否
	红烧鸡翅	鸡翅	09-1-109	75	否
	炸带鱼	带鱼	12-1-203	50	否
下午零食	柑橘	柑橘（$\bar{x}$）	06-4-201	100	否
晚餐	馒头	小麦粉（标准粉）	01-1-201	75	是
	猪肉炒芹菜	猪肉（肥瘦）（$\bar{x}$）	08-1-101	50	是
		芹菜	04-5-311	100	否

注：1. 原料编码数据来源于《中国食物成分表 2002》。

2. 表中的人日数为张某在家和在外就餐的人日数之和，即无论在家还是在外就餐，只要张某进餐并可调查到食物消耗量，就可记录该餐次为 1。例如，调查得知某日张某未进早餐，午餐在外就餐，晚餐在家就餐，午餐和晚餐的食物消耗量都已询问并记录，餐次比分配为 0.2∶0.4∶0.4，则张某当日的人日数为 0.8（0×0.2+1×0.4+1×0.4）。

4. 食物频率法

食物频率法是以调查问卷的形式获得调查对象一定时期内摄入食物的种类和次数的一种方法。近年来食物频率法常被用于了解一定时期内各种食物的平均摄入量，以研究既往膳食习惯与某些慢性病的关系。

（1）调查步骤及内容

1）调查前准备

①调查时间。食物频率法的膳食调查属于回顾性调查，一般调查过去较长一段时间内摄入食物的种类和次数（频率）。调查时间一般较长，往往是以"月"或"年"为

单位进行回顾性调查。健康管理师根据调查的目的、内容和项目确定调查时间。

②调查表。健康管理师根据调查目的、调查对象、分析评价指标等，设计相应的调查表。调查表根据调查方式（书面调查、电子邮件调查）可以是纸质的，也可以是电子化的。

食物频率法使用的调查表应该包括两方面内容：一是食物名单；二是食物频率，即在一定时间内摄入某种食物的次数。根据调查目的确定食物名单，选择调查对象经常食用的食物、含有所要研究的营养成分的食物或调查对象彼此之间摄入状况差异较大的食物。若进行综合性膳食摄入状况评价，则应采用调查对象常用的食物。若研究营养相关疾病与膳食摄入的关系，则应采用与相关疾病有关的几种食物或含有特殊营养素的食物。例如，要了解钙的摄入量与骨质疏松的关系，则要调查富含钙的食物（如牛奶、黑芝麻、大豆制品等）的摄入情况。

定性的食物频率法膳食调查通常只调查每种食物在特定时期被食用的次数，而不收集食物量、份额大小的资料，调查表的设计示例见表 3-3-12。半定量的食物频率法膳食调查则要求调查对象进一步提供所吃食物的数量，调查表的设计示例见表 3-3-13。

表 3-3-12 定性的食物频率法调查表

日期_____ 姓名_____ 年龄_____ 性别_____ 住址_____ 电话_____

食物名称	不吃 （<1次/月）	很少吃 （<1次/周）	偶尔吃 （<3次/周）	经常吃 （≥3次/周）
牛奶				
大豆制品				
……				
……				

表 3-3-13 半定量的食物频率法调查表

日期_____ 姓名_____ 年龄_____ 性别_____ 住址_____ 电话_____

食物名称	次数/月（数量/次）	次数/周（数量/次）	次数/日（数量/次）
牛奶			
大豆制品			
……			
……			

③食物成分表。对于调查表中涉及的各种食物,健康管理师要通过查食物成分表填写相应的原料编码。

④计算器或统计学软件。

2)现场调查程序

①告知与宣传。在膳食调查开始前,健康管理师应向调查对象告知膳食调查的内容、目的及意义等相关信息,取得调查对象的积极配合。

②发放和回收调查表。调查表的发放一般有现场发放、上门发放、邮寄发放等形式。调查表的回收有现场回收、上门回收、邮寄回收等形式。

(2)整理及统计资料。健康管理师根据调查的目的对收集到的资料进行整理,并对有关数据进行统计学分析。

(3)特点与优缺点

1)特点。通过问卷的形式进行调查,问卷的设计决定了调查结果的准确性和成败。

2)优点。能够迅速得到一定时期内调查对象摄入食物的种类和数量,反映其长期营养素摄取模式;可作为研究慢性病与膳食模式关系的依据;也可作为在群众中进行膳食宣教的参考。

3)缺点。对食物份额大小的量化往往不准确,不能计算能量和各种营养素的摄入量。

(4)注意事项。调查过程中要注意收集、研究所有相关的食物种类,这需要健康管理师对调查表进行严谨的设计。食物的食用频率既要标准明确,又要通俗易懂。需要获取每次食用数量时,健康管理师可提供标准食物份额大小的样品,供调查对象参考。

四、膳食调查结果评价

1. 膳食营养结构的评价

膳食营养结构评价只适用于具有人群代表性和时间代表性的大样本或大规模的膳食调查。膳食营养结构的评价一般可以参考中国居民平衡膳食宝塔的模式进行。值得注意的是,中国居民平衡膳食宝塔是理想膳食模式,某种食物吃多一些或吃少一些,不一定对个体的身体健康产生影响。评价膳食营养结构时要特别注意膳食中是否包括5大类食物,以及各类食物之间的比例是否合适。

2. 能量和营养素摄入量的评价

应用中国居民膳食营养素参考摄入量（DRIs）对个体和群体的能量和营养素摄入量进行评价。

3. 能量来源的评价

能量来源分布评价一般包括食物来源和营养素来源分布评价。一般建议碳水化合物的供能比为 50%~65%、脂肪的供能比为 20%~30%、蛋白质供能比为 10%~15%。

4. 蛋白质的来源分布评价

对膳食蛋白质的评价不但要考虑其数量，还要对其质量进行分析评价。一般认为，正常成年人在蛋白质供给数量充足的基础上，优质蛋白质（动物性蛋白质及豆类蛋白质）摄入量应占总蛋白质摄入量的 1/3 以上。特殊生理状态人群的优质蛋白质摄入比例也有相应的要求。

5. 能量餐次分配评价

我国大部分居民的饮食习惯为一日三餐，一般认为成人三餐能量分配的适宜比例为早餐占 20%~30%、午餐占 35%~45%、晚餐占 25%~35%。

学习单元 2　中国居民膳食指南

一、饮食行为

1. 饮食行为的概念

饮食行为是指受有关食物、健康和社会观念支配的人们的摄食活动。饮食行为狭义上是指人们摄入食物的行为，广义上包括与摄入食物行为相关的食物购买、食物准备、社会家庭的影响、情绪、习惯等一系列环节与因素。现代饮食行为的研究表明人类摄食除为了摄入营养素外,还有社会、文化、情绪等纬度上的含义。饮食行为是维系人类生存、影响人体健康的主要行为之一。饮食行为的影响因素是多样的、复杂的。

2. 进餐方式

人类进餐方式各种各样,按进餐的时间和规律一般可分为正餐和零食,按进餐地点可分为在家进餐和在外进餐。

3. 食物对人类的作用

人类具有生物和社会两重属性。对于人类的生物属性而言,食物不仅具有营养作用,即提供人类需要的营养素,而且提供维护人体健康所需的化学成分,如多糖类、多酚类物质等。同时,对于人类的社会属性而言,食物还具有多方面的社会作用。具体包括以下几点。

(1)建立和维持人际关系。

(2)表示社会地位。人们可以通过食物来表示自己的社会地位。稀有、昂贵的食物常常用来表示富有或社会地位高。

(3)作为群体特征。食物可以作为某个群体的特征,这个群体可以是以地区、语言、种族或信仰来划分的。作为群体特征,饮食行为一旦形成,还有其连续性。当人们移居到其他地区时,还会继续保持他们传统的饮食习惯、口味和烹调方法,大多数人很难改变这种饮食行为。

(4)纪念特定事件。人们往往习惯在特定的时间食用特别的食物来纪念重要的事件,如中国北方人在元宵节吃元宵、端午节吃粽子、中秋节吃月饼、春节吃饺子等。

(5)象征意义。在饮食文化中,食物在许多场合被用作有象征意义的物品,来传播不同的信息。如在表示吉祥意义方面,枣,祝愿早生孩子;橘子、栗子,意味着吉利;年糕,象征年年高升;发菜,是"发财"的谐音;生日吃面条意味着健康、长寿;元宵,表示团圆;鱼象征"年年有余";等等。

4. 影响饮食行为的因素

(1)社会因素。社会因素包括经济发展水平、社会制度、法律政策等,对个体饮食行为的影响十分显著。社会因素通过影响食品的生产、运输、销售的全过程,进而影响个体对食物的购买和消费。

(2)社会交往。人们的饮食行为在一定程度上受到社会交往的影响。成人间的人际交往,请客吃饭往往是其中一项特定内容,常象征着彼此认同、关系亲近,是热情的表现。

（3）饮食喜好。饮食喜好是指人们对某种食物喜欢或不喜欢的程度。人们对食物的好恶既受遗传因素的影响，也受后天因素的影响。文化习俗对饮食喜好的影响也十分显著，如湖南人喜欢吃辣，四川人爱吃麻、辣，东南沿海居民喜食鲜、咸口味和腌制品。

（4）营养知识水平和健康意识。个体的营养知识水平和健康意识对其自身饮食行为具有重要而又复杂的影响。健康意识和充分的营养知识信息的结合，使得健康饮食行为的建立成为可能。

（5）可获得性。食物的可获得性包括生产层面上有无食物提供、购买的便利性和文化层面上能否选择某一类食物。生产层面上的食物可获得性取决于食物的生产加工，食物的生产加工又受环境、技术、经济、社会等因素的影响。在食物购买过程中，"便利性"影响着个体饮食行为的众多方面，包括摄取食物的种类、用餐频率等。文化层面上，受民族、宗教、信仰、风俗习惯等因素的影响，人们对什么是可食用食物有着不同的定义，选择食物的方式也不同。在世界各地不同宗教的宗教规定中，对于饮食的规定是常见的和重要的部分。例如，严格的佛教徒是素食者，他们禁止杀生，不吃任何肉类，禁止饮酒。

（6）家庭消费。家庭购买力、家庭规模、人员组成和食物采购者是影响家庭饮食行为的4个决定因素。

（7）传播媒体。传播媒体在影响人们对食物的选择和消费方面起着日益重要的作用，人们往往在不自觉中就受到媒体宣传的影响。

（8）家庭成员和同伴。个体的饮食习惯和饮食方式，在一定程度上受家庭成员饮食态度的影响，且在人生的不同阶段这种影响是不同的。儿童的饮食大多依赖于他人（多为父母）的安排，他们的饮食状态受家庭成员的影响较大，而且这种影响对个体今后饮食习惯的形成起着重要作用。父母亲在儿童、青少年饮食行为的形成和发展过程中起着极其重要的作用，儿童对食物的接受往往模仿父母和家中其他成员。儿童、青少年的饮食行为受同伴的影响也很大，年龄越小的儿童，其饮食行为受同伴的影响越大。个体到了青年时期，其饮食心理、行为更多地受到社会中他人的影响。结婚之后，夫妻共同生活，经过一段时间的磨合，对方饮食习惯逐渐同化。人到老年，其饮食表现出明显的个体化倾向，而且往往受情绪的制约，在此期间，子女独立或老年丧偶所引起的孤独感，都会对个体的饮食行为产生一定影响。

（9）进餐环境。进餐环境对个体摄取食物的数量和种类影响巨大。在相对较好的环境氛围中，人们倾向于进食更多的食物。进食氛围，即进食时一同进餐的人数、食物的可得性、吃饭的地点、食物的颜色、环境温度和光线、食物的温度、食物的气味、就餐的时间、周围的声音等都会对人们摄取食物产生影响。就餐时间在食物选择方面起着重要作用,不同的就餐时间影响人们对食物的选择。

(10)情绪。情绪可以影响人们对食物的选择和摄取,但情绪对个体饮食行为的影响表现不一。不良的情绪如紧张、压抑等往往会导致个体出现异常的饮食行为。压抑的情绪对食欲的影响在个体之间存在差别。例如,忧郁的老人经常会食欲下降甚至忘记吃饭,而一些肥胖的人在情绪压抑时则食欲大增;中小学生在临考前的复习和考试期间,由于生活及学习节奏紧张,可能出现食欲不振;有些家长在就餐时间批评小孩,会导致小孩产生压抑情绪,使食欲下降,从而影响进食,相反,适当的表扬和鼓励会促进小孩的食欲。

二、饮食结构

1. 饮食结构的概念

饮食结构是指饮食中各类食物的数量及比例。一般可以根据各类食物所提供的能量及各种营养素的含量和比例来衡量饮食结构的组成是否合理。不同的历史时期、不同的国家或地区、不同的社会阶层的饮食结构往往有很大差异。饮食结构反映了一个国家或地区人群的饮食习惯、生活水平、传统文化、经济发展、环境和资源等多方面的情况。饮食结构不是一成不变的,但变化过程缓慢,通过适当干预可以促使其向有利于健康的方向发展。

2. 不同类型饮食结构的特点

一般以饮食中动物性食物和植物性食物所占的比例,以及能量、蛋白质、脂肪和碳水化合物的摄入量作为划分饮食结构的标准。从世界范围内,可将各国的饮食结构分为4种类型。

(1)动植物食物平衡的饮食结构。动植物食物平衡的饮食结构以日本为代表,也称为日本模式或营养型模式,该饮食结构中动物性食物与植物性食物的比例比较适当。

(2)以植物性食物为主的饮食结构。以植物性食物为主的饮食结构主要见于亚洲、非洲等大陆的部分发展中国家和地区,也称温饱模式,饮食构成主要以植物性食物为主,以动物性食物为辅。营养缺乏病是这类饮食结构人群的主要营养问题,人群体质较弱,健康状况不良,劳动生产率较低。但以植物性食物为主的饮食结构有利于预防心血管疾病和血脂异常。

（3）以动物性食物为主的饮食结构。以动物性食物为主的饮食结构多见于发达国家，也称为经济发达国家模式、富裕型模式或营养过剩型模式。营养过剩是这类饮食结构人群的主要问题，肥胖症、冠心病、血脂异常、高血压病、糖尿病、恶性肿瘤等慢性病发病率较高。

（4）地中海饮食结构。地中海饮食结构是居住在地中海地区的居民所特有的饮食模式，以希腊、意大利等国家为代表。地中海饮食结构的突出特点是饱和脂肪摄入量低，饮食含大量复合碳水化合物，蔬菜、水果的摄入量高，并尽量减少饮食中盐和油的摄入量。地中海地区的居民心血管疾病发病率很低，这引起营养学家、流行病学家等医学专家的重视。

3. 中国居民的饮食结构现状

以植物性和谷类为主、高纤维、低脂肪的饮食是中国传统饮食模式的特点，但地区之间存在较大差异。研究显示，随着我国经济社会发展和卫生服务水平的不断提高，居民人均预期寿命的逐年增长，健康状况和营养水平的不断改善，饮食结构有了较大的改变。中国城乡主要膳食能量构成见表 3-3-14。

表 3-3-14　中国城乡主要膳食能量构成　　　　　　　　　　　　%

	合计			城市			农村		
	1992年	2002年	2012年	1992年	2002年	2012年	1992年	2002年	2012年
谷类食物供能比	66.8	57.9	54.2	57.4	48.5	47.6	71.7	61.5	60.5
动物性食物供能比	9.3	12.6	15.3	15.2	17.6	17.8	6.2	10.7	12.9
脂肪供能比	22.0	29.6	31.5	28.4	35.0	35.5	18.6	27.5	27.7

引自中国居民膳食指南（2016）。

三、一般人群膳食指南

膳食指南是根据营养科学原则和百姓健康需要，结合当地食物生产供应情况及人群生活实践，给出的食物选择和身体活动的指导意见。各国的膳食指南均由政府或国家级营养专业团体研究制定，是健康教育和公共政策的基础性文件，是国家实施和推动食物合理消费及改善人群营养健康行动的一个重要组成部分。中国营养学会自1989年首次发布《中国居民膳食指南》以来，已进行了3次修订，最新修订版《中国居民膳食指南（2016）》已于2016年5月发布，由一般人群膳食指南、特定人群膳食指南和中国居民平衡膳食实践组成。

一般人群膳食指南共有6条，适合于2岁以上的正常人群。

1. 食物多样，谷类为主

食物多样是平衡膳食模式的基本原则。不同食物中的营养素及有益膳食成分的种类和含量不同。平衡膳食必须由多种食物组成，才能满足人体对各种营养素的需要。一般人群膳食指南建议我国居民的平衡膳食应做到食物多样，每天的膳食应包括谷薯类、蔬菜水果类、畜禽鱼蛋奶类、大豆坚果类等食物，平均每天摄入12种以上食物，每周摄入25种以上食物。

谷类为主是指谷薯类食物所提供的能量占膳食总能量的一半以上，这也是中国人平衡膳食模式的重要特征。谷类食物含有丰富的碳水化合物，是人体所需能量的最经济和最重要的食物来源，也是B族维生素、矿物质、膳食纤维和蛋白质的重要食物来源。一般人群膳食指南特别强调增加全谷物摄入，建议一般成人每天摄入谷薯类食物250~400 g，其中全谷物和杂豆类50~150 g，薯类50~100 g。

2. 吃动平衡，健康体重

食物摄入量和身体活动是保持能量平衡、维持健康体重的两个主要因素。成人健康体重是指BMI在$18.5~23.9 \text{ kg/m}^2$的范围内。一般人群膳食指南建议人们坚持日常身体活动，每周至少进行5天中等强度身体活动，累计150 min以上；平均每天主动身体活动6 000步。

3. 多吃蔬果、奶类、大豆

蔬菜水果是维生素、矿物质、膳食纤维和植物化学物质的重要来源，对提高膳食微量营养素和植物化学物质的摄入量起到重要作用。食品工业在加工果汁时常常加入糖和调味原料，并去除了膳食纤维，因此果汁不能替代鲜果。奶类富含钙，也是优质蛋白质和B族维生素的良好来源。大豆富含优质蛋白质、必需脂肪酸、维生素E，并含有大豆异黄酮、植物固醇等多种植物化学物质。多吃大豆及其制品可降低乳腺癌和骨质疏松症的发病风险。坚果富含脂类和多不饱和脂肪酸、蛋白质等营养素，适量食用有助于预防心血管疾病。一般人群膳食指南推荐每天摄入蔬菜300~500 g，其中深色蔬菜占50%以上；保证每天摄入200~350 g新鲜水果，并注意果汁不能代替鲜果；建议吃各种各样的奶制品，相当于每天摄入液态奶300 g；经常吃豆制品，适量吃坚果；坚持餐餐有蔬菜，天天吃水果，把牛奶、大豆当作膳食重要组成部分。

4. 适量吃鱼、禽、蛋、瘦肉

鱼、禽、蛋和瘦肉均属于动物性食物，富含优质蛋白质、脂类、脂溶性维生素、B族维生素、矿物质等，是平衡膳食的重要组成部分。动物性食物与谷类或豆类食物搭配食用，可明显发挥蛋白质互补作用；肉类中铁的利用率较高，是膳食铁的重要来源。但动物性食物一般都含有一定量的饱和脂肪酸，摄入过多可能增加心血管疾病的发病风险。因此，鱼、禽、蛋和瘦肉的摄入要适量。

水产品类的脂肪含量一般相对较低，且含有较多的不饱和脂肪酸，有些海产鱼类含有丰富的EPA（二十碳五烯酸）和DHA（二十二碳六烯酸），适量摄入可降低血浆TC和LDL-C水平，对预防血脂异常、心血管疾病等有一定作用，可首选。禽类食品的脂肪含量也较低，且不饱和脂肪酸含量较高，其脂肪酸的构成优于畜肉类食品，选择时应先于畜肉。蛋类的营养成分比较齐全，营养价值高。蛋黄含有丰富的营养成分，如胆碱、卵磷脂、胆固醇、维生素A、B族维生素、锌等，无论多大年龄适量摄入都有益处。建议吃鸡蛋时不弃蛋黄。

目前我国多数居民摄入畜肉较多，禽肉和鱼类摄入较少，对居民营养健康不利，需要调整比例。一般人群膳食指南建议成人每周平均摄入水产类280~525 g，畜禽肉类280~525 g，蛋类280~350 g，平均每天摄入总量120~200 g。

5. 少盐少油，控糖限酒

一般人群膳食指南推荐成人每天食盐摄入量不超过6 g，每天烹调油摄入量为25~30 g。对于成年人，脂肪提供的能量占总能量的30%以下；应适当限制反式脂肪酸的摄入，建议每天反式脂肪酸摄入量不超过2 g。建议控制添加糖的摄入量，每天摄入量不超过50 g，最好控制在25 g以下。建议成年男性一天饮用酒的酒精含量不超过25 g，成年女性一天不超过15 g。儿童、青少年、准备怀孕的妇女、孕妇和哺乳期妇女等特殊人群不应饮酒。

健康成年人每天需要水2 500 mL左右。在温和气候条件下的轻度身体活动水平的成年人每人每天最少饮水1 500~1 700 mL（7~8杯）；在高温或高强度身体活动的条件下，应适当增加饮水量。一般人群膳食指南建议人们应少量多次和主动饮水，不要感到口渴时才饮水；提倡饮用白开水和茶水，不喝或少喝含糖饮料。

6. 杜绝浪费，兴新食尚

勤俭节约是中华民族的传统美德。食物资源宝贵、来之不易，应尊重劳动，珍惜食物，杜绝浪费。

优良饮食文化是实施平衡膳食的保障。新食尚鼓励优良饮食文化的传承和发扬；家庭应按需选购食物，适量备餐；在外点餐应根据人数确定数量，集体用餐时采取分餐制和简餐，文明用餐，反对铺张浪费；倡导在家吃饭，与家人一起分享食物和享受亲情。

食物在生产、加工、运输、储存等过程中如果遭受致病性微生物、寄生虫和有毒有害物质的污染，可导致食源性疾病，威胁人体健康。因此，应选择新鲜卫生的食物、当地当季的食物；食物制备生熟分开、熟食二次加热要热透；学会阅读食品标签，合理储藏食物，采用适宜的烹调方式，提高饮食卫生水平。

四、特定人群膳食指南

特定人群包括孕妇、乳母、婴幼儿、儿童、青少年及老年人，根据这些人群的生理特点和营养需要，制定了相应的膳食指南，以期更好地指导孕期和哺乳期妇女的膳食，婴幼儿科学喂养和辅食添加，儿童、青少年生长发育快速增长时期的合理饮食，以及适应老年人生理和身体变化的膳食安排，达到提高健康水平和生命质量的目的。

1. 备孕妇女膳食指南

在一般人群膳食指南的基础上，备孕妇女膳食指南特别补充以下 3 条内容。
（1）调整孕前体重至适宜水平。
（2）常吃含铁丰富的食物，选用碘盐，孕前 3 个月开始补充叶酸。
（3）禁烟酒，保持健康生活方式。

2. 孕期妇女膳食指南

在一般人群膳食指南的基础上，孕期妇女膳食指南补充以下内容。
（1）补充叶酸，常吃含铁丰富的食物，选用碘盐。
（2）孕吐严重者，可少量多餐，保证摄入含必要量碳水化合物的食物。
（3）孕中晚期适量增加奶、鱼、禽、蛋、瘦肉的摄入量。

(4)适量身体活动,孕期适宜增重。

(5)禁烟酒,愉快孕育新生命,积极准备母乳喂养。

3. 哺乳期妇女膳食指南

在一般人群膳食指南的基础上,哺乳期妇女膳食指南增加了以下5条内容。

(1)增加富含优质蛋白质及维生素A的动物性食物和海产品,选用碘盐。

(2)产褥期食物多样不过量,重视整个哺乳期营养。

(3)愉悦心情,充足睡眠,促进乳汁分泌。

(4)坚持哺乳,适度运动,逐步恢复适宜体重。

(5)忌烟酒,避免饮用浓茶和咖啡。

4. 6月龄内婴儿母乳喂养指南

(1)产后尽早开奶,坚持新生儿第一口食物是母乳。

(2)坚持6月龄内纯母乳喂养。

(3)顺应喂养,建立良好的生活规律。

(4)生后数日开始补充维生素D,不需补钙。

(5)婴儿配方奶是不能纯母乳喂养时的无奈选择。

(6)监测体格指标,保持健康生长。

5. 7~24月龄婴幼儿喂养指南

(1)继续母乳喂养,满6月龄起添加辅食。

(2)从富含铁的泥糊状食物开始,逐步添加达到食物多样。

(3)提倡顺应喂养,鼓励但不强迫进食。

(4)辅食不加调味品,尽量减少糖和盐的摄入。

(5)注意饮食卫生和进食安全。

(6)定期监测体格指标,追求健康生长。

6. 学龄前儿童膳食指南

在一般人群膳食指南的基础上,学龄前儿童膳食指南增加了以下5条内容。

(1)规律就餐,自主进食不挑食,培养良好饮食习惯。

(2)每天饮奶,足量饮水,正确选择零食。

(3)食物应合理烹调,易于消化,少调料、少油炸。

（4）参与食物选择与制作，增进对食物的认知与喜爱。

（5）经常户外活动，保障健康生长。

7. 学龄儿童膳食指南

在一般人群膳食指南的基础上，学龄儿童膳食指南增加了以下5条内容。

（1）认识食物，学习烹饪，提高营养科学素养。

（2）三餐合理，规律进餐，培养健康饮食行为。

（3）合理选择零食，足量饮水，不喝含糖饮料，禁止饮酒。

（4）不偏食节食，不暴饮暴食，保持适宜体重增长。

（5）保证每天至少活动60 min，增加户外活动时间。

8. 老年人膳食指南

在一般人群膳食指南的基础上，老年人膳食指南补充以下4条内容。

（1）少量多餐细软，预防营养缺乏。

（2）主动足量饮水，积极户外活动。

（3）延缓肌肉衰减，维持适宜体重。

（4）摄入充足食物，鼓励陪伴进餐。

9. 素食人群膳食指南

除了动物性食物外，一般人群膳食指南的建议均适用于素食人群。特别推荐：

（1）谷类为主，食物多样；适量增加全谷物。

（2）增加大豆及其制品的摄入，经常食用发酵豆制品，每天50~80 g（相当于大豆干重）。

（3）常吃坚果、海藻和菌菇。

（4）蔬菜、水果应充足。

（5）合理选择烹调油。

五、平衡膳食模式及实践

1. 中国居民平衡膳食模式

（1）中国居民平衡膳食宝塔。中国居民平衡膳食宝塔是根据《中国居民膳食指南》

的核心内容和推荐，结合中国居民膳食的实际情况，把平衡膳食原则转化为各类食物的数量和比例的图形化表示方法（见图3-3-1）。

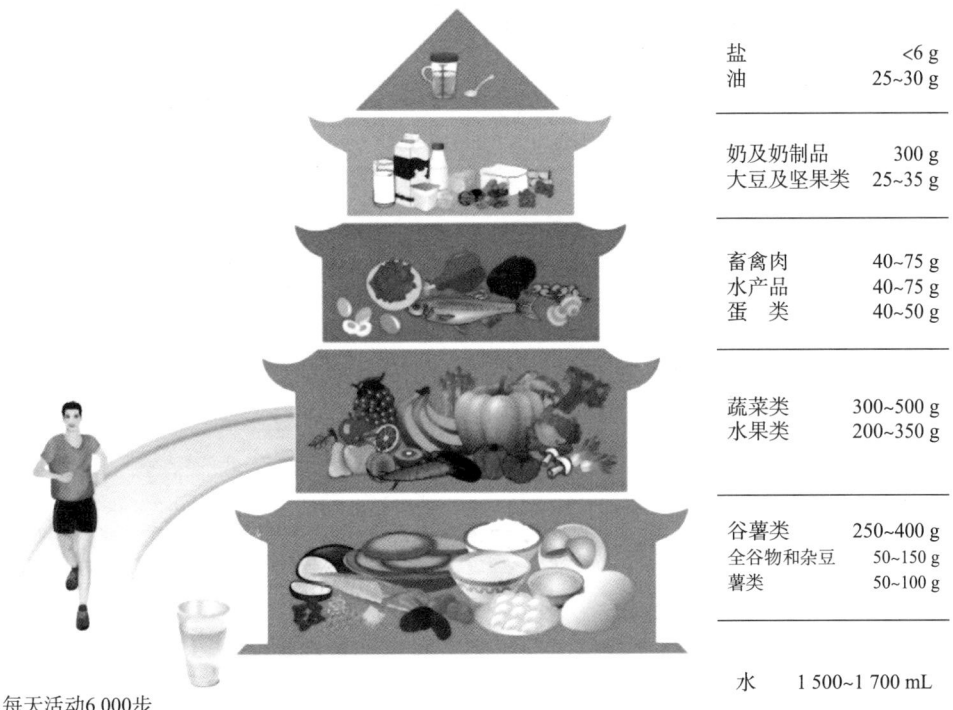

每天活动6 000步

图3-3-1　中国居民平衡膳食宝塔（2016）

中国居民平衡膳食宝塔形象化的组合，遵循了平衡膳食的原则，体现了一个在营养上比较理想的基本构成。中国居民平衡膳食宝塔共分5层，各层面积大小不同，体现了5类食物和食物量的多少。5类食物包括谷薯类、蔬菜水果类、畜禽鱼蛋类、奶类、大豆和坚果类以及烹饪用油、盐，其食物数量是根据不同的能量需要而设计的。不同能量需要水平的平衡膳食模式和食物量见表3-3-15。

表3-3-15　不同能量需要水平的平衡膳食模式和食物量　　克/（天·人）

食物种类	不同能量需要水平（kcal）										
	1 000	1 200	1 400	1 600	1 800	2 000	2 200	2 400	2 600	2 800	3 000
谷薯类	85	100	150	200	225	250	275	300	350	375	400
－全谷物和杂豆	适量	适量	50~150								
－薯类	适量	适量	50~100					125	125	125	
蔬菜类	200	250	300	300	400	450	450	500	500	500	600

续表

食物种类	不同能量需要水平（kcal）										
	1 000	1 200	1 400	1 600	1 800	2 000	2 200	2 400	2 600	2 800	3 000
－深色蔬菜	占所有蔬菜的二分之一										
水果类	150	150	150	200	200	300	300	350	350	400	400
畜禽肉	15	25	40	40	50	50	75	75	75	100	100
蛋类	20	25	25	40	40	50	50	50	50	50	50
水产品	15	20	40	40	50	50	75	75	75	100	125
奶及奶制品	500	500	350	300	300	300	300	300	300	300	300
大豆（豆制品）	5	15	15	15	15	15	25	25	25	25	25
坚果	—	适量		10	10	10	10	10	10	10	10
烹调油	15~20	20~25		25	25	25	30	30	30	35	
食盐	<2	<3	<4	<6	<6	<6	<6	<6	<6	<6	<6

（2）中国居民平衡膳食餐盘。中国居民平衡膳食餐盘是按照平衡膳食原则，在不考虑烹饪用油、盐的前提下，描述了一个人一餐中膳食的食物组成和大致比例，用"餐盘"形式呈现更加直观，一餐膳食的食物搭配清晰明了（见图3-3-2）。

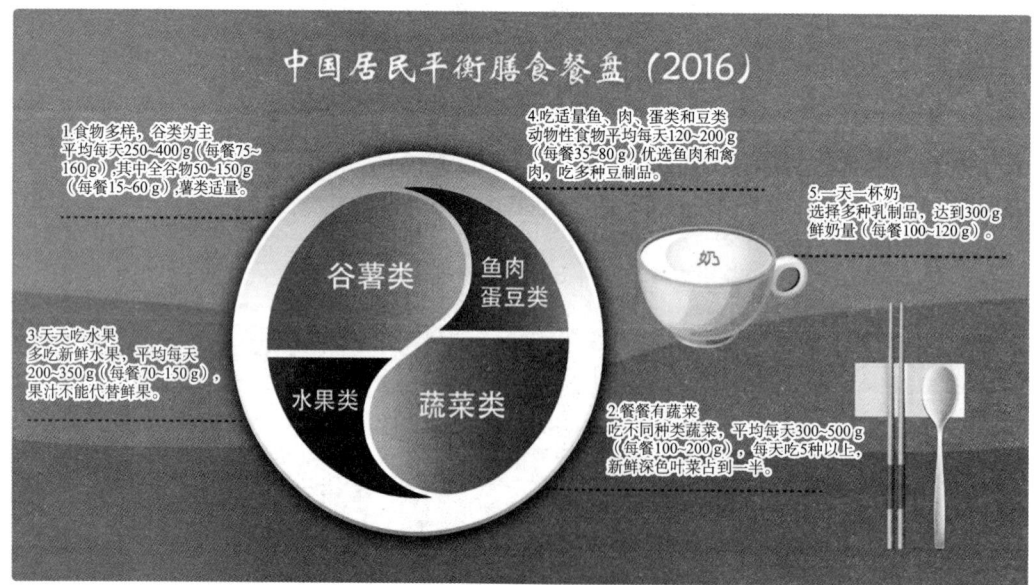

图3-3-2 中国居民平衡膳食餐盘

餐盘分为 4 部分，分别是谷薯类、鱼肉蛋豆类、蔬菜类、水果类，餐盘旁的一杯牛奶提示奶类摄入的重要性。此餐盘适用于 2 岁以上人群，是一餐中的食物基本构成的形象描述。

按照 1 600~2 400 kcal 能量需要水平，计算平衡膳食餐盘中食物类别和质量比例见表 3-3-16。

表 3-3-16　平衡膳食餐盘中食物类别和质量比例计算

食物类别	1 600 kcal	1 800 kcal	2 000 kcal	2 200 kcal	2 400 kcal	均值	平衡餐盘图形设计比例
谷薯类	28%	27%	26%	26%	27%	27%	25%
蔬菜类	34%	36%	36%	34%	34%	35%	35%
水果+坚果	23%	22%	23%	23%	24%	23%	25%
动物性食物+大豆	15%	15%	15%	17%	15%	15%	15%
牛奶及制品	300 g						

（3）中国儿童平衡膳食算盘。中国儿童平衡膳食算盘是根据平衡膳食的原则转化各类食物的分量为图形化的表示，主要针对儿童。与平衡膳食宝塔相比，在食物分类上，平衡膳食算盘把蔬菜、水果分为两类，算盘共有 6 行，用不同色彩的彩珠标示食物量的多少（见图 3-3-3）。

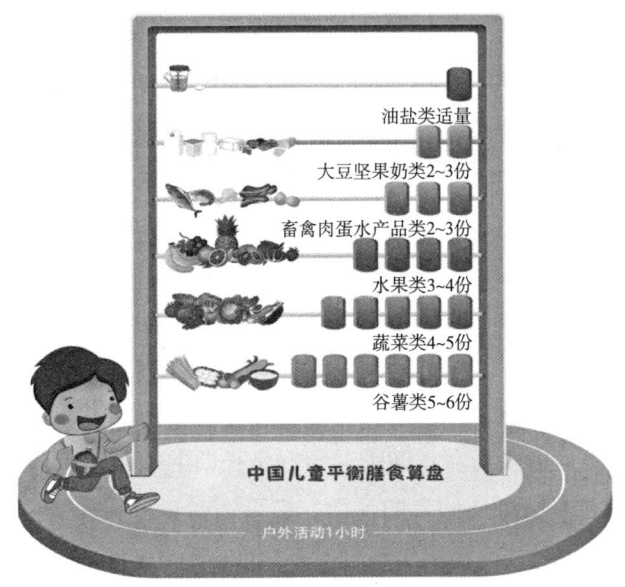

图 3-3-3　中国儿童平衡膳食算盘

2. 平衡膳食模式的应用

（1）设计和计划膳食

1）确定膳食营养目标。膳食指南是基于食物的平衡膳食指导，按照表 3-3-15 列出的不同能量需要水平的食物量，可以轻松设计一日三餐。根据中国居民膳食营养素参考摄入量，可简单地根据自己的年龄和身体活动水平来确定能量需要量作为膳食设计的目标。在实际应用时要根据个人年龄、性别、身高、体重、身体活动水平、季节等情况适当调整。

2）确定和选择食物。根据食物分组，分别选择谷薯类、蔬菜类、水产品、肉类、蛋类等作为主食和烹饪菜肴，选择水果、奶类作为餐桌食物或零食。注意食物选择上的多样性，优先选深色叶菜、全谷物等。

食物选择的多样性不仅是为了获得均衡营养，也是为了享受生活，使饮食更加丰富多彩。中国居民平衡膳食宝塔包含的每一类食物中都有许多品种，虽然食物品种不同，但同一类中各种食物所含的营养成分往往大体近似，在膳食中可互相替换。

小份量是保证食物多样化的良好措施，也可调整烹调方法、食材形状、颜色、口感等，享受食物，享受生活。

3）确定食物用量。食物用量的确定可应用表 3-3-15，根据适宜的能量水平，按照不同组食物的量对应选择食材。膳食指南建议的各组食物摄入量是一个平均值，每天膳食中应尽量包含五大类各种各样的食物。在一段时间内，比如 1~2 周，各类食物摄入量的平均值应当符合表 3-3-15 的建议量。

同类食物可以互换，更好地提高主食和菜肴的丰富性。同类食物互换就是以粮换粮、以豆换豆、以肉换鱼或蛋。例如，大米可与面粉或杂粮互换，馒头可与相应量的面条、烙饼、面包等互换；大豆可与相当量的豆制品互换；原则上动物性食品可以互换，如瘦猪肉可与等量的鸡、鸭、鹅、牛、羊、兔肉互换；鱼可与虾、蟹等水产品互换；牛奶可与羊奶、酸奶、奶粉或奶酪等互换。多种多样就是选用品种、形态、颜色、口感多样的食物和变换烹调方法，调配丰富的一日三餐。

4）合理烹调，清淡饮食，养成习惯。少油和少盐是合理烹调的要素之一，日常生活应掌握油和盐的适度用量。烹调肉类需要的油、盐往往较多，因此肉类摄入量过大也必然导致油、盐摄入多。膳食对健康的影响是长期的结果，应认真做好每一餐、每一天的平衡膳食，并养成清淡饮食的习惯。把平衡膳食模式作为自己日常膳食模式，并长期坚持不懈，才能充分发挥平衡膳食对健康的有效作用。

5）确认和核查。一般来说，膳食指南和食谱的制定原则是在一段时间内达到饮食平衡和营养素的充足供给。所以，建议使用中国居民膳食营养素参考摄入量来计算、评价食谱是否达到营养要求，或者一段时间内核查体重的变化，以使膳食设计和需求一致。

（2）比较和评价膳食。膳食比较和评价方法包括：食物组成分析、能量来源分析、蛋白质来源分析、营养素供给分析等，均可利用中国居民膳食指南提出的食物结构、数量和观点参照比较和评价。中国居民膳食营养素参考摄入量是评价膳食营养素摄入状况的参考标准。

课程 3-4　身体活动指导与干预

学习内容

学习单元	课程内容	培训建议	课堂学时
（1）身体活动基础知识	1）身体活动的相关概念 2）身体活动的能量代谢 3）身体活动的分类	（1）方法：讲授法 （2）重点：身体活动的能量代谢、身体活动的分类 （3）难点：身体活动的能量代谢	2
（2）身体活动的测量	1）身体活动的测量指标 2）身体活动的测量方法 3）体适能的评价方法	（1）方法：讲授法、演示法 （2）重点：身体活动的测量指标、体适能的评价方法 （3）难点：体适能的评价方法	2
（3）身体活动干预	1）身体活动干预的内容及方法 2）运动处方概述 3）运动处方的制定 4）运动处方的实施	（1）方法：讲授法、演示法 （2）重点：运动处方的制定与实施 （3）难点：运动处方的实施	4
（4）不同人群身体活动指导	1）身体活动指导的内容 2）不同人群身体活动指导建议	（1）方法：讲授法、演示法 （2）重点与难点：不同人群身体活动指导建议	2

学习单元1 身体活动基础知识

一、身体活动的相关概念

1. 身体活动、运动与生活活动

身体活动是指通过骨骼肌收缩引起机体能量消耗增加的所有活动,包括运动和生活活动。

运动是身体活动的一种,指为增进或维持身体素质而采取的有计划、有组织、重复性的身体活动。

生活活动指除运动以外的其他身体活动,包括工作、交通中的活动(如走路、骑自行车、乘坐公交车等)、家务劳动、闲暇时的休闲活动等,也被称为与生活方式有关的身体活动。虽然目前关于这些活动能降低疾病风险的有力证据还不多,但增加这些活动可以增加能量消耗,不仅有助于体重的控制,而且对改善健康和提高生活质量也有很好的作用。对于老年人而言,生活活动对维持身体健康的意义更大。

身体活动对能量平衡和体重控制具有根本性的作用,是能量消耗的关键因素之一。随着经济社会的发展,人们普遍存在身体活动过少和久坐行为过多的情况。

身体活动对健康的影响取决于活动的四个基本要素:频率、强度、时间和种类。适度是身体活动的重要原则。针对不同人群、不同生理和病理状态,适度活动有不同的内涵:①平常缺乏身体活动的人,如果能够经常参加中等强度的身体活动,其健康状况和生活质量都可以得到改善;②获得身体活动促进健康的有益作用并非必须进行很剧烈的运动锻炼,日常生活中的身体活动也会带来健康促进效益;③增加身体活动量(时间、频率、强度)可以获得更大的健康促进效益;④不同的运动频率、时间、强度和种类对促进健康的作用有所不同,综合进行改善耐力、肌肉力量和柔韧性的活动,可以获得更全面的健康促进效益;⑤不同人群的运动能力、对运动的反应和适应过程,以及社会属性的差异,都会影响身体活动对健康的效果。

我国于2011年发布了《中国成人身体活动指南(试行)》,针对不同年龄人群提供了有益健康的身体活动指导原则。2017年,国家卫生健康委员会、国家体育总局、全国总工会、共青团中央和全国妇联共同制定了《全民健康生活方式行动方案(2017—2025年)》,确定要重点关注"三减加三健"(即减盐、减油、减糖,健康口腔、健康体重、健康骨骼)。

2. 体适能

体适能是指人体所具备的有充足的精力从事日常工作(学习)而不感到过度疲劳,同时有足够的精力享受休闲活动的乐趣、适应突发状况的能力。体适能包括运动体适能和健康体适能。

运动体适能是指完成各种动作或进行各种运动的时候,人的身体所表现出来的各种能力,或者说是人的身体素质。运动体适能通常包括速度、力量、耐力、爆发力、反应时间、灵敏度、柔韧性等,是提高竞技能力的先决条件。

健康体适能是指发挥心血管、肺和肌肉最理想效率的能力,是一般人为了促进健康、预防疾病、提高日常生活学习和工作能力所追求的体适能,是与健康有密切关系的体适能。主要内容包括以下几项。①心肺耐力。心肺耐力又称有氧耐力,是机体持久工作的基础,被认为是健康体适能中最重要的要素。②身体成分。身体成分即人体内各种组成成分的百分比。身体各个成分保持在一个正常百分比范围内,对预防慢性疾病如糖尿病、高血压、冠心病等有重要意义。③肌力和肌肉耐力。肌力是肌肉所能产生的最大力量,肌肉耐力是肌肉持续收缩的能力。肌力和肌肉耐力是机体正常工作的基础。④柔韧素质。柔韧素质是指在无疼痛的情况下,关节所能活动的最大范围。柔韧素质对于保持人体运动能力、防止运动损伤有重要意义。

体适能是制定、调整运动处方及评价运动干预效果的主要依据。在进行身体活动特别是运动时,个体选择适合自己体适能水平的运动内容很重要,这样才能安全、有效并感到舒适,且有助于改善不安情绪。反之,如果做低于自己体适能水平的运动就很难体现出运动效果;做不适合自己体适能水平的、过度的运动可能导致机体损伤,运动后的第二天会感到肌肉疼痛,以至于不能坚持运动,从而达不到预想的效果。

进行恒常体能活动能改善体适能,不同种类的运动能改善不同的体适能。例如,慢跑、快步走等有氧运动以提高耐力为主,并有助于改善身体成分;肌肉力量训练等则以提高肌力和肌肉耐力为主。在制订运动计划时,个体应根据自身情况搭配选择不同种类的运动项目,如有氧运动、锻炼肌力运动、伸展运动及平衡运动等相结合。

二、身体活动的能量代谢

身体活动是通过肌肉的收缩与舒张来实现能量消耗的。肌肉活动的能量代谢是一个复杂的过程，其能量输出形式也是多样的。

1.肌肉收缩的直接能源

生物体一切生命活动的能量都直接来源于腺苷三磷酸（ATP），ATP是能量的物质形式，组成ATP的三个磷酸根之间的化学键中蕴藏着大量的化学能，在ATP酶的催化下，ATP可迅速分解为腺苷二磷酸（ADP）和无机磷酸，并释放出能量。每克ATP分子可释放29.26～50.16 kJ（7～12 kcal）的能量。ATP的最大输出功率达11.2 mmolATP/（kg·s）（每千克肌肉每秒动用ATP的毫摩尔数），启动极为迅速。由于细胞内ATP的储量很低，安静状态时肌肉ATP含量约为5～7 mmol/kg，所以ATP一旦被分解，必须迅速再合成。

2.肌肉活动能量供应的3个系统

ATP的再合成是一个吸收能量的过程，所需要的能量分别由3种不同的能量系统供给，即磷酸原系统、乳酸能系统和有氧氧化系统。

（1）磷酸原系统。磷酸肌酸（CP）是储存在肌细胞中与ATP紧密相关的另一种高能磷酸化合物，分解时能放出大量能量。当肌肉收缩且强度很大时，随着ATP的迅速分解，CP也迅速分解释放能量，以使ADP再合成ATP。肌肉在安静状态下，高能磷酸化合物以CP的形式积累，故肌细胞中CP的含量约为ATP的3～5倍。尽管如此，其含量也是有限的，CP全部分解时只能维持数秒的剧烈运动，必须有其他供应ATP再合成的能量才能使肌肉活动持续下去。CP供能使ATP再合成的重要意义，不在其含量，而在其快速可动用性，它与ATP一起在供能系统中被称为磷酸原系统（ATP-CP系统）。

ATP-CP系统供能特点是功率输出快，不需要氧，不产生乳酸等中间产物；供能总量少，持续时间短（该系统供能持续时间为6～8 s）。ATP-CP系统是高功率输出运动项目如短跑、投掷、跳跃、举重等的供能物质基础，进行这些运动项目时，要依靠ATP-CP系统在数秒内发挥最大能量输出。ATP-CP系统作为极量运动的能源，虽然维持时间仅有6～8 s，但却是不可替代的快速能量来源。

（2）乳酸能系统。运动持续时间在10 s以上且强度很大时，机体所需的能量已远超出 ATP-CP 系统所能供给的能量，同时机体的供氧量也远远满足不了需要。这时运动所需 ATP 再合成的能量就主要靠糖酵解来提供。在缺氧情况下，葡萄糖生成乳酸释放能量以合成 ATP 的过程，称为糖酵解。糖酵解供能时，不需要氧，但会产生乳酸，故称乳酸能系统。糖酵解所产生的乳酸在氧供应充足时，一部分在线粒体中被进一步氧化生成能量，一部分合成肝糖原等。如果乳酸在肌肉局部积聚过多，会破坏内环境的酸碱平衡，使肌肉工作能力下降，造成机体暂时性疲劳。因此，依靠葡萄糖无氧酵解供能也只能使肌肉工作持续几十秒。

乳酸能系统供能的特点是在供氧量不能满足需氧量的情况下快速供给能量，其输出功率可达 5.2 mmolATP/（kg·s），该系统是 1 min 以内要求高功率输出的运动项目的供能物质基础，如 400 m 跑、100 m 游泳等。

（3）有氧氧化系统。有氧氧化系统是指在氧供给充足时，碳水化合物、脂肪和蛋白质在细胞内彻底氧化成 H_2O 和 CO_2，同时合成 ATP 的能量系统。

有氧氧化系统的供能特点是 ATP 生成总量很大，葡萄糖有氧氧化所产生的 ATP 为无氧糖酵解的 13 倍；供能持续时间很长，但供能速度慢，需要氧的参与；终产物是 H_2O 和 CO_2，不产生乳酸。该系统是进行长时间耐力活动的供能物质基础。

3. 身体活动的能量消耗

（1）能量消耗的影响因素。人体能量消耗包括基础代谢、身体活动、食物的热效应、生长发育等方面，并受情绪、环境等因素的影响。各种身体活动所消耗的能量约占人体总能量消耗的 15%~30%。身体活动所消耗的能量与活动强度、持续时间及熟练程度有关。活动强度越大，持续时间越长，能量消耗越多；熟练程度越高，完成同样的活动需要的时间越短，能量消耗越少。人们可根据自身需要参考不同身体活动的强度和能量消耗（见附表 1），选择适合自己的身体活动，特别是运动项目。

（2）影响能量动用的因素。碳水化合物、脂肪和蛋白质分解产生能量。虽然蛋白质可用作有氧氧化系统供能的来源之一，但不是主要来源。在运动中，碳水化合物和脂肪动用的程序和利用的程度与运动强度、持续时间、膳食种类、训练程度等因素有关。

1）运动强度和持续时间。运动强度大、持续时间短的运动过程以分解碳水化合物供能为主。因为在时间短、强度大的运动（如短跑）中，ATP 的生成主要由乳酸能系统提供能量，即依靠无氧糖酵解来产生 ATP，而葡萄糖是无氧糖酵解唯一的能量来源。对于运动强度低、时间长的运动，脂肪分解便成了主要能量来源，长时间运动（如马拉松赛跑）的后期，生成 ATP 所需能量中的约 80% 来自脂肪氧化。虽然脂肪是长时间运动的主要供能来源,但葡萄糖仍很重要,尤其是在运动开始阶段,葡萄糖被大量利用,随着运动时间延长,才缓慢而平稳地低于脂肪的利用率。

2)膳食种类。膳食种类对运动时碳水化合物或脂肪的利用比例有重要影响。在有氧耐力运动(如长跑)中,普通(混合)膳食者的能量供给比例为:碳水化合物占55%、脂肪占30%、蛋白质占15%,运动开始时利用碳水化合物,随后逐渐转为利用脂肪。

连续数天食用高脂肪、低碳水化合物膳食后,运动时优先利用的是脂肪,但感觉疲劳的时间提前很多;连续数天食用高碳水化合物、低脂肪膳食后,运动时优先利用的能源是碳水化合物,随着运动时间延长,逐渐偏向利用脂肪,但运动耐力却是食用混合膳食的两倍,是高脂肪膳食的3倍。

3)训练程度。运动负荷相同,有系统训练者利用脂肪供能的比例较无系统训练者大。耐力训练可提高人体氧化脂肪酸的能力,增加脂肪在长时间运动中的供能能力。研究表明,耐力训练可使运动员在进行耐力运动时的脂肪供能比增加10%左右。

三、身体活动的分类

1. 按日常活动分类

(1)职业性身体活动。职业性身体活动是指工作中的各种身体活动。职业和工作性质不同,职业性身体活动能量消耗不同。

(2)交通往来身体活动。交通往来身体活动是指从家中到工作、购物、游玩等地点的来往途中的身体活动。活动中采用的交通工具不同,身体能量消耗也不同。

(3)家务性身体活动。家务性身体活动是指各种家务劳动,如能量消耗较大的手洗衣服、擦地等,以及能量消耗较小的做饭、清洁台面等。

(4)业余休闲活动。业余休闲活动是指上述三类目的之外的业余时间里从事的活动,可以是锻炼,也可以是看电视等活动。

2. 按能量代谢分类

(1)有氧运动

1)有氧运动的概念和特点。有氧运动又叫有氧活动,是指人体的代谢方式以有氧氧化系统供能为主的所有活动,包括运动和生活活动。日常生活中的走路、吃饭、读书、看报、娱乐、聊天、做家务等,都是广义的有氧活动。本教材所述的有氧运动是狭义的，不包括生活活动，又称耐力运动，是指在运动强度较小时，人体的代谢方式以有氧氧化系统供能为主，参与运动的肌肉以躯干、四肢等大肌肉群为主，运动时间较长、能够维持在一个稳定状态的运动，如快走、慢跑、长时间游泳、骑自行车、滑冰、划船、跳绳、上下楼梯、健身舞、健身韵律操及多种球类运动等。

有氧运动的特点是运动强度低、有节奏、不中断、持续时间长、易于坚持。有氧运动的运动时间比较长，对心肺功能有很好的锻炼作用。有氧运动的运动强度多为低中强度，由于运动强度较低，氧需要量与供应量达到生理上的平衡，运动所需的能量主要是通过氧化体内的脂肪或碳水化合物来提供。

2）有氧运动的作用

①有利于提高心肺功能。有氧运动以有氧氧化系统供能为主，因此运动中要求与氧供应功能相关的呼吸和循环系统同时提高功能状态，从而能够有效地锻炼心、肺等器官。研究表明，有氧运动能提高呼吸深度，增加肺活量，有利于氧气进入肺毛细血管；可增加心血输出量，同时可改善心脏本身的血液循环，提高心脏的工作能力和储备能力。

②预防肥胖、降低血脂、控制血压。有氧运动的运动时间较长，有大面积肌肉群参与活动，脂肪是主要能量来源。人体每减掉 1 kg 脂肪（约相当于腰围减少 1 cm），理论上需消耗 7 200 ~ 7 800 kcal 能量。另外，有氧运动还具有调节血脂和血压的作用。

③增加骨密度，预防骨质疏松。有氧运动中，肌肉收缩和关节运动牵拉骨骼，同时体重使骨骼承受一定的压力，可增加骨骼密度，有效防止钙损失，预防骨质疏松。

④提高机体抵抗力。有氧运动使体内细胞处于相对活跃状态，能增加免疫细胞的数量，增强机体对体内外刺激的应激力，提高人体免疫力。

⑤促进心理健康。坚持参加有氧运动，改善神经系统的调节功能，有助于缓解工作和生活中的焦虑、抑郁和紧张情绪，促进睡眠。

（2）无氧运动。在运动强度很大时，或者是从事急速爆发的运动（如举重、百米冲刺、摔跤等）时，机体在瞬间需要大量的能量，由于骨骼肌相对缺氧，主要通过糖酵解过程迅速产生能量，这种状态下的运动称为无氧运动。糖酵解过程产生大量乳酸等中间代谢产物，不能迅速分解，堆积的乳酸刺激肌肉产生运动后肌肉疼痛，容易导致肌肉疲劳，而且疲劳消除的时间较长。由于无氧运动大部分是负荷强度高、瞬间性强运动，很难长时间持续，如 100 m 短跑几乎全程是乳酸能系统供能。抬重物、举重、俯卧撑等抗阻力运动主要是无氧运动。无氧运动的作用主要有训练骨骼肌、增加肌肉储备和健美体型等。

3. 按生理功能和运动方式分类

（1）关节柔韧性和灵活性活动。该项目通过躯体或肢体的伸展、屈曲和旋转活动，锻炼关节的柔韧性和灵活性。锻炼柔韧性的项目有柔软体操、瑜伽、静力拉伸，以及足球、篮球、网球、游泳、滑冰等。锻炼灵活性的项目有球类运动等。灵活性和柔韧性锻炼可以扩大关节韧带的活动范围，有利于提高身体协调性，在发生意外事故时能避免和减轻损伤；还可以使僵硬的肌肉得到放松，减轻肌肉疲劳。

（2）抗阻运动

1）抗阻运动的概念。抗阻运动即肌肉抗阻力训练，习惯上又称为力量训练，是指通过肌肉克服一定阻力而进行的肌肉力量与肌肉耐力的锻炼。这里指的阻力可以是自身的阻力，也可以是外部施加的阻力。自身的阻力，如徒手进行立定跳远、纵跳、爬杆或利用固定物体克服自身重量的各种练习等；外部施加的阻力，如人力对抗、搬举重物（如哑铃、沙袋等）、牵拉弹簧、利用特制的力量练习器械进行练习等。抗阻运动是一种以增加肌力储备为主要目的的运动，能量代谢以无氧代谢为主，主要依靠乳酸能系统供能，长时间的力量训练也辅以有氧代谢参与。

肌肉收缩产生的力量是人体实现各种身体活动的动力。研究发现，大多数人的肌肉力量在20~30岁达到一生中的最高峰，30岁以后逐渐降低，65岁时的平均肌力约为20~30岁时的80%。日常生活中各种活动，如走路、提重物、做家务及享受休闲活动，都必须依靠肌肉收缩来完成。如果肌力不足，活动起来就会感到吃力，进而产生疲劳；长期如此不仅活动效率降低，还会出现损伤，甚至引起肌肉劳损等慢性疾患。因此，在不同年龄阶段，达标的肌力是维持健康的基本要素。要想获得匀称的肌肉和达标的肌力，就要合理安排适度的肌肉力量的锻炼。

2）抗阻运动的作用

①促进肌肉力量增加，延缓衰老。抗阻运动是最常用的强壮肌肉的活动，经常进行力量训练可使肌肉横断面增大，肌肉收缩力量增加，减缓肌力自然下降的速度，预防老年性肌肉衰减综合征的发生。

②防治肥胖，降低血脂。随着肌肉力量训练带来的肌肉量的增多，骨骼肌本身在静态下的新陈代谢率也会逐步增加，机体每天都会消耗更多的能量。研究发现，机体每增加1 kg肌肉，能量消耗增加70~100 kJ/d。这对增加脂肪的氧化分解，预防肥胖十分有益。另外，抗阻运动能降低甘油三酯、总胆固醇和低密度脂蛋白，提高血浆中高密度脂蛋白水平，对调节血脂具有积极作用。

③增加胰岛素敏感性，控制血糖。无论是单次还是长期的抗阻训练都有明显增

加胰岛素敏感性和增加糖耐量的作用。单次抗阻训练后胰岛素敏感性增高可持续 2~48 h。因此，建议糖尿病患者每天进行一定量的抗阻训练，至少隔天要参加运动，不应出现连续两天不运动的情况。

④增加骨密度，保护关节韧带。抗阻训练能不断地刺激骨骼，增加骨密度，预防骨质疏松；加强腰背肌的力量，减少负重时对关节与韧带的压力，对关节和韧带有保护作用，对防治关节病及相关疾病的发生也有重要作用。

⑤增加心肌储备，增强心脏功能。抗阻练习可使心肌纤维增粗、收缩力度增强，从而改善心脏的储备功能。

⑥改善姿态，健美形体。抗阻运动对身体成分改善影响显著，能够显著增加瘦组织成分。长时间、有系统的、周期性的抗阻运动对消除身体脂肪有一定帮助。因此，锻炼者可以根据自身对体型的要求，有针对性地设计抗阻运动处方。

研究表明，肌肉耐力和肌肉力量水平增高可以降低生活方式疾病的发病风险。美国运动医学学会建议健身者每周至少进行 2 次中等强度的抗阻运动，每次 8~10 min，每分钟至少练习 8~12 次。

（3）身体协调性练习。协调性是指身体作用肌群时机正确、动作方向及速度恰当，平衡稳定且有韵律性，利于保持姿势。单腿站立、倒着走、平衡板练习等都属于平衡练习，强壮肌肉的核心练习和下肢练习也都有助于提高平衡能力。身体协调性练习在老年性肌肉衰减综合征的防治中有重要作用。

影响身体协调性的因素较多，除了遗传外，还包括肌肉力量与肌肉耐力、技术动作纯熟度、速度与耐力关系、身体重心平衡、动作韵律性、肌肉放松与收缩以及柔韧性等因素。

身体协调性练习一般有以下 9 种方法：①不习惯动作的各种身体练习；②反向完成动作；③改变已习惯动作的速度与节奏；④以游戏方式完成复杂动作；⑤要求创造性地改变完成动作的方式；⑥采用不习惯组合动作，更加复杂化地练习已掌握动作；⑦改变动作空间范围；⑧利用各种器械或自然环境练习各种较复杂动作；⑨适时用信号等刺激练习者改变动作的各种练习。

（4）高强度间歇训练。高强度间歇训练是指包含高强度有氧运动和间歇性短时间低强度有氧运动恢复期的组合型训练。高强度间歇训练是一种省时有效的健身锻炼方式，降低由于体力活动不足导致相关疾病的风险，有限的研究表明，高强度间歇训练对心血管病和 2 型糖尿病患者的康复效果较好，但目前尚缺乏明确的有氧运动类型和强度建议，也缺乏明确的间歇周期时长的建议。

学习单元2 身体活动的测量

一、身体活动测量指标

1. 体质测量指标

体质测量指标包括身体形态和发育水平、身体机能和身体素质3个方面，直接反映一个人的运动能力。体质测量指标与既往的身体活动水平和运动锻炼密切相关。

（1）身体形态和发育水平。常用指标包括身高、体重、体重指数、身体成分、躯干和肢体围度等。

（2）身体机能。常用指标包括心率、血压、肺活量、最大摄氧量百分比等。

（3）身体素质。身体素质是指身体的基本活动能力，包括力量、耐力、灵敏性、柔韧性、协调能力等。中国国民体质调查方法中，成人采用的身体素质指标包括：坐位体前屈、握力、纵跳、闭眼单足站立、俯卧撑、1 min仰卧起坐、10 m×4往返跑等。

2. 运动强度的测量指标

运动强度是指进行某项活动或锻炼时所需付出力量的大小，一般分为绝对强度和相对强度。①绝对强度。某项活动的绝对强度取决于身体活动时的做功快慢，而不考虑个体的生理机能差异。对有氧运动而言，绝对强度通常表达为能量消耗率（如每分钟每千克体重的氧气消耗毫升数、每分钟消耗千卡数）；对于某些活动，可简单地表达为该活动的速度（如每小时步行3 000 m或每小时慢跑6 000 m）；对于阻力活动或锻炼，强度通常表达为举起或移动的物体的质量。②相对强度。相对强度考虑或调整了个体的运动能力。对有氧运动而言，相对强度表达为达到个体有氧能力（最大摄氧量）或储备摄氧量的百分比，或个体测量（估计）最大心率（储备心率）的百分比。运动强度测量的常用指标包括代谢当量、心率、主观运动强度评分等。

（1）代谢当量。运动时能量代谢水平增加，以运动时能量消耗相当于静息代谢率的倍数表示其增加的水平，这一比值称为代谢当量（MET，梅脱）。代谢当量是表示绝对强度的常用指标。根据人群静息代谢率的平均水平，以摄氧量表示，1 MET=3.5 mL/（kg·min）。以混合膳食的呼吸商折算，1 MET 相当于每千克体重每小时消耗 1.05 kcal 能量。

用 MET 表示运动强度简便实用，如某个体的运动强度为 10 METs，对应的摄氧量为 35 mL/（kg·min），相当于静息状态摄氧量的 10 倍。代谢当量也可用于表示机体的运动或身体功能状态，如有氧运动能力或日常生活活动能力。

依据绝对强度指标，即代谢当量水平，身体活动可以分为：高强度活动（≥6 METs），中等强度活动（3.0~5.9 METs），低强度活动（1.6~2.9 METs），静态行为活动（1.0~1.5 METs）。静态行为活动是指代谢当量为 1.0~1.5 METs 的坐姿、躺姿阅读或看电视，以及使用手机、计算机等电子产品的活动。不同身体活动的强度和能量消耗见附表 1。

（2）心率。心率（HR）是表示相对强度的常用指标。心率随运动强度增加而增加，在进行有氧运动时，与氧消耗量的增加密切相关，二者通常呈线性关系。所以常用运动时的心率作为运动强度的监测指标，这个心率称为目标心率或靶心率（THR）。用心率确定与检测运动强度常用的方法有以下两种。

1）最大心率（HRmax）百分比。通常认为中等强度活动宜采用的目标心率为 60%~75%HRmax。最大心率不容易测定，通常用公式推算：最大心率（HRmax）= 220 - 年龄（岁）。也有推荐使用公式 HRmax=207 - 0.7×年龄（岁），被认为可适用于所有年龄段和体适能水平的成年男女。运动中的心率可以通过触摸颈动脉或四肢动脉直接测量，测量时间可为 10 s；更方便的方法是采用有线或无线设备监测心率。由于心率变化与多种非运动因素有关，用心率监测运动强度时，需排除环境、心理刺激、用药或疾病等因素对运动心率的影响，以保证运动效果和安全。

2）心率储备（HRR）。心率储备为实测的最大心率和安静心率之差。在实际应用时，是用心率储备和安静心率同时来确定运动时的心率。运动中应达到并保持且不宜超过的心率范围称靶心率（THR）。其计算公式是：靶心率=（最大心率 - 安静心率）×（0.6~0.8）+ 安静心率，0.6~0.8 为适宜强度系数。通常认为，在靶心率范围内运动能有效地提高有氧运动能力。不同年龄人群运动强度与预测脉搏数见表 3-4-1。

（3）主观运动强度评分。对运动负荷量和主观用力程度的感觉可以反映身体实际承受运动负荷的大小，虽然不同个体对相同的运动负荷可以感觉不同，但是这种感觉可以更准确地反映个体运动的相对强度和机体功能状态的变化。这种方法称为主观运动强度评分（RPE）法，又称主观用力程度分级法。主观运动强度评分法适用于计算心率有困难的人士，或因服药而令运动后的心率有所改变的患者。方法是让参与者在进行身体活动时，基于自身情况对所花气力的感觉做出用力程度的评估。

表 3-4-1　不同年龄人群运动强度与预测脉搏数

年龄（岁）	运动强度（VO$_2$max%）										
	0	10	20	30	40	50	60	70	80	90	100
	预测脉搏（心率）数（次/分）										
20	60	74	88	102	116	130	144	158	172	186	200
30	60	73	86	99	102	125	138	151	164	177	190
40	60	72	84	96	98	120	132	144	156	168	180
50	60	71	82	93	94	115	126	137	148	159	170
60	60	70	80	90	90	110	120	130	140	150	160
70	60	69	78	87	87	105	114	123	132	141	150

研究证明，人体用力的主观感觉与体力负荷、心率储备、每分通气量和吸氧量、血乳酸水平等高度相关。瑞典生理学家 Borg 提出 RPE×10 约与心率相等，并制定了主观运动强度评分表（见表 3-4-2）。评分表分为 6~20 级，6 级为最低水平（最大程度的轻松感，无任何负荷感），20 级作为最高水平（极度疲劳感）。按照主观疲劳程度分级，中等强度通常为 11~14 级。针对具体活动（如跑步）估计疲劳等级时，不同个体的主观感觉可能存在明显差异。如慢跑，对于职业运动员而言，可能感到非常轻松，评为 7 级或 8 级；而对于很少锻炼的成年人，可能会评为感觉比较累的 14 级。

表 3-4-2　主观运动强度评分表

RPE	主观运动感觉	相对强度（%）	相应心率（次/分）
6	安静	0.0	60
7	非常轻松	7.1	70
8		14.3	80
9	很轻松	21.4	90
10		28.6	100
11	轻松	35.7	110
12		42.9	120

续表

RPE	主观运动感觉	相对强度（%）	相应心率（次/分）
13	稍费力	50.0	130
14		57.2	140
15	费力	64.3	150
16		71.5	160
17	很费力	78.6	170
18		85.8	180
19	非常费力	95.0	190
20		100.0	200

健康活动指导中，主观运动强度评分是表示相对强度方便且实用的方法。中等强度活动的自我感觉有：心率和呼吸加快，用力但不吃力，可以随着呼吸的节奏连续说话，但不能放声唱歌，如尽力快走时的感觉。一般健康人还可以根据活动中的心率变化来感觉和控制运动强度，但老年人和体质较差者则应结合自己的体质和感觉来确定运动强度。

3. 肌肉力量和肌肉耐力的测试

抗阻运动常用肌肉力量（肌肉用力的能力）和肌肉耐力（肌肉持续用力或重复用力的能力）来评价。

（1）肌肉力量测试

1）静力或等长力量测试。该测试限于指定肌群和关节角度，不能全面反映肌肉力量，峰值用力常用最大主动收缩表示。

2）动力测试。该测试的目的是测得有控制、良好姿势、全范围关节活动完成的动作所对抗的最大阻力（用 1-RM 表示，1-RM 指一次能够举起的最大质量，在一个练习的结束阶段，让被测者负重举到不能举为止，再用相关表格评价出 1-RM 的值；得知 1-RM 后，以后练习的强度和负荷量的安排要根据 1-RM 进行），测定值为特定肌肉或动作的特异指标。

3）等动测试。等动测试是指通过专用设备，在给定活动范围内保持关节在一个恒定的角速度活动情况下测定的肌肉张力，用最大扭力或扭矩作为指标。

（2）肌肉耐力测试。肌肉耐力测试是指给定频率，计算被测者重复抗阻力动作的次数，如蹲、起次数等。测试中肌肉耐力的度量应综合阻力（质量）、时间（频率）和重复次数 3 个指标。

4. 生活活动量和运动量的测量指标

生活活动量和运动量反映了身体负荷量，在实际应用中可以是一次运动的身体负荷量，也可以是一定时间内各种强度和频率的生活活动的总和。目前主要有以下几个评价指标。

（1）能量消耗量。不同身体活动能量消耗不同，在实践中可借助仪器进行客观测量，或依据身体活动的种类、活动时间和体重查表计算。

（2）活动强度 × 时间。活动强度 × 时间是国际通用的身体活动量表示方法，是指身体活动强度与单次或累计时间的乘积，一般用梅脱 - 分钟（MET-min）或梅脱 - 小时（MET-hour）表示，即一次具体身体活动的活动量（MET-min 或 MET-hour）等于该活动强度（代谢当量值）与持续时间（分钟或小时）的乘积。一定时间内的活动量可以累积，不同类型身体活动的活动量也可以相加。例如，健康成人每天以 4 km/h 的速度（代谢当量为 3 METs）走路 30 min，每周 5 天。这项身体活动的活动量为：

每天走路的活动量（MET-min）=3 MET × 30 min=90 MET-min

每周走路的活动量（MET-min）=90 MET-min × 5=450 MET-min=7.5 MET-hour

强度越高的身体活动达到 1 MET-hour 所需时间越短。例如，3 METs 的身体活动进行 1 h 活动，身体活动量为 3 MET × 1 h=3 MET-hour；6 METs 的身体活动进行 30 min 的活动，身体活动量为 6 MET × 0.5 h=3 MET-hour。表 3-4-3 和表 3-4-4 列举了部分相当于 1 MET-hour 的运动和生活活动。

表 3-4-3　相当于 1 MET-hour 的运动

活动内容	时间（min）
打保龄球，打排球，投掷飞盘，负重训练（轻、中等强度）	20
快步走，体操（广播体操），打高尔夫球，打乒乓球，打羽毛球，打太极拳	15
轻微的慢跑，负重训练（高强度），跳爵士舞，跳有氧操，打篮球，游泳（慢游），踢足球，打网球，滑雪，滑冰	10
跑步，游泳，柔道，空手道	7~8

表 3-4-4　相当于 1 MET-hour 的生活活动

活动内容	时间（min）
普通的步行，擦地板，装卸行李，看孩子，洗车	20
快步走，骑自行车，照顾老弱患者，收拾庭院，陪孩子玩（中等强度的走路、跑步）	15
除草（使用电动除草机，边走边除），移动家具，上下楼梯，除雪	10
搬运重物	7~8

根据体重，可用以下换算公式算出 1 MET-hour 的身体活动量所对应的能量消耗量。

能量消耗量（kcal）=1.05 × MET-hour（代谢当量 × 小时）× 体重（kg）。

例如，某人体重 75 kg，以每小时 4 km 的速度快走 30 min，其代谢当量为 3 METs，则能量消耗量为：

75 kg × 3 MET × 0.5 h × 1.05 ≈ 118 kcal（在实际应用中通常忽略 1.05，此时能量消耗量约为 113 kcal）。

表 3-4-5 列举了不同体重人群 1 MET-hour 的身体活动量对应的能量消耗量。

表 3-4-5　不同体重人群 1 MET-hour 的身体活动量对应的能量消耗量

体重（kg）	40	50	60	70	80	90
能量消耗量（kcal）	42	53	63	74	84	95

注：能量消耗量为包括安静状态下的能耗在内的总能量消耗量。

（3）千步当量。我国 2011 年推出了《中国成人身体活动指南（试行）》，该指南中身体活动量的基本衡量单位为"千步当量"。该指标的提出是为了便于我国居民估计和折算各类身体活动的活动量或能量消耗量。1 个千步当量相当于普通人中等速度（4 km/h，代谢当量为 3 METs）步行 10 min（约 1 000 步），即 3 MET × 10 min=30 MET-min=0.5 MET-hour 的身体活动量。

千步当量也可以根据体重转换为能量消耗，体重为 60 kg 的人进行 1 千步当量的活动，其能量消耗为：

0.5 MET-hour × 60 kg × 1.05=31.5 kcal（约 132 kJ）

二、身体活动的测量方法

身体活动的测量方法分为两类。一类是借助于仪器、试剂进行测量的客观测量方法，多用于实验研究，是从能量消耗的角度对身体活动量进行测量。另一类是以身体活动问卷为主要形式的主观测量方法，多用于流行病学调查，是从身体活动的强度、频率和每次活动持续的时间三方面来评价身体活动水平。

1. 客观测量方法

客观测量方法包括双标水法、间接能量测定法、心率监测法及运动传感器监测法。双标水法、间接能量测定法不适合在大范围人群中应用。

（1）心率监测法。心率监测法的原理：心率在一定范围内，通常是110~150次/分，与耗氧量呈线性关系。心率是测量身体活动的一项客观指标，但心率监测法容易受到环境温度、湿度、情绪变化和身体姿势的影响，因此单纯记录心率用来测量身体活动不够准确，特别针对低水平身体活动如缓慢步行等。

（2）运动传感器监测法。运动传感器可以固定在身体上，通过感应肢体或躯体的运动或加速度来测量身体活动。常见的运动传感器为计步器和加速度传感器。

1）计步器。计步器是机械式步伐计数器，可以感应垂直方向的运动。当人们以正常的步速行走时，计步器能够精确记录行走的步数。目前已有应用计步器计算步行能量消耗和1日总能量消耗的公式。计步器不适合测量行走缓慢或步态失调的老年人。

2）加速度传感器。加速度传感器通过感应水平、侧面和垂直方向的加速度来测量身体活动的频度和强度。与计步器相比，加速度传感器的优点是可以提供活动强度、频率等信息，其输出结果更能反映人体的真实活动情况，但加速度传感器对上楼梯、骑自行车、搬运物体等非全身运动的测量不准确。

2. 主观测量方法

（1）问卷调查。问卷调查一般分为自填式和访谈式，在一些人群调查中还经常采用集体讲解和个别指导相结合的形式组织问卷调查。目前，应用比较广泛的有国际身体活动问卷（IPAQ）、全球身体活动问卷（GPAQ）、明尼苏达休闲时间身体活动问卷（MLT PAQ）等。

IPAQ在对身体活动进行评价时，不仅关注身体活动的能量消耗，而且重视活动的频率和每天活动时间。IPAQ身体活动分级见表3-4-6。

（2）日志记录。以日志的形式记录一天中各种身体活动的情况和时间，可以较为准确地掌握总的身体活动水平。

表 3-4-6　IPAQ 身体活动分级

分级	标准
不足	不符合以下两级分类标准的活动
中等	符合以下任意一项者： 高强度身体活动≥3 天/周，每天≥20 min； 中等强度身体活动和/或步行≥5 天/周，每天≥30 min； （步行/骑自行车+中等强度身体活动+高强度身体活动+重度/中等强度家务劳动）≥5 天/周，且以上活动累计≥600 MET-min/周
充分	充分符合以下任意一项者： 高强度身体活动≥3 天/周，且高强度身体活动≥1 500 MET-min/周 （步行/骑自行车+中等强度身体活动+高强度身体活动+重度/中等强度家务劳动）=7 天/周，且以上活动累计≥3 000 MET-min/周

三、体适能评价方法

评价体适能的方法有多种，下面主要介绍心肺耐力、肌肉力量和柔韧性素质的评价方法。

1. 心肺耐力的评价

心肺耐力的评价方法是按照自己感觉有点吃力的速度快步走 3 min，测量行进的距离（m），用得到的结果对照表 3-4-7 评价心肺耐力情况。如果结果超过了表 3-4-7 中自身性别、年龄所对应的数字，说明体适能基本达标。反之，如果测评结果低于表 3-4-7 中的相应数字，体适能就没有达标。患有慢性病的人，应在咨询医生后，安全地进行评价；有强烈膝关节疼痛和强烈腰疼时不能评价；避免在酷暑和酷寒的天气里进行评价。

表 3-4-7　不同性别、年龄人群的步行距离

	年龄	20 岁	30 岁	40 岁	50 岁	60 岁
男性	3 min 步行距离（m）	375	360	360	345	345
	步行速度（m/min）	125	120	120	115	115
女性	3 min 步行距离（m）	345	345	330	315	300
	步行速度（m/min）	115	115	110	105	100

台阶实验是评定心肺耐力的另一种主要测定方法，主要通过观察定量负荷所能持续运动的时间，以及运动后心率恢复的速度来评定心肺耐力。台阶指数=〔运动持续

时间（s）÷（3次测量脉搏数之和 ×2）] ×100。3次测量脉搏时间段分别为运动后1分钟至1分30秒、2分钟至2分30秒、3分钟至3分30秒。不同人群有不同的测试器材与方法。

2. 肌肉力量的评价

测定肌肉力量的指标有：握力、纵跳、俯卧撑（男）和一分钟仰卧起坐（女）。

握力测量方法：被测者转动握力计的握距调节钮，调至适宜握距，然后用有力手持握力计，身体直立，两脚自然分开（同肩宽），两臂自然下垂，开始测试时，用最大力紧握上下两个握柄。测试两次，取最大值，记录以千克为单位，保留小数点后一位。握力体重指数 = 握力（kg）÷ 体重（kg）× 100。

3. 柔韧性素质的评价

柔韧性素质的评价方法包括评价躯干和下肢柔韧性的坐位体前屈实验、评价肩关节活动的持棍转肩实验和双手背勾（摸背）实验，以及评价躯干旋转活动性的臂夹棍转体实验等。

坐位体前屈测试时，需要一块有垂直背靠面的平地及一个宽 50 cm、高 30 cm 的三面测试木箱。被测者坐在垫子上，背及臀部紧靠在垂直面上，两腿并拢，膝关节保持伸直状态，脚尖向上；将箱体架在双腿上方，双手尽量伸直，以虎口握住箱体边缘；测试时，身体尽量前倾，并缓慢推动箱体，测量木箱滑动的距离。目前也有专业的坐位体前屈测试器，操作更简便。

学习单元3　身体活动干预

一、身体活动干预的内容及方法

1. 身体活动干预的内容

身体活动干预是通过选择合理的身体活动方式，对健康、亚健康及患病人群（主要是慢性病患者）进行生活方式的干预。身体活动干预的目的是改变不利于健康的久坐少动生活方式，降低缺乏运动和运动不足人群的比例，改善健康状况和提高生命质量。身体活动的健康效益有赖于长期坚持，机体在重复一定强度的活动的过程中所产生的适应性，也可降低发生运动意外伤害的风险。身体活动干预的内容主要包括以下几项。

（1）活动强度。中等强度（3~5.9 METs）身体活动，如4~7 km/h的快走和低于7 km/h的慢跑，可以降低心血管疾病、糖尿病、结肠癌、乳腺癌等慢性病的发病风险和病死率。强度大于或等于6 METs的活动具有更强的促进健康和预防疾病作用；强度小于3 METs的活动可以增加能量消耗，有助于体重控制。

（2）身体活动量。每周150 min中等强度或75 min高强度（约每周8~10 MET-hour）的身体活动总量可以增进心肺功能、降低血压和血糖、提高骨密度、保持或增加瘦组织、减少体内脂肪堆积、控制不健康的体重增加等，可以使冠心病、脑卒中、2型糖尿病、乳腺癌和结肠癌的发病风险降低20%~30%。身体活动量增加到每周300 min中等强度或150 min高强度（总量为20 MET-hour），可以获得更多的健康效益。

（3）活动时间。每天30 min中等强度身体活动对心血管疾病、糖尿病和相关癌症的预防作用证据充分，延长活动时间可以获得更大的健康效益。虽然增加身体活动强度和延长中等强度活动时间都能增加活动量，但后者发生运动伤害的风险会更低。有证据显示，过多的久坐行为显著增加全死因死亡风险、心血管疾病发病风险与死亡，以及2型糖尿病发病风险。

2. 身体活动干预的方法

为取得更好的健康效益、预防运动伤害，身体活动干预应从健康教育开始，通过健康状况筛查、身体活动水平调查、运动能力评价，结合个人兴趣和生活环境，根据个体或群体的具体情况进行干预。根据实施形式，身体活动的干预可以分为自主实施和专业指导实施两类。专业指导实施是针对不同的干预对象开具相应的运动处方，是健康管理师干预和指导身体活动的主要方法。

二、运动处方概述

1. 运动处方的概念

运动处方是对从事体育锻炼者或患者，根据医学检查资料（包括运动实验和体力测验），按其健康、体力及心血管功能状况，用处方的形式规定运动种类、运动强度、运动时间及运动频率，提出运动中的注意事项。运动处方是指导人们有目的、有计划和科学地锻炼的一种方法。

2. 运动处方的特点

（1）普及面广。特别是预防和保健性运动处方简明易懂，容易被大众所接受。

（2）目的性强。运动处方有明确的近期目标和远期目标，运动处方的制定和实施都是围绕运动处方的目标进行的。

（3）计划性强。运动处方的内容安排必须要有较强的计划性，使运动处方更易实施。

（4）针对性强。运动处方是根据每个参加锻炼者的具体情况制定和实施的，针对性越强，锻炼效果越好。

（5）科学性强。运动处方的制定和实施过程严格按照康复体育、临床医学、运动学等的要求进行。

3. 运动处方的分类

（1）预防和保健性运动处方。预防和保健性运动处方是针对健康者的运动处方，可以增强体质，提高健康水平。

（2）治疗性运动处方。治疗性运动处方是针对患有某些疾病或外伤且无运动禁忌者的运动处方，可以治疗疾病，提高康复医疗的效果。

（3）竞技训练运动处方。竞技训练运动处方是针对运动员的运动处方，可以提高身体素质和竞技水平。

4. 运动处方的作用

（1）增进身体健康。包括两个方面，其一是预防疾病，特别是生活方式疾病；其二是改善身体状态，提高对环境的适应能力。

（2）提高身体机能与素质。运动处方可以指导锻炼，使心肺机能及肌肉力量、耐力、爆发力、速度、灵敏度、柔韧性等素质加强，提高体适能。

（3）辅助治疗疾病。运动可以作为康复疗法的一种手段，提高临床康复的效果。

三、运动处方的制定

1. 制定运动处方的基本原则

（1）因人而异的原则。健康管理师根据每一个锻炼者或患者的具体情况，制定出符合个人身体客观条件及要求的运动处方。

（2）有效的原则。运动处方的制定和实施应使锻炼者或患者的功能状态有改善。在运动处方的实施过程中，锻炼者或患者要按质、按量地认真完成各项练习。

（3）安全的原则。锻炼者或患者按运动处方运动时，应保证在安全范围内进行。健康管理师在制定和实施运动处方时，应严格遵循各项规定和要求，以确保安全。

（4）全面的原则。健康管理师在运动处方的制定和实施过程中，要注意维持人体生理和心理的平衡，以达到促进全身心健康的目的。

（5）调整的原则。一个安全有效的运动处方应在实施过程中不断调整。一般情况下，锻炼者或患者按运动处方坚持锻炼8周就能收到较好的锻炼效果；后续若按原处方规定的运动负荷锻炼效果不大，就需要对运动处方进行调整。

2. 运动处方的基本内容

运动处方的基本内容包括运动的频率（frequency）、强度（intensity）、时间（timing）和种类（type）4个身体活动基本要素（即FITT），以及身体活动量（volume）和进度（progress）2个运动量要素，即FITT-VP原则。FITT-VP原则决定了运动干预的特征和健康效益水平。其中，运动的进度取决于运动干预的目的、个体健康状况、体适能水平等。运动干预过程中适时调整以上各运动要素的时间、幅度等，以避免发生有关运动风险并达到预期的运动目标。

运动处方的制定和实施都是围绕运动目标进行的。运动目标有消遣娱乐、强身保健、健美减肥、防治疾病、提高运动成绩等，主要根据锻炼者的性别、年龄、职业、爱好、身体健康状况等的不同而定。运动目标不同，运动的种类、强度、时间和频率也会有差异。

在运动处方实施过程中，由于运动环境、个人身体条件等的变化，使得运动前制定的处方可能有不适合的地方，因此要反复调整、修正，才能使运动处方更科学合理，保证人们在安全、有效的运动中愉悦身心，增强体质。同时，运动进度视个人能力、耐力、健康状况、年龄、喜好及目标而定，一般分为起始阶段、适应阶段及维持阶段。

3. 运动处方制定的程序

（1）健康筛查和发生意外的风险评估。一个日常身体活动很少的人在开始参加运动锻炼前需要进行健康筛查；已经建立规律的身体活动生活方式者在参加剧烈运动前也应该做健康状况的检查；具有发生运动会诱发心血管意外危险因素的高危个体更需要定期进行必要的医学检查，根据健康风险评估结果制订全面的身体活动干预计划。

健康筛查需要收集病史、症状体征和各种医学检查的信息，由此进一步对干预对象参加运动锻炼发生意外的风险进行评估和危险度分级，在此基础上提出身体活动的干预计划以及安全保障措施。健康筛查的基本程序如图3-4-1所示。

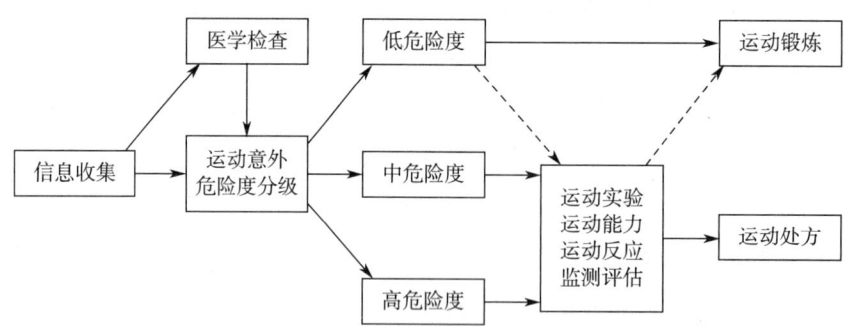

图3-4-1 健康筛查的基本程序

1）收集病史、症状和体征，进行健康筛查。重点收集用于筛查心血管健康以及与运动功能有关的信息。一个日常很少进行身体活动的人，在决定参加运动锻炼时，应运用表3-4-8进行健康初筛。

表3-4-8 健康初筛问卷

一个日常很少进行身体活动的人，在决定参加运动锻炼时需要回答下列问题	是	否
①是否因心脏的某些疾患，有专科医生建议你限制身体活动的强度？		
②活动时是否感到胸痛？		
③在过去的1个月中，不活动时，是否有过胸痛？		
④是否有过因头晕而失去平衡，甚至失去知觉的情况？		
⑤有没有骨关节系统的疾患，运动是否加重病症？		
⑥现在是否服用降压或治疗心脏病的药物？		
⑦有没有其他身体健康的理由影响你参加运动锻炼？		
⑧年龄满70岁？		

上述所有问题，如有一项的回答为"是"，则应建议被干预对象去就诊，根据具体情况做进一步检查。必要时，健康管理师要请专科医生会诊，决定被干预对象是否可以运动；如可以参加运动，健康管理师应针对具体情况开具运动处方。患者运动处方的制定应有医生或健康管理师的参与，并得到医生的最后批准。

如果上述所有问题的回答都为"否"，健康管理师可以建议被干预对象开始调整身体活动量，并为其开具运动处方。

更细致的病史和健康状况可以采用表3-4-9收集。

表3-4-9 病史和健康状况调查问卷

项目	病史和健康状况	是	否
病史	心肌梗死、心绞痛、心肌病变 心脏手术 心脏介入治疗 心脏起搏器植入除颤治疗 心脏瓣膜病 心力衰竭 心脏移植 先天性心脏病 正在服用心脏病治疗药物		
症状	用力时胸部感觉不适 曾经有过不明原因的气短 曾经有过头晕、昏厥		
其他健康问题	已诊断患有糖尿病 已诊断患有哮喘或其他肺部疾病 短距离步行小腿有烧灼感或肌肉痉挛 有限制活动的其他肌肉或骨关节问题 担心运动会发生安全问题 正在服用处方药 妊娠状态		

如果干预对象已经处于疾病状态，但是没有就医诊断和治疗，健康管理师可以通过表3-4-10进行初步判断，并提出是否需要进一步就医的建议。有表中所列一项以上症状或体征者，必须由专科医生决定其是否可以参加运动锻炼。

表 3-4-10 心血管、呼吸、代谢疾病的主要症状和体征

症状和体征	说明
胸、颈、肩、臂等反映心肌缺血区域的疼痛或不适（心绞痛相关症状）	心肌缺血的特征包括： 体感：压抑、紧缩，感觉沉重 部位：胸骨中、上部，可放射至双臂、双肩颈项、两颊、牙齿、手指 诱发因素：运动或用力、激动、其他形式的应激、寒冷、餐后 非心肌缺血的特征包括： 体感：钝痛，如刀割、刺痛、针扎，被穿透感 部位：左胸 诱发因素：运动后，与特异的身体动作有关
安静或轻微用力时感觉气短	呼吸困难：呼吸异常、不适的感觉，为心肺疾病的主要症状。健康、有训练个体过度用力，或健康、无训练个体重度用力的情况下发生这种情况属于正常。但在安静或轻度用力的情况下发生此类症状，提示心功能异常或慢性阻塞性肺疾病
头晕或晕厥（失去知觉）	最常见的原因是脑供血不足，运动中的头晕和晕厥可因心功能异常、心输出量不足所致。这种状况可危及生命，可为严重的冠心病、心肌肥厚、主动脉狭窄、严重室性心律失常的结果。尽管健康人因静脉血液回流不足，有时也会发生这种症状，运动停止后，头晕和晕厥症状可以迅速缓解，但对这种症状不能掉以轻心
端坐呼吸、夜间阵发性呼吸困难	端坐呼吸：卧位安静状态下发生呼吸困难，而直立站位或坐位可以缓解。夜间阵发性呼吸困难：入睡后 2~3 h 发生的呼吸困难，坐起可以缓解。二者均为左心功能异常的症状
下肢水肿	下肢水肿可能由于静脉栓塞或淋巴管阻塞所致。下肢水肿通常与严重心衰、肾病、肝硬化等疾病有关
心悸、心动过速	心悸：心脏强力快速搏动的不舒服感觉，由各种心律异常如心动过速、心动过缓等诱发。焦虑、高心搏出状态也可以造成心悸，如贫血、发热、甲状腺功能亢进、动静脉瘘等
间歇性跛行	间歇性跛行：在动脉粥样硬化等原因造成血管狭窄的基础上，由运动诱发的肌肉供血不足引起的疼痛。在坐或站立时不发作，但在肌肉收缩时可每天发作，在上楼、上坡时症状加重，停止活动后 1~2 min 消失，常常被主诉为抽筋。有间歇性跛行症状者，冠心病发病率更高。糖尿病患者发生间歇性跛行的危险性增加
心脏杂音	心脏杂音多是心脏瓣膜病和其他心血管疾病的表现。从运动安全角度考虑，需要特别排除心脏杂音是肥厚型心肌病和主动脉狭窄所致的可能。因为这些疾病是造成运动性猝死的最常见原因

续表

症状和体征	说明
一般活动引起的异常疲劳和气短	虽然这类症状的原因可以为良性、非器质性改变。但也可能是心血管、呼吸或代谢疾病发生的信号

2）风险评估和危险度分级。健康管理师依据收集到的信息和其他临床数据，可以对被干预对象参加运动锻炼发生心血管意外的风险进行评估，即对冠心病危险因素进行评分和危险度分级。针对不同危险度的对象，健康管理师应制定不同的运动处方。表 3-4-11 和表 3-4-12 为美国运动医学会推荐的冠心病危险因素评分和运动意外伤害风险分级依据，实践中可参照应用。表 3-4-12 中所列的针对不同危险度对象的措施可作为进一步制定运动处方的依据。

表 3-4-11　冠心病危险因素评分

指标	描述（每项指标记分一次）	记分
家族史	心肌梗死、冠脉再通、父亲或兄弟 55 岁前猝死、母亲或姐妹 65 岁前猝死	1
吸烟	现在或 6 个月之内吸烟	1
高血压	两次测量收缩压≥140 mmHg，舒张压≥90 mmHg，服用抗高血压药物	1
血脂异常	LDL-C>3.26 mmol/L、TC>5.0 mmol/L，HDL-C<1.04 mmol/L，服降脂药	1
HDL-C	>1.5 mmol/L	-1
空腹血糖	两次测量均≥5.56 mmol/L	1
肥胖	BMI≥28 kg/m²，男性腰围≥90 cm，女性腰围≥85 cm	1
生活方式	每周中等强度身体活动 <150 min	1

表 3-4-12　运动意外伤害风险分级

分级	依据	措施
低	男性 <45 岁，女性 <55 岁，表 3-4-11 记分≤1	从事一般运动锻炼没有限制，无须进一步健康筛查
中	男性≥45 岁，女性≥55 岁，表 3-4-11 记分≥2	从事剧烈运动前建议进行医学监督下的运动实验
高	具有表 3-4-10 所列症状体征 1 项或以上，或已确诊心血管、呼吸、代谢系统疾病	需进行医学监督下的运动实验，其运动处方的制定应有临床医生参与，在确保运动计划没有安全问题之前，运动锻炼应有医学监督，之后定期访视运动锻炼情况

3）运动实验和运动能力评估。运动实验和运动能力评估是运动意外危险度分级的重要组成部分，根据病史、症状和其他临床检查可以做出危险度初步分级。其中，中危险度对象从事剧烈运动前，应通过运动实验对其运动能力进行评价，同时通过运动过程中的医学监督，对运动中可能暴露的心脏病理损害进行探查和诊断，评估可能发生运动诱发心血管意外的风险，并进一步明确危险度分级。对40岁以上低危险度对象，建议通过运动实验对其运动能力进行评价。高危险度的对象参加运动训练前必须进行医学监督下的运动实验，根据实验结果和临床表现，在医生参与下制定运动处方。

（2）身体活动量和体适能的评价，运动史等有关信息收集

1）对现在的身体活动量的评价。对现在的身体活动量，可使用身体活动水平评价标准（见附表2）进行非定量评价；也可以使用表3-4-13，用MET-hour来定量评价，与身体活动量和运动量的目标比较；或者根据身体活动种类、时间等计算目前的能量消耗，并与能量消耗目标比较。

表3-4-13 身体活动量的评价表

日期	活动内容			运动MET-hour	生活活动MET-hour	合计MET-hour
星期一						
星期二						
星期三						
星期四						
星期五						
星期六						
星期天						
合计						

2）体适能评价。为了进行与体适能水平相适应的运动，需要评价现在的体适能，评价方法如前所述。

3）运动史等有关信息的收集。干预计划应当采用被干预者能够理解和接受的形式，并与其共同制定。在运动处方制定过程中，健康管理师可以和被指导者一起讨论以下问题：

①个体主观感觉如何，客观评估又如何。——选择与现在体适能水平相当的运动，从低水平开始，循序渐进，逐渐增加运动量。

②喜欢单独运动还是和他人一起运动。——单独锻炼，没有干扰，感觉更加放松；

或者与朋友或家人一起运动感觉更好。

③喜欢在室内还是户外进行锻炼。

④喜欢运动时有人指导还是完全靠自己。

⑤每天什么时间安排运动锻炼最适宜。

⑥最喜欢什么类型的运动。

⑦为下几周准备进行的锻炼做计划,并且按照计划去执行。

⑧确定短期目标和长期目标。先确定短期目标,如前两周可以安排每天常速步行10 min。当这一目标达到以后,再确定一个新目标,同时确定长期目标。

⑨制订锻炼计划,见表3-4-14。

⑩定期检测体适能变化,评估计划完成情况并及时调整。

表3-4-14 运动计划和记录

运动种类	运动量	完成情况
每日合计		

(3)制定运动处方。根据以上调查、测定的结果,结合身体活动的目的,根据运动处方的FITT-VP原则,制定运动处方。

1)运动种类。根据体适能状况和个人爱好选择运动种类。一般维持和增进健康所需的身体活动应包括提高心肺耐力、肌肉力量与耐力,以及增强灵活性和柔韧性的活动,包括以下几类。

①有氧耐力运动,如步行、慢跑、游泳、骑自行车、舞蹈、游戏等。

②抗阻运动,如杠铃、哑铃、专用器械的重复操作,也可以徒手进行,推荐多关节练习。

③柔韧性训练,以缓慢拉伸大肌肉群为主,如伸展、屈曲、扭转肢体和躯干。

④日常生活中的身体活动,包括工作、外出往来、家务和闲暇时间的身体活动。一般锻炼者运动项目的选择应以有氧运动为主。

⑤尽可能减少静态行为活动。

2）运动强度

①有氧耐力运动。对于一般健康成人，若以最大心率百分比衡量运动强度，60%～75% HRmax 就足以达到锻炼和改善心肺功能的目的，日常锻炼可由中低强度（40%～60% HRmax）逐渐过渡到中高强度（60%～90% HRmax）。心肺功能水平低者，20% HRmax 的运动强度也能起到锻炼心肺功能的作用。运动强度的增加一般每周不超过 20%，最终目标是能够连续完成 20～30 min 中高强度运动。在制订运动计划时，可先增加运动时间和频率，适应以后再增加强度，如每 6 节训练增加一次运动强度，增加量不超过 5% HRmax。

②抗阻运动。抗阻运动以中等强度（如 60%～70% 的 1-RM）为宜，每次至少练习 1 组，每组重复 10～15 次。例如，以杠铃为参照物的 1-RM 为 100 kg，则推荐的中等强度为 60～70 kg。

③柔韧性训练。柔韧性训练的适宜强度为拉伸至感觉到肌肉拉紧或有轻微不适。

3）运动时间

①有氧耐力运动。中等强度运动每天累计 30～60 min，且每次至少 10 min，每周累计 150～300 min。或每天至少 20～30 min（每周不少于 75 min）的较大强度运动，或中等强度和较大强度相结合的运动。

具体运动时间同运动强度有关。强度较大时，运动时间可相应缩短；强度较小时，运动时间应适当增加，范围为每天 15～60 min。这里不强调每次运动时间均达到期望值，而是以每天或每周的累计时间计算。

不同健康目标下的能量消耗—健康效益关系，以及与之相适应的运动内容可能不同。例如，维持体重需要达到一个总的身体活动能量消耗值，需要每天 60～90 min 的中等强度身体活动量。又如，若以降低各种慢性病的发病风险为目标，30 min 中等强度的身体活动对于体重正常者或肥胖者都有效果。

分段（10 min 为一段）累积 30 min 身体活动，其效应相当于持续 30 min 的身体活动。现有证据提示，累积爬楼梯级数，男性每周 100～125 级楼梯，女性每周 85～100 级楼梯，每次至少 5 层，有助于改善心血管系统的健康水平。

②抗阻运动。肌肉力量和肌肉耐力的锻炼强度应能维持对肌肉的一定刺激，推荐每次运动 15～20 min，且同一肌群的练习时间应至少间隔 48 h。

③柔韧性训练。在进行柔韧性训练时，大多数人静力拉伸适宜保持 10～30 s，每个柔韧性训练总时间为 60 s。

4）运动频率

①有氧耐力运动。有氧耐力运动的运动频率强调经常或规律，建议每周运动 3～5

天,即每周≥5天中等强度运动,或每周≥3天较大强度运动,或每周3~5天中等强度与较大强度运动相结合。这里强调规律,一方面因为平常缺乏身体活动的人,只有经过一定时间规律、适度的身体活动积累,才能显现出相应的健康促进效应;另一方面,日常有适度身体活动的人,如果停止规律的身体活动,相应的健康促进效应会逐渐消失。

②抗阻运动。抗阻运动要求每周对每个大肌群训练2~3天,且同一肌群的练习时间至少应间隔48 h。例如每周有2天进行仰卧起坐练习,同时哑铃练习2天。

③柔韧性训练。柔韧性训练每周2~3天,每天练习效果更好。

5)身体活动量。推荐健康成年人每周不少于150 min中等强度的运动,或每周身体活动量≥500~1 000 MET-min,或每天至少中速以上步行6 000步。每天能量消耗约为100~500 kcal,约相当于中等强度运动30 min到高强度运动60 min。

中国居民膳食指南推荐每天活动6 000步,换算成身体活动量约为每周8~10 MET-hour。WHO推荐的身体活动量目标是每周8.3~16.7 MET-hour。现在的身体活动量达不到目标的人,先要在日常生活中增加步行、骑车等生活活动,向达到目标的方向努力;已经达到目标的人,要在维持现在的身体活动量的同时,进行和自己体适能评价结果相适应的运动,以求增强体适能。

另外,也可根据健身目的确定目标。以健身目的是减轻体重为例:人体每减掉1 kg脂肪(约相当于腰围减少1 cm),需消耗能量7 200~7 800 kcal。例如,减重目标是10 kg,约需消耗能量72 000~78 000 kcal,取中值计算,如分5月完成(每月以30天计算),则每日约需额外多消耗或减少摄入能量75 000 kcal÷5÷30=500 kcal;结合饮食调控,再依据个体的体重、运动种类等确定运动强度和时间。

进行抗阻运动时,每个肌群练习2~4组,每组重复8~12次,组间休息2~3 min。进行柔韧性训练时,每个动作重复2~4次。

此外,还要增加日常生活中的身体活动,包括工作、外出往来、家务和闲暇时间的身体活动;同时减少日常久坐不动的行为,连续久坐时间不宜超过1 h。

6)注意事项。为确保安全,根据不同对象及运动种类和强度,提出相应的注意事项。

(4)根据实施情况对运动处方进行调整。被干预者按运动处方的要求锻炼一个阶段后,应再次进行健康检查、运动负荷测定和体力测定。一方面可以评价运动处方的实效,另一方面也可根据身体的变化,调整运动处方,使处方更具有针对性和实效性。

四、运动处方的实施

运动处方的实施应以每一次运动锻炼的合理安排为核心,以运动量的监控及医疗监督为重点,在确保安全的基础上,积累锻炼效果,实现运动处方的短期与长期目标。

1. 一次运动锻炼的安排

(1)准备阶段。准备阶段是通过准备活动,使身体机能从相对安静状态过渡到适宜强度的运动状态的过程。准备阶段常采用伸展性体操,以及其他运动强度小的有氧运动,如步行、慢跑、徒手操等。准备阶段的活动时长,可根据不同的锻炼阶段相应调整,如锻炼早期,准备阶段活动时长为 10~15 min。

(2)正式锻炼阶段。正式锻炼阶段是使身体维持在相对较高机能状态下持续运动锻炼的过程,是运动处方的主要实施阶段,也是达到康复或健身目的的主要途径。其运动种类、强度、时间、频率等,应按照运动处方实施,且运动时间至少为 15 min。

(3)整理阶段。整理阶段是指机体由激烈运动状态逐渐过渡到相对安静状态的过程。整理阶段常采用一些较轻松的身体练习,如散步、慢跑、放松操、自我按摩等。整理阶段的活动时长一般为 5 min 左右。

2. 身体活动强度和量的监控

身体活动强度和量的监控是指根据运动过程中和运动后身体的反应情况,锻炼者进行自我监测,调节身体活动强度和量。可采用前面已介绍的主观运动强度评分、靶心率等方法。

3. 运动进度

缺乏身体活动的个体参加规律运动时,运动种类、强度、时间和频率应循序渐进。运动进度取决于个体的体适能、健康情况、年龄和运动目标,可分为 3 个阶段(见表 3-4-15)。

表 3-4-15 运动进度参考表

	起始阶段	适应阶段	维持阶段
目标	产生轻度肌肉酸痛感与不适	逐渐增加运动刺激,以显著地改善心肺功能	长远地持续改善心肺功能
强度(上限)	40%~60% HRmax	50%~80% HRmax	70%~80% HRmax

续表

	起始阶段	适应阶段	维持阶段
所需时间	4~6周	4~8个月	持续
频率	一周3~4个时段	一周3~5个时段	一周3~5个时段
进度	缓慢	较快	缓慢

（1）起始阶段。该阶段运动强度应低于目标运动强度。开始时每次运动的总时间至少为10~15 min，然后逐渐增加。开始阶段一般为4~6周，健康情况差的人则需要6~10周。

（2）适应阶段。适应阶段的运动强度在2~3周内逐渐增强，达到目标水平。健康水平差的成年人和老年人需要较长时间适应，建议由间歇有氧运动逐渐发展为持续的有氧运动。

（3）维持阶段。该阶段常在训练4~8个月后开始。此阶段锻炼者的心肺功能达到目标水平，对继续增加运动负荷不感兴趣，要求运动负荷不变。这时可增加有趣味的体育活动，避免锻炼者因重复活动的乏味而放弃。

4. 运动中的医疗监督

在运动处方的实施过程中，预防与保健运动处方应提示锻炼者在运动中自我监督的注意事项；治疗性运动处方需在专业人员指导下实施，对于在运动中和运动后可能出现的不适症状，要及时分析原因，随时调整运动处方，以保证安全性。

（1）身体活动中的反应。人体承受体力负荷时，心血管、呼吸、神经、肌肉、骨骼、关节等系统和有关的代谢过程都会发生反应性变化。这些变化与体力负荷量、机体对体力负荷的适应程度、身体运动素质、个人健康和疾病状况等多种因素有关。健康管理师应通过测量和分析，了解机体对所承受的体力负荷的耐受程度，并据此判断产生的健康效益和存在运动风险的可能性。

对于发生运动风险的高危个体（如曾发生过心血管急性事件的人），如果在日常活动水平上增加运动量，需要了解和观察运动反应情况，一旦运动过程中出现不适症状，要及时调整运动处方。

（2）身体活动后的疲劳、恢复和适应。身体活动过程中的三个关键环节是疲劳、恢复和适应。体力负荷使人体产生疲劳，停止活动后疲劳逐渐缓解。机体反复经历从疲劳到恢复的过程后，会对一定体力负荷逐渐适应，增强耐受疲劳能力。合理的身体活动计划应循序渐进地增加活动量，使机体有一个适应过程，运动后疲劳能够及时恢复。

机体从运动后疲劳到恢复的变化过程，可以表现在各种生理、生化指标的变化上。通过这些指标对疲劳程度和恢复过程进行测量，可以分析体力负荷量与机体耐受力之间的关系。这种变化的良性过程会提高身体对体力负荷的适应和耐受能力。反之，可降低身体对体力负荷的耐受能力，累积可形成慢性疲劳。

（3）运动计划的调整。为了预防机体活动不耐受，健康管理师需要及时对个体身体活动反应做出判断，并相应调整活动量目标及活动种类、强度、时间、频率、总量等。随着活动计划的实施，个体的活动能力逐渐提高，同时健康和疾病状况也会得到改善。这些变化可能会改变机体的运动反应，增强机体对运动的耐受力，也可能会改变机体发生运动伤害的风险水平。因此，健康管理师应针对个体的具体情况，定期对其健康状况和运动能力进行再评估，并根据结果及时调整运动计划。

由于种种原因，干预对象常常不能坚持执行运动处方，甚至中途退出。为提高干预对象的参与度和达标程度，健康管理师在运动处方的组织实施中要注意以下几方面问题：①争取医生对身体活动干预计划的支持；②提供运动设施或器材，使其处于良好的运行状态；③区分哪些是需要特别督促的干预对象，强化针对他们的干预措施；④强调短期和可行的目标；⑤采用中低强度运动，降低发生外伤的危险水平；⑥鼓励干预对象与同伴一起锻炼；⑦制订干预计划时强调变化和兴趣，建立身体活动的习惯性模式；⑧争取干预对象家人和朋友的支持；⑨记录每日的身体活动；⑩定期进行体质评价以评估干预效果，提供个性化和专业的指导。

运动计划在实施过程中应定期进行调整。例如，在进入适应阶段之前要调整运动强度和频率，在适应阶段初期应半个月调整1次；到维持阶段，可1~2个月调整1次，后期逐渐延长到半年调整1次；健康情况发生变化或发生意外事件时，应及时调整运动强度和频率。一些药物会影响机体运动功能，如β受体阻滞剂对运动时的心率有影响、硝酸甘油和其他血管扩张剂可改变心率和血压等，因此用药发生变更时，也应调整运动计划。

（4）健康状况和运动能力的再评估。随着运动训练的持续，机体的运动能力提高；个体的健康状况和疾病状况也可能发生改变。这些变化会改变机体的运动反应、影响机体的运动耐受力，也会改变机体发生运动有关意外伤害的风险水平。因此，针对个体的具体情况，健康管理师需要定期对其健康状况和运动能力进行再评估。

（5）运动伤害及预防。运动锻炼可以预防疾病，但也有发生意外伤害的风险。一方面，对于运动时和运动后发生的疾病如运动外伤和急性心血管事件，运动本身可以是一个诱发因素，也可以是一个致病因素，如冠心病患者，可因运动锻炼增加心脏负荷而发生急性心血管事件。另一方面，如果运动计划安排得合理，冠心病患者也可耐受适量的体力负荷。

1）运动伤害的种类。常见的运动伤害大多是外伤，主要为关节周围的软组织和肌肉组织损伤。急性心血管事件造成的损害对健康和生命威胁更大，但实际发生率很低。特殊环境和疾病状态还可能增加特定类型的运动有关伤害，如与高温和大量出汗有关的脱水、糖尿病患者低血糖等。

2）运动伤害的影响因素。大多数与运动有关的意外伤害都受到身体内在承受能力与外部体力负荷量两方面因素的影响。

心血管、呼吸、神经、代谢、骨骼、关节等系统病变都有可能降低运动耐受力，增加发生意外伤害的概率。这些病变可以是已经确诊的疾患，也可以是潜在的、尚未诊断的结构功能损害，后者常常使运动伤害的发生显得更加意外。

3）运动伤害的预防和自我保护。把握体力负荷的度是预防运动伤害的关键，这里的"度"是运动强度、时间、频率和进度的综合考虑。另外，特定运动技能的熟练程度和其他有关情况也是需要考虑的影响因素。为避免运动伤害，锻炼中应注意：①量力而行、循序渐进，采取必要的保护措施；②学会自我监测运动中出现的不适症状；③掌握发生意外时的应急处置技能；④平常很少活动的人、中老年人、患者和有潜在疾患的个体，在开始锻炼和增加活动量时应进行必要的健康筛查和运动能力评估；⑤较大强度身体活动对心肺功能有更好的改善作用，但也易引起运动伤害，因此更应合理安排运动量。

学习单元4　不同人群身体活动指导

一、身体活动指导的内容

人群身体活动指导的主要内容包括：①人群日常身体活动水平评价，可使用通行的量表和评价方法。②运动促进健康知识教育，纠正错误认识，为被指导者克服行为改变存在的困难和障碍做出安排。③健康和疾病状况的评价，以及运动意外伤害风险分级。④身体活动推荐水平和内容，以自愿、循序渐进、量力而行和避免意外伤害为原则。WHO 对身体活动的推荐强度、时间和频率见表 3-4-16。⑤干预效果评价，可通过评价身体活动增加水平、业余体育锻炼参与率、体重变化及正常/非正常体重变化率、运动促进健康知识改变率及被指导人员慢性病变化趋势等实现。

表 3-4-16　WHO 身体活动推荐量

	有益健康	促进健康	增强身体素质	体育训练
强度	轻到中等强度	中等强度	中高强度活动	极高强度
时间	10 min 或更长	30 min 或更长	20 min 或更长	持续时间和频率根据个人身体素质状况而定
频率	每天	每天	每周 3 次	

二、不同人群身体活动指导建议

合理选择有益健康的身体活动量，应遵循"动则有益、贵在坚持、多动更好、适度量力"4 项基本原则。WHO 于 2010 年发布的《关于身体活动有益健康的全球建议》对不同年龄人群的身体活动提出了原则性建议，以下简要介绍针对三个年龄组：5~17 岁、18~64 岁、65 岁及以上年龄组人群的身体活动建议。

1. 5~17 岁年龄组的身体活动指导

对于该年龄组的儿童和青少年，身体活动包括在家庭、学校和社区环境内的玩耍、游戏、体育运动、交通往来、家务劳动、娱乐、体育课或有计划的锻炼等。为增进心肺、肌肉和骨骼健康，降低成年后慢性非传染性疾病的发生风险，建议如下：①应每天累计至少 60 min 中等到高强度身体活动；②大于 60 min 的身体活动可以提供更多的健康效益；③大多数日常身体活动应该是有氧活动。同时，每周至少应进行 3 次高强度身体活动，包括强壮肌肉和骨骼的活动等。

对于缺乏身体活动的儿童和青少年，建议采取渐进的方式增加身体活动量，最终达到上述推荐量。值得一提的是，对于那些目前还没有进行身体活动的孩子，即使其开始进行的身体活动尚未达到推荐量，也会给身体带来健康效益。

2. 18~64 岁年龄组的身体活动指导

对于该年龄组的成年人，身体活动包括日常生活、家庭和社区环境内的休闲时间活动、交通往来（如步行或骑自行车）、职业活动（如工作）、家务劳动、玩耍、游戏、体育运动或有计划的锻炼等。为增进心肺、肌肉和骨骼健康，降低慢性非传染性疾病和抑郁症的发生风险，建议如下：①应每周至少完成 150 min 中等强度有氧身体活动，或每周累计至少 75 min 高强度有氧身体活动，或中等和高强度两种活动相当量的组合；②有氧活动应该每次至少持续 10 min；③为获得更多的健康效益，成年人应增加有氧活动量，达到每周 300 min 中等强度或每周 150 min 高强度有氧活动，或中等和高强度两种活动相当量的组合；④每周至少应有 2 天进行大肌群参与的增强肌肉力量的活动。

建议也适用于该年龄组人群中患高血压、糖尿病等慢性非传染性疾病患者，前提是不存在运动禁忌。孕妇、产后妇女和曾发生心血管事件者，在计划达到该年龄组的建议身体活动量之前，需要采取特别的预防措施并寻求健康咨询。

《中国成人身体活动指南（试行）》与 WHO 的建议活动量和类型基本一致，区别在于引入了"千步当量"的身体动量指标，并强调了日常生活应活跃起来。具体建议为：①健康成年人每日身体活动量应达到 6~10 个千步当量；②经常进行中等强度的有氧运动；③积极参加各种体育和娱乐活动；④通过专门锻炼保持肌肉和关节功能；⑤日常生活"少静多动"。其中，"6~10 个千步当量"的身体活动包括了日常生活、交通往来、职业活动、业余锻炼等所有形式和强度的身体活动，不强调每次活动的持续时间，重视的是活跃的生活方式。"经常进行中等强度的有氧运动"强调了运动强度和频率，并推荐每次活动应该至少达到 10 min，每天应累积达到 4~6 个千步当量的身体活动量，每周活动 5~7 天，推荐每周身体活动总量为 24~30 个千步当量。同时，为了维持和提高肌肉功能，指南推荐进行基本运动功能练习及日常功能练习，建议每周练习 2~3 次，隔日进行适宜的阻力负荷练习。

3. 65 岁及以上年龄组的身体活动指导

对于该年龄组的老年人，身体活动包括在日常生活、家庭和社区中的休闲时间活动、交通往来（如步行或骑车）、职业活动（如果仍然从事工作的话）、家务劳动、玩耍、游戏、体育运动或有计划的锻炼。为增进心肺、肌肉、骨骼和功能性的健康，降低慢性非传染性疾病、抑郁症和认知功能下降等的发生风险，建议如下：①老年人应每周完成至少 150 min 中等强度有氧身体活动，或每周至少 75 min 高强度有氧身体活动，或中等和高强度两种活动相当量的组合；②有氧活动应该每次至少持续 10 min；③为获得更多的健康效益，该年龄段的老年人应增加有氧活动量，达到每周 300 min 中等强度或每周 150 min 高强度有氧活动，或中等和高强度两种活动相当量的组合；④活动能力较差的老年人每周至少应有 3 天进行增强平衡能力和预防跌倒的活动；⑤每周至少应有 2 天进行大肌群参与的增强肌肉力量的活动；⑥由于健康原因不能完成所建议身体活动量的老年人，应在能力和条件允许的范围内尽量多活动。

建议同时也适用于该年龄组的慢性非传染性疾病患者。患有特殊疾病（如心血管疾病和糖尿病）的患者，在计划达到对老年人的建议身体活动量之前，需要采取特别的预防措施并寻求健康咨询。

《中国成人身体活动指南（试行）》对老年人的身体活动建议与 WHO 一致。但更强调了老年人参加抗阻力锻炼和功能性锻炼的必要性，鼓励日常生活中的各种家务活动等，并以主观疲劳程度为主要衡量标准选择适宜的强度，量力而行。具体的老年人身体活动注意事项包括以下几项。①老年人参加运动期间，应定期做医学检查和随访。老年人患有慢性病且病情不稳定的情况下，应与医生一起制定运动处方。②感觉和记忆力下降的老年人，应反复实践掌握动作要领，宜参加个人熟悉并有兴趣的运动项目。为老年人编排的锻炼程序和体操，应注意动作简单，便于学习和记忆。③老年人应学会识别过度运动的症状。运动过程中，体位不宜变换太快，以免发生体位性低血压。运动指导者应注意避免老年人在健身运动中发生运动伤害。④体质较弱和适应能力较差的老年人应慎重调整运动计划，延长准备阶段和整理阶段活动时长。⑤合并有骨质疏松症和下肢骨关节病的老年人，不宜进行高冲击性的活动如跳绳、跳高、举重等。⑥老年人在服用某些药物时，应注意药物对运动反应的影响。例如，美托洛尔和阿替洛尔等 β 受体阻滞剂会抑制运动中心率的增加，评定活动强度时应该注意。

课程 3-5　跟踪随访

学习内容

学习单元	课程内容	培训建议	课堂学时
跟踪随访	1）跟踪随访的内容 2）跟踪随访的频率和方式 3）跟踪随访的记录模式 4）沟通技巧	（1）方法：讲授法、演示法、实训法 （2）重点：沟通技巧、SOAP模式 （3）难点：沟通技巧	2

■ 学习单元　跟踪随访

健康管理师在对个体或群体进行健康风险评估和分析后，最重要的工作就是对个体或群体进行健康指导与干预。健康管理过程包括健康评估—制订健康干预计划—实施健康干预措施—再评价健康干预效果—进一步调整健康干预计划和干预措施。健康管理通过长期的、连续不断的、周而复始的指导与干预过程，才能达到预期效果。跟踪随访是落实这一过程的基本策略。

一、跟踪随访的内容

1. 健康干预计划的落实

健康管理预期效果的取得，在于健康干预计划的严格执行落实。健康管理师在跟踪随访过程中，应先了解健康干预计划的落实情况，找出不能落实健康干预计划的原因，根据实际情况及时调整健康管理干预方案，督促和帮助服务对象严格执行干预计划。

2. 药物使用情况

对于患有慢性病的健康管理对象，健康管理师在随访时应了解患者就诊和药物使用情况，评价药物治疗效果及药物不良反应的发生情况，帮助患者了解常见药物不良反应的注意事项和处理措施，对于治疗效果不佳的患者，应督促其及时就医，以调整药物治疗方案。

3. 干预效果评估

（1）健康教育。健康教育是健康风险干预的基础，健康管理师在随访中应对个体相关健康风险的知识知晓情况、慢性病防治相关知识的知晓情况、态度转变及行为改变情况进行了解和评估，对群体还应计算知晓率、行为改变率等；同时应评估服务对象自我监测技能如血压测量、血糖监测、尿糖监测、胰岛素注射等的掌握情况，指导服务对象掌握如低血糖等紧急情况发生时的应对措施。

（2）危险因素状况。健康管理师主要评估可改变危险因素的变化情况，包括饮食、身体活动、吸烟、饮酒、摄盐情况、心理状态等，为调整健康干预计划和干预措施提供依据。

（3）健康指标

1）症状和体征。对慢性病患者，健康管理师通过跟踪随访了解患者的症状、体征、并发症等的改善情况，评估是否存在血压、血糖控制不佳，寻找控制不佳的原因，以便及时调整健康干预方案。

2）体格测量及实验室和辅助检查。测量身高、体重、心率、腰围，并计算体重指数；进行必要的化验检查如空腹血糖、餐后 2 h 血糖、总胆固醇、甘油三酯、高密度脂蛋白胆固醇、低密度脂蛋白胆固醇，以及尿酸、肌酐、尿蛋白、电解质等；进行必要的辅助检查如 24 h 动态血压监测、超声心动图、颈动脉超声、胸部 X 线等。健康管理师根据检查结果评估体重、体成分、腰围、腰臀比、血压、血糖等的达标情况，以及靶器官损害和并发症的发生情况，为进一步的健康干预提供依据。

二、跟踪随访的频率和方式

1. 跟踪随访频率

健康管理师根据健康风险评估的风险分级，确定随访频率。例如，高血压病风险一级要求至少每 3 个月随访 1 次，而高血压风险三级则至少每个月随访 1 次；对于糖尿病患者，常规管理要求每年至少随访 6 次，而强化管理则每年至少随访 12 次。

2. 跟踪随访方式

面对面随访是效果最好的跟踪随访方式，也可借助电子邮件、电话、微信、QQ、App 管理系统等途径进行跟踪随访。

（1）面对面随访。面对面随访是指健康管理师和服务对象通过直接见面交谈完成随访过程，包括门诊随访、家庭随访、集体随访等形式。面对面随访人力、物力成本高，但随访效果和干预效果好，是个体健康管理的重要形式。集体沙龙形式的随访，不仅可以方便健康管理师了解病情并及时反馈，还便于"同病相怜"的服务对象之间相互交流、分享，起到互相激励的作用。家庭随访一般仅用于行动困难的老年人、残疾患者等。

（2）借助其他媒介方式的跟踪随访

1）远程随访。健康管理师可通过电话跟踪随访中心进行电话随访；对中青年人群进行微信等网络随访；通过智能手机、血压管理 App 或移动可穿戴设备，进行远程跟踪随访。远程随访是未来健康管理的主要方式，干预成本低、效率高，但尚不能完全替代面对面随访。

2）发送健康教育资料。健康管理师还可采用邮寄或发送电子邮件等方式传播健康教育文字材料、视频资料，以开展健康干预，这种方式成本最低，但效果也较差。

三、跟踪随访的记录模式

1. 慢性病随访记录表

对于慢性病患者，健康管理师应为服务对象建立健康管理档案，填写慢性病随访记录表，如高血压患者随访记录表、糖尿病患者随访记录表，定期随访评估危险水平并详细记录，提出改善建议。

2. SOAP 模式

SOAP 类似于医生书写的门诊病历，是以问题为导向的记录基本模式，可应用于健康管理随访中，记录跟踪随访过程。其主要内容分为主观资料（subjective data，S）、客观资料（objective data，O）、健康评价（assessment，A）和干预计划（plan，P）4个部分。

（1）主观资料。主观资料是指健康管理师要询问服务对象的自我感觉、既往疾病史和家族史、生活方式等方面的情况。

（2）客观资料。客观资料是指健康管理师对服务对象的健康状况进行的检查，包括3个方面：①体格测量，如身高、体重、腰围、臀围、血压等；②实验室检查和辅助检查，如血液和尿液检测、心电图检查、X 线检查等；③其他疾病体征检查。

（3）健康评价。健康评价是健康管理师根据主观资料和客观资料，对服务对象的健康状况、危险因素暴露程度及未来患病风险进行全面评价。

（4）干预计划。干预计划是健康管理师根据对服务对象的全面评估，提出进一步的检查计划，并提供健康教育、膳食、心理、运动等方面的干预方案，同时约定下次随访日期。

健康跟踪随访案例

何某，男，46 岁。自诉近半年来常感疲乏无力、头昏，睡眠欠佳，情绪紧张，易烦躁。既往身体健康，否认疾病家族史。生活方式调查：睡眠不足，晚睡早起；饮食不规律；不吸烟，偶尔饮酒；极少参加体育锻炼。体检：血压 138/86 mmHg，心率 88 次／分，身高 175 cm，体重 88 kg。化验：胆固醇 6.26 mmol/L，空腹血糖 4.8 mmol/L。按 SOAP 模式进行健康咨询时，其记录格式见表 3-5-1。

表 3-5-1 SOAP 模式跟踪随访案例记录

日期	SOA（主观资料、客观资料、健康评价）	P（干预计划）
×年×月×日	S：近半年来常感疲乏无力、头昏，睡眠欠佳，情绪紧张，易烦躁。既往身体健康，否认疾病家族史。睡眠不足，晚睡早起；饮食不规律；不吸烟，偶尔饮酒；极少参加体育锻炼。 O：血压 138/86 mmHg，心率 88 次／分，身高 175 cm，体重 88 kg；胆固醇 6.26 mmol/L，空腹血糖 4.8 mmol/L A：根据该个体的主观资料和客观资料，考虑存在肥胖、血脂异常、高血压高危状态、不良生活方式	①进一步检查计划； ②教育计划； ③心理辅导； ④膳食指导； ⑤运动处方； ⑥随访计划
×年×月×日	……（继续记录 SOA）	……（继续记录 P）

四、沟通技巧

沟通技巧是指在人际交往中，为有效地达到预期目的而采用的语言和非语言的方式方法。用说、听、看、问、答、表情、动作等方式来传达信息是人际沟通的基本方式，每一种方式的运用都有一定的技巧，它直接影响沟通的效果。

1. 语言传播技巧

（1）开场技巧。初次见面的开场白很重要，它是交谈中暖场的过程。好的开场白给人亲切、友善、贴心的感觉，能够很快消除彼此间的陌生感，拉近彼此的心理距离。相反，不好的开场白可能会导致沟通中断。开场白一般多用打招呼、寒暄、介绍、问候等语言形式。

（2）说话技巧。健康管理师要使用服务对象熟悉、能听懂的语言，如使用当地语言和老百姓的习惯用语；语气和蔼可亲，语速适中，声音有起伏，吐字清晰，语调生动；谈话的内容简单明确，用词通俗易懂；注意把握谈话内容的深度，必要时运用图画、模型来辅助谈话，尽量避免使用生僻的术语；注意适当重复重点内容和不易被理解的概念；通过询问、观察，给对方以提问和思考的机会，及时取得反馈，并根据服务对象的反应调整说话方式；恰当地运用举例引证、示范与演示的技巧。

（3）倾听技巧。有效地听取对方讲话是人际沟通的基本技能之一。倾听是交流的基础，健康管理师只有了解服务对象的基本情况、存在的问题、对某些问题的想法及产生的根源，才能有效地进行健康指导与干预工作。倾听不仅仅是认真和专心地听，还包括从听到的信息中了解对方的意图和情感，概括所听到和所理解的要点。因此，健康管理师在听对方讲话时，应始终保持对服务对象的一种鼓励和重视的态度，包括耐心和集中精力听对方讲话；倾听中适当用虚词、微笑、点头等来表示对谈话的反应，使对方感到轻松和受到尊重；不要轻易打断对方，避免在听对方讲话时做其他事情，如接电话、看文件、看表等；对方讲话内容离题时给以适当的引导；不急于表达自己的观点，不轻易对对方的话下结论；注意辨别和理解服务对象的真实情感和思想；对敏感的问题要善于听出话外音，以捕捉真实的信息；等等。

（4）观察技巧。简单地说观察就是用眼睛看。服务对象往往会不自觉地以非语言方式表达出内心的活动，因此在语言交流之外，健康管理师还可以通过观察对方的目光、表情、动作来收集有用的信息。有时通过观察所获得的信息比用耳朵获取的信息更有价值，所谓"耳听为虚，眼见为实"就是这个道理。观察的技巧主要是细心、敏锐、全面和客观。细心的观察要建立在诚恳、坦然的基础之上，不能在对方讲话时不注意倾听，把视线转移到其他地方；更不能把细心的观察变成窥视，使对方产生反感情绪，导致沟通无法顺利进行。健康管理师观察时要非常仔细，眼光要敏锐，善于捕捉细微的变化，能够透过表面现象发现对方深层的内心活动和被掩盖的事实，从而获得真实的信息。健康管理师应具备敏锐的领悟能力，在头脑中应有一个全面的、基本的观察项目的框架，以免遗漏本该观察到的信息。健康管理师在观察中，不允许带有主观色彩对服务对象的情况做出判断。

（5）提问技巧。提问是人际沟通中获取信息、加深了解的重要手段。健康管理师可以根据沟通中需要获取的信息选用不同的提问方式。常用的提问方式有5种，每种提问方式会产生不同的谈话效果。一是开放式提问，即提问者对所问问题的答案没有任何限定。这类问题给回答者以思考的余地，有助于对方坦率地表达自己的意见，是获取反馈信息的良好方式，适用于需要谈话和交往活动继续进行下去的场合。二是封闭式提问，即提问者对所问问题限定了答案。这种提问方式，要求对方作出简短而确切的答复，如"知道"或"不知道"，"能"或"不能"，以及有关名称、地点、数量等的问题。三是探索式提问，即针对回答者对封闭式、开放式提问的回答，为了了解对方存在某种观点、认识、现象、行为的原因，提问者要进一步问"为什么"，以寻求更深层次的信息。探索式提问适用于对某一问题需要进行深入了解的场合。四是倾向式提问，即提问者把自己的观点加在问话中，有暗示对方说出自己想要的答案的倾向，适用于有意提示对方注意某事的场合。但是，在以收集信息为首要目的的活动中，应注意避免使用此类提问方式。五是复合式提问，指一句问话中包含了两个或两个以上问题。这种提问方式常使回答者感到困惑，不知如何作答，容易顾此失彼，遗漏其他问题。因此，在人际沟通中，健康管理师应尽量避免使用复合式提问。

健康管理师在提问时应注意对方的感受，营造轻松愉快的交流气氛，不要一个问题紧接一个问题地问；要设法使服务对象感到所提问题与自己利益相关，以吸引对方的注意并促使其回答问题；尤其要注意对敏感问题的提问形式，可以先问一般性问题，再逐步深入询问，不要单刀直入，还要注意选择适宜的交谈环境如时间、地点等；要了解对方的态度、观点等方面的信息，尽量使用开放式提问，避免使用封闭式提问；探索式提问时应特别注意语气缓和、态度轻松，不可用质问的语气；要想收集到真实信息，就不能用倾向式提问；问题尽量简练、明确，不使用复合式提问。

（6）反馈技巧。反馈及时是人际传播的一个重要特点。反馈技巧是指对沟通对象表达出来的情感或言行做出恰当的反应，这是建立良好人际关系的重要一环。健康管理师在人际沟通中对对方传递的信息给予及时的、恰当的反馈，可以促进交流的进行，使谈话进一步深入，也可使对方得到激励和指导；不能给予及时和恰当的反馈，则往往会影响沟通的进行，甚至导致沟通失败。

在人际沟通中有3种反馈形式：语言反馈、体语反馈和书面反馈。语言反馈是最常用的形式。体语反馈是用动作、表情等"身体语言"给予反馈。书面反馈是利用书面文字或符号给予反馈。在不宜用语言和体语进行反馈的情况下，健康管理师可以用文字或符号来传递信息。

依据性质的不同，反馈可分为多种形式，如积极性反馈表示一方对另一方言行的理解或赞同；消极性反馈表示一方对另一方言行的不理解、不赞同或反对；模糊性反馈表示一方没有对另一方表达出明确的态度和立场；鞭策性反馈表示一方对另一方的言行做出客观性的评价；情感性反馈表示健康管理师运用移情方法，对服务对象的感情流露做出恰当的反应，以表达自己已经理解对方的情感或思想。

（7）结束技巧。结束多指一次传播活动的完成，但常常预示着下一次传播活动仍待继续。所以，结束语常用感谢、激励和期待类的语言形式。

2. 非语言传播技巧

非语言传播技巧是指运用身体语言（包括静态体语和动态体语，即运用表情、眼神、动作等传递信息）、类语言和时空语言的传播技巧，即借助视、听、触觉等感官途径分享信息，增进沟通效果的一些技巧。

（1）表情。表情常常是沟通活动中最早、最丰富的一种表达，尤其是在近距离沟通时，健康管理师会不时看着对方的面部，观察其反应。所以，健康管理师要善于控制自己的面部表情，以丰富的面部表情向服务对象传递应传递的信息。

（2）眼神。眼睛是心灵之窗，内心的思想常会不自觉地通过眼神流露出来。目光的接触，常表示健康管理师对服务对象的尊重，但通常对视时间不宜超过 10 s，否则可能会引起不必要的误解。

（3）姿态。在沟通活动中，健康管理师的服饰、仪表、举手投足、站姿走姿，都会在一定程度上透露其内心活动、情绪状态、健康状况。所以，健康管理师要表现出体现自身健康的良好姿态。

（4）动作。动作主要是用于辅助解释和传授某种技能，如点头表示肯定，摇头表示否定，微笑表示友好，无关的动作尽量少做。健康管理师尤其要注意克服一些习惯动作，如甩头、抖腿、手指敲打等。

（5）距离。这里主要是指沟通双方的空间位置和距离。人际交往距离的大小取决于不同民族的文化传统及场合。东方人喜欢群聚，人际交往距离相对较近；西方人重视个人隐私，人际交往距离相对较远。在人际沟通中，健康管理师与服务对象交流时的距离一般掌握在 0.5～1.2 m。

（6）触摸。触摸主要是指抚摸、握手、搀扶、拥抱等沟通行为。健康管理师在应用时要特别注意地域、文化、场合对沟通双方的特殊要求，以防产生不当影响。

（7）类语言。健康管理师在沟通时改变声调、节奏，合理运用笑声，可以起到调节气氛的效果。

（8）时间语言。健康管理师如能提前到达会场或约会地点，准时赴约，可以给人以信赖感。

（9）空间语言。安静、整洁的环境，可给人以安全感和轻松感。健康管理师与谈话者之间不要放置大的障碍物，双方置身于有利沟通的空间位置，有利于增进交流。

（韦莉萍　吕永恒）

模块 4　不同人群的健康管理

- 课程 4-1　新生儿、婴幼儿、学龄前和学龄儿童的健康管理
- 课程 4-2　备孕妇女及孕产妇的健康管理
- 课程 4-3　围绝经期妇女的健康管理
- 课程 4-4　肥胖症患者的健康管理
- 课程 4-5　老年性肌肉衰减综合征患者的健康管理
- 课程 4-6　口腔常见疾病患者的健康管理
- 课程 4-7　吸烟及饮酒人群的健康管理

课程设置

课程	学习单元	课堂学时
4-1 新生儿、婴幼儿、学龄前和学龄儿童的健康管理	（1）新生儿的健康管理	3
	（2）婴幼儿的健康管理	3
	（3）学龄前儿童的健康管理	2
	（4）学龄儿童的健康管理	2
4-2 备孕妇女及孕产妇的健康管理	（1）备孕妇女的健康管理	2
	（2）孕妇的健康管理	4
	（3）产褥期妇女的健康管理	4
4-3 围绝经期妇女的健康管理	围绝经期妇女的健康管理	4
4-4 肥胖症患者的健康管理	肥胖症患者的健康管理	4
4-5 老年性肌肉衰减综合征患者的健康管理	老年性肌肉衰减综合征患者的健康管理	4
4-6 口腔常见疾病患者的健康管理	（1）龋齿病患者的健康管理	2
	（2）牙周病患者的健康管理	4
4-7 吸烟及饮酒人群的健康管理	（1）成瘾行为	1
	（2）吸烟人群的健康管理	2
	（3）饮酒人群的健康管理	2

课程 4-1　新生儿、婴幼儿、学龄前和学龄儿童的健康管理

学习内容

学习单元	课程内容	培训建议	课堂学时
（1）新生儿的健康管理	1）新生儿分类及生理特点 2）健康监测 3）健康风险评估 4）健康指导与干预 5）跟踪随访	（1）方法：讲授法、演示法 （2）重点与难点：健康监测与健康风险评估、健康指导与干预	3
（2）婴幼儿的健康管理	1）婴幼儿的生理特点 2）健康监测 3）健康风险评估 4）健康指导与干预 5）跟踪随访	（1）方法：讲授法、演示法 （2）重点与难点：婴幼儿的生理特点、国家免疫规划疫苗接种程序、健康监测与健康风险评估、健康指导与干预	3
（3）学龄前儿童的健康管理	1）学龄前儿童的生理特点 2）健康监测 3）健康风险评估 4）健康指导与干预 5）跟踪随访	（1）方法：讲授法、案例教学法 （2）重点与难点：健康监测与健康风险评估、健康指导与干预	2
（4）学龄儿童的健康管理	1）学龄儿童的生理特点 2）健康监测 3）健康风险评估 4）健康指导与干预 5）跟踪随访	（1）方法：讲授法、案例教学法 （2）重点与难点：健康监测与健康风险评估、健康指导与干预	2

学习单元 1　新生儿的健康管理

新生儿期是自胎儿娩出脐带结扎开始，至出生后满 28 天的一段时期。新生儿是婴儿的特殊阶段。新生儿从宫内依赖母体生存到出生后离开母体适应宫外环境，要经历身体各系统解剖和生理功能上的巨大变化，是生命最脆弱的时期，新生儿需经历一段时间的调整才能适应宫外环境，新生儿患病率和死亡率占儿童各年龄段患病率和死亡率的首位。新生儿健康管理的主要目标是监测新生儿生长发育指标，预防疾病，保护新生儿顺利度过适应期，以降低新生儿患病率和死亡率。

一、新生儿分类及生理特点

1. 新生儿的分类

由于新生儿出生胎龄、体重差别比较大，出生时状况各不相同，对不同新生儿进行分类，可以更好地做好不同新生儿的健康管理。

（1）根据出生时胎龄分类。①足月儿：胎龄满 37～42 周出生。②早产儿：胎龄不足 37 周出生。③过期产儿：胎龄超过 42 周出生。胎龄小于 28 周出生的早产儿称为超早早产儿。

（2）根据出生体重分类。①正常出生体重儿：出生体重为 2 500～3 999 g。②低出生体重儿：出生体重 <2 500 g。③极低出生体重儿：出生体重 <1 500 g。④超低出生体重儿：出生体重 <1 000 g。⑤巨大儿：出生体重 ≥4 000 g。

2. 新生儿的生理特点

（1）体格发育。新生儿期是婴儿期体格发育最快的阶段，是宫内生长的延续。新生儿出生时体重平均为 3.3 kg（2.5～4.0 kg），在营养足够的情况下，一个月内体重每天增长 25～35 g。正常足月儿满月后体重可增加 1～1.5 kg。足月儿的身长平均为 50 cm，满月后身长增加 4～5 cm。

（2）体温调节。足月儿体温调节中枢功能发育尚不完善，体温调节能力差，另外，皮下脂肪薄，体表面积相对较大，容易散热。对于低出生体重儿或早产儿，环境温度过低可导致体温不升，甚至可发生新生儿硬化病；环境温度过高则可导致脱水。故保温并维持适中温度对于新生儿来说非常重要。

（3）循环系统。循环系统主要由心脏和血管、淋巴系统组成。循环系统是将消化道吸收的营养物质和由肺吸进的氧气输送到各组织器官，并将各组织器官的代谢产物通过同样的途径经过血液循环、肺、肾排出体外。

新生儿和2岁以下婴幼儿的心脏位置较高且多呈横位，之后逐渐转为斜位。正常新生儿出生后血液循环发生显著变化：脐带结扎后，胎盘—脐血循环终止，由胎儿循环向成人循环转变；正常新生儿心率比较快，波动范围比较大，随年龄增长心率逐渐减慢，活动、哭闹、进食、发热等均可影响婴幼儿心率，一般体温每升高1 ℃，心率增加10~15次/分。因此，应在婴幼儿安静或睡眠时测量心率。婴幼儿呼吸与脉搏的关系见表4-1-1，足月儿血压平均为70/50 mmHg。

表4-1-1 婴幼儿呼吸与脉搏的关系

年龄	呼吸	脉搏	呼吸：脉搏
新生儿	40~45	120~140	1：3
1岁以下	30~40	110~130	1：3~1：4
2~3岁	25~30	100~120	1：3~1：4

（4）消化系统。消化系统包括消化管和消化腺，消化管包括口腔、咽、食管、胃、小肠和大肠。消化腺是分泌消化液的腺体，主要包括唾液腺、肝和胰。新生儿出生时已具有吸吮和吞咽反射，且两颊会出现坚厚的脂肪垫（俗称螳螂嘴）有利于吸吮，出生后即可开奶。新生儿及婴幼儿口腔黏膜薄嫩，血管丰富，唾液腺不发达，口腔黏膜干燥，易受损伤和发生局部感染，清洁口腔时，须谨慎。

婴儿胃呈水平位，当婴幼儿开始会走时，其位置逐渐变为垂直。新生儿的胃容量较小，约为20~50 mL，出生后第10天时增加至约100 mL。由于婴儿胃容量有限，因此每日喂食次数较多。婴儿胃平滑肌发育尚未完善，在充满液体食物后易使胃扩张，且食管下段贲门括约肌发育不成熟、控制能力差，以及吸吮时常吸入空气，易使婴儿发生呕吐或溢乳。

新生儿的小肠约为身长的8倍，肠壁肌层薄弱，通透性强，肠内毒素及消化不全的产物易经肠壁进入血液，引起中毒症状。

新生儿出生时肠道无菌，出生后2日出现双歧杆菌，出生后7日双歧杆菌数量到达高峰，为新生儿肠道中的优势菌。母乳喂养儿的肠道环境有利于双歧杆菌的生长。人工喂养儿和混合喂养儿肠内的大肠杆菌、嗜酸杆菌、双歧杆菌及肠球菌所占比例几乎相等。出生后 10~12 h 开始排胎粪，2~3 天排完。胎粪由胎儿肠道分泌物、胆汁及咽下的羊水等组成，呈糊状墨绿色。若新生儿生后 24 h 仍不排胎粪，应检查是否有肛门闭锁或其他消化道畸形。由于新生儿肝中葡萄糖醛酰基转移酶活力低，出生后常出现生理性黄疸，同时肝对多种药物处理能力低下，还易发生药物中毒。

新生儿唾液腺发育欠成熟，唾液分泌较少，其消化道已能分泌消化酶，但消化酶活性较低，唾液中淀粉酶和胰淀粉酶含量和活性低，3~4 月龄的婴儿唾液腺逐渐发育完善。新生儿肝分泌的胆盐较少，脂肪的消化与吸收能力较差。

（5）泌尿系统。泌尿系统包括肾、输尿管、膀胱及尿道。足月儿出生时肾储备功能不足，调节能力差，在喂养不当、疾病或应激状态下，易出现功能紊乱。新生儿出生后 24 h 内开始排尿，少数在 48 h 内排尿，如 48 h 仍不排尿应去医院就诊，进一步查找原因。

女婴尿道较短，刚出生时仅 1 cm 长（性成熟期为 3~5 cm），外口暴露且接近肛门，因此，易受粪便污染而发生上行性感染。男婴尿道虽较长，但常有包茎，污垢积聚时也可致上行性感染。

（6）神经系统。婴幼儿大脑发育迅速，出生时大脑质量为 350~400 g，大脑神经细胞数目已与成人相同，但其树突与轴突少而短。婴幼儿大脑皮层发育不完善，常出现无意识、不协调的活动。大脑兴奋占优势，抑制过程形成较慢，对外界刺激非常敏感，对外界刺激产生反应易疲劳，因此以睡眠状态为主，一昼夜的睡眠时间可达到 20 h 或以上。新生儿出生时即具有多种原始反射。①拥抱反射：新生儿取仰卧位时，拍打床后其双臂伸直外展，双手张开，做拥抱状姿势。②觅食反射：当新生儿面颊触到母亲乳房或其他部位时，即可做出寻觅乳头的动作。用手指抚弄新生儿面颊时，他的头也会转向给予刺激的方向。该反射约在 0~2 月龄出现，3~4 月龄时逐渐消失。③吸吮反射：将乳头或奶嘴放入新生儿口内，新生儿会做出有力的吸吮动作，3~4 月龄自行消失，逐渐被主动的进食动作所代替。④握持反射：将物品或手指放入新生儿手心，他们会立即将其握紧。

（7）免疫系统。正常新生儿非特异性免疫功能不成熟，出生前从母体及出生后从母亲乳汁中获得的免疫球蛋白 G（IgG）对很多传染病具有一定免疫力，但由于补体水平低，缺乏趋化因子，同时分泌型免疫球蛋白 A（IgA）也缺乏，易发生呼吸道和消化道感染。

二、健康监测

1. 一般情况

包括胎龄、精神状态、生命体征（体温、呼吸、心率等），皮肤颜色，躯干四肢、生殖器、神经反射等的发育状况，喂养方式，等等。

2. 体格发育指标

身高、体重、头围的测量，五官发育情况检查，新生儿听力筛查，新生儿遗传代谢性疾病（如苯丙酮尿症、甲状腺功能减退）检查等。

三、健康风险评估

按照2015年发布的《0~6岁儿童健康管理技术规范》进行健康风险评估。

1. 生命体征评估

新生儿出生后先啼哭数声再开始呼吸，前两周呼吸40~50次/分。新生儿脉搏120~140次/分（见表4-1-1），正常体温为37~37.5 ℃，如不注意保暖，体温会降低到36 ℃以下。

2. 体格生长发育评估

新生儿出生时体重平均为3.3 kg（2.5~4.0 kg），正常足月婴儿满月时体重可增加1~1.5 kg。新生儿出生后数日内，由于摄入不足、水分丢失和胎粪排出，体重可暂时性下降3%~9%，出生后3~4天达最低点，出生后7~10天体重恢复到出生时水平，这一过程称为生理性体重下降。如体重下降超过10%或出生10天后还未恢复到出生时体重则为病理状态或母乳不足，应积极寻找原因，并采取相应的措施。

足月儿出生时身长平均为50 cm，满月后身长增加4~5 cm。

3. 新生儿黄疸的评估

新生儿黄疸是指新生儿时期由于胆红素代谢异常，引起血液中胆红素水平升高，出现皮肤、黏膜及巩膜黄染，是新生儿中最常见的临床问题。新生儿黄疸有生理性和病理性之分。

（1）生理性黄疸的评估。新生儿生理性黄疸与胆红素代谢特点有关，新生儿胆红素生成相对较多，而肝代谢胆红素的能力低下，60%的足月儿和80%的早产儿会出现黄疸，轻者呈浅黄色，局限于面颈部和巩膜，2~3日后消退，5~6日后恢复正常，除有轻微食欲不振外，无其他临床症状。黄疸较重者黄染可蔓延至躯干、四肢，同样先头后足，可遍及全身，时间长达1周或1周以上，个别早产儿可持续至4周，新生儿一般情况好，无贫血，无肝脾肿大，肝功能正常，血清胆红素不超过12.9 mg/dL，其粪便仍为黄色，尿中无胆红素。

（2）病理性黄疸的评估。病理性黄疸的特征：黄疸出现早，出生后24 h内出现；黄疸程度重，足月儿血清胆红素大于12.9 mg/dL，早产儿血清胆红素大于15 mg/dL；病情进展快，血清胆红素每天上升超过5 mg/dL或每小时增值>0.5 mg/dL；足月儿超过2周、早产儿超过4周黄疸仍不退，甚至继续加深、加重或消退后重复出现，或生后一周至数周才开始出现黄疸；除面部、躯干黄染外，还可累及四肢，甚至手心、足心均黄染。常见的病理性黄疸有：溶血性黄疸，多伴有贫血、肝脾大、有出血点、水肿、心衰；感染性黄疸，多伴有发热、感染中毒症状及体征；梗阻性黄疸，多伴有肝肿大，大便色发白，尿色黄。

4. 先天性疾病筛查

新生儿出生后应检查有无严重外观畸形，如脑积水、脊柱裂、脊柱畸形、脑膜膨出、脊膜膨出、骶尾部畸胎瘤、四肢畸形、外生殖器畸形、肛门闭锁等。新生儿出生后要进行新生儿筛查和新生儿遗传代谢性疾病检查。

四、健康指导与干预

出生后，新生儿从宫内环境转为宫外环境，需要一个过渡和适应的过程，各器官系统也发生相应的变化。帮助新生儿成功过渡和适应宫外环境是新生儿健康管理的主要目的。

1. 出生时保健

新生儿娩出后迅速清理口腔内分泌物，保证呼吸道通畅；新生儿断脐后，严格消毒，结扎脐带，立即擦干头部及全身皮肤；由医护人员评估皮肤颜色、呼吸、心率，评估反应和肌张力；测量体重与身长并记录；尽快用干而松软的包被裹好。

2. 新生儿期居家保健

（1）新生儿保暖。新生儿居室的温度与湿度应随气候变化调节，冬季室内温度保持在 23~28 ℃，湿度以 55%~60% 为宜；夏季应避免室内温度过高、衣被过厚及包裹过紧，要随着气温的变化，随时调节环境温度和增减衣被。

（2）新生儿喂养（0~6 月龄婴儿喂养指导）

1）产后尽早开奶，坚持新生儿第一口食物是母乳。母乳是婴儿最好的食物，尤其是初乳，含有丰富的免疫活性物质。大部分新生儿出生 20 min 后会出现觅食征象。健康管理师或妇幼保健医生指导母亲正确的哺乳方法，每隔 3 h 左右喂养一次，喂养 7~8 次/天；新生儿每天排尿 6 次以上，尿液呈无色或淡黄色，且无味。

2）坚持 6 月龄内纯母乳喂养。纯母乳喂养是指在婴儿生命最初的 6 个月内不喂给除母乳之外的任何食物或饮料，甚至水。正常情况下，不能给婴儿喂糖水、蜂蜜水、中药等液体。

3）顺应喂养，建立良好的生活规律。

4）纯母乳喂养的新生儿出生后 2 周左右，开始每日补充维生素 D（400 U/d）；纯母乳喂养的婴儿不需要补钙。

5）因种种原因不能纯母乳喂养时，宜首选婴儿配方奶粉。配方奶粉能提供足量的维生素 D，配方奶粉喂养的新生儿不需要额外添加。条件允许时，可以抱新生儿到户外活动，适宜的日光照射能促进皮肤合成维生素 D。

6）由于胎盘不能转运维生素 K，以及新生儿肠道缺乏合成维生素 K 的菌群，因此新生儿容易出现维生素 K 缺乏，出生后应注射一次维生素 K，以预防新生儿出血。乳母应适当补充维生素 K 丰富的食物，如多吃绿叶蔬菜，以避免新生儿缺乏维生素 K。

7）监测体格指标，保持健康生长。

（3）新生儿家庭保健

1）新生儿的衣服要使用柔软的棉布制作，要宽松，不妨碍肢体活动，易穿脱，干燥清洁；冬衣要能保暖。尿布使用柔软、吸水的棉布或者一次性纸尿裤，勤更换，以防尿布皮炎。婴儿包裹不宜过紧，更不宜用带子捆绑，最好使其两腿自由伸屈。

2）脐带残端可用碘伏、75% 的酒精消毒，注意保持脐带残端清洁和干燥。

3）每天洗澡，保持皮肤清洁。水温以略高于体温为宜，可先试水温，手托新生儿洗澡，脐带脱落前应保护好脐带残端，不可进水。新生儿皮肤娇嫩，要防止擦损，有擦损应及时处理以防感染。家长要经常观察新生儿臀部、腋下等皮肤褶皱处，保持清洁、干燥。

4）新生儿特殊生理现象的处理措施。①"上皮珠"，俗称"马牙"。有些新生儿口腔上颚中线和牙龈部位，有黄白色、米粒大小或绿豆大小的白色突起物，这些"上皮珠"是由上皮细胞堆积和黏液腺分泌物潴留形成，数周后可自然消退。②"螳螂嘴"。"螳螂嘴"即新生儿口腔两侧颊部隆起的脂肪垫，它有利于乳汁吸吮，属于新生儿的正常生理表现，一般会在断奶之后自行消失，无须特殊处理。③少数新生儿在下切牙或其他部位有早熟齿，称新生儿齿或诞生牙，多数可活动，易脱落而致吸入呼吸道，故需拔除。④乳腺肿大。受母体雌激素、孕激素、催乳素和催产素的影响，部分新生儿在出生后 4~7 天可出现乳腺肿大，如蚕豆或核桃大小，有的还会分泌乳汁。如出现乳腺肿大，切记不要挤乳头，以免感染，2~3 周后会自然消退。⑤假月经。有些女婴受母体雌激素中断的影响，出生后 5~7 天可出现大阴唇轻度肿胀，阴道流出少量黏液或血性分泌物，可持续一周，不必做任何处理。⑥粟粒疹。由于皮脂腺堆积，新生儿的鼻尖、鼻翼及颊部常有针尖大小的黄白色点状物，一般出生后一周就会消退，属于正常的生理现象，无须任何处理。

5）新生儿黄疸的处理。生理性黄疸无须特意处理，黄疸消退较快，春夏季可以开窗或于室外进行日光照射，时间应在上午 9:00—10:00、下午 4:00—5:00 之间，每次照射 3~5 min，避免晒伤，同时要保护好新生儿头部和眼睛；产妇喝汤促进乳汁分泌，早开奶、早喂奶可以促进胎便排出，减少肝肠循环，利于黄疸消退。母乳性黄疸可以暂停母乳喂养 2~3 天，有利于黄疸的消退。病理性黄疸需要住院治疗，最常用的治疗方法是蓝光照射。

（4）促进感知觉发育。家长应多与新生儿说话、唱歌、微笑，吸引新生儿目光追随，还可抚摸新生儿全身皮肤。对新生儿进行感知觉刺激不但有助于新生儿发育，同时也是父母与新生儿之间最好的交流方式之一。

（5）预防感染。居室保持空气新鲜，每天开窗通风 2~3 次。新生儿期应尽量减少亲友探望，避免交叉感染。不给新生儿挤乳头、擦口腔、擦"马牙"，以防感染。护理新生儿前洗手，患呼吸道疾病者接触新生儿时应戴有防护作用的口罩。新生儿的用具每日煮沸消毒。新生儿期应接种卡介苗、乙肝疫苗。

（6）慎用药物。新生儿肝功能不成熟，某些药物体内代谢率低，易在其体内蓄积发生不良反应，因此不宜随意给新生儿用药（包括西药、中草药、中成药等），应在医生的指导下进行。哺乳期妇女用药应考虑乳汁中药物残留对新生儿的影响。

（7）预见性指导。根据个体化原则，注重发育的连续性和阶段性特点，给予科学的心理行为发育的预见性指导。

1）强调母婴交流的重要性，鼓励父母多与新生儿接触，如说话、微笑、拥抱等。

2）学会辨识新生儿哭声，及时安抚情绪并满足其需求，如按需哺乳。

3）新生儿喂奶 1 h 后可进行俯卧练习，每天可进行 1～2 次婴儿被动操。

4）给新生儿抚触，让新生儿看人脸或鲜艳玩具、听悦耳的铃声或音乐等，促进其感知觉的发展。

五、跟踪随访

定期对新生儿进行健康检查，宣传科学育儿知识，指导家长做好新生儿喂养、护理和疾病预防，早期发现异常和疾病，及时处理和转诊，降低新生儿患病率和死亡率，促进新生儿健康成长。对于出院回家的新生儿，应建立家庭访视和回访、随访制度，继续观察新生儿的生长发育、喂养和营养状况、某些病理现象等。家庭访视由妇幼保健人员定期入户进行询问、检查和指导。正常新生儿出生后 28 天内访视不少于 3～4 次，早产儿、小于胎龄儿或出生有住院病史新生儿应予以多次随访。每次访视的内容应有所侧重，并做好详细的访视记录。

1. 初访

初访应在新生儿出院后 2～3 天进行。访视内容为：①观察新生儿居室的卫生状况，如室温、通风状况，室内用具是否清洁，新生儿衣被、尿布是否符合卫生要求等。②询问新生儿喂养、吸吮、睡眠、哭声、大小便等的情况，了解卡介苗、乙肝疫苗免疫的接种情况等。③观察新生儿的一般健康状况，如呼吸、面部及全身皮肤颜色、有无黄疸，如有黄疸要鉴别是生理性还是病理性，以及各种反射和四肢活动情况等。④测量新生儿体温、体重、身长；检查新生儿的脐部有无渗血，皮肤褶皱处有无糜烂，有无畸形，口腔黏膜及眼、耳、鼻是否正常，下肢有无水肿和硬肿，心、肺听诊和腹部触诊有无异常，等等。⑤宣传、指导母乳喂养和护理方法如保暖、预防感染、哺喂等。

2. 复访

复访于出生后 5～7 天进行。复访主要观察新生儿的一般健康状况，了解初访指导内容的执行情况，以及喂养、护理中出现的新问题，并给予指导。复访要注意生理性体重下降、生理性黄疸和脐带脱落情况，对早产儿、低出生体重儿及其他高危儿进行专项管理。

3. 三访

三访于出生后 10～14 天进行。三访主要了解黄疸消退情况，测量体重是否恢复到出生时体重；检查新生儿的视力、听力；指导家长帮助新生儿建立正常的生活规律，做沐浴示教；指导加喂维生素 D 的方法和剂量，预防佝偻病。

4. 满月访

满月访于出生后 28～30 天进行。满月访主要对新生儿进行全面的体格检查，测量体重和身长。如体重增加不足 600 g，应分析原因，转入体弱婴儿门诊进行专案管理。正常者转入婴儿期保健系统管理。

满月访结束后，健康管理师应做出新生儿保健小结，内容主要包括：新生儿生长发育状况、喂养和营养状况、代乳品名称和剂量、吸吮能力、脐带脱落情况、新生儿疾病及治疗情况，以及常规检查和访视记录、预防接种记录、今后保健措施和建议等。

学习单元 2　婴幼儿的健康管理

一、婴幼儿的生理特点

出生后至满 1 周岁称婴儿期，此期以乳汁为主要食物，故又称乳儿期。自满 1 周岁至未满 3 周岁为幼儿期。

1. 体格发育特点

出生后第一年是婴幼儿体重增长最快的时期，为第一个生长高峰。

（1）体重。6 月龄以前的婴儿，体重平均每月增长 0.6 kg，在 4～6 月龄时体重增至出生时的 2 倍，7 月龄以后平均每月增长 0.5 kg，1 岁时达到或超过出生体重的 3 倍。1 岁后幼儿体重增长速度减慢，全年增加 2.5～3.0 kg，平均每月增长约 0.25 kg。2 岁幼儿体重约 12 kg，约为出生体重的 4 倍。

（2）身长（高）。身长（高）的增长规律与体重相似，年龄越小增长越快。足月新生儿平均身长为 50 cm；至 1 岁时增长约 50%，达 75 cm。幼儿期身长增长的速度较婴儿期减慢，1~2 岁全年身长增加约 10 cm。

头部、躯干和下肢三部分的增长速度并不一致。出生后第一年头部生长速度最快，躯干次之，青春期身高增长则以下肢为主。故各年龄期小儿头部、躯干和下肢所占身长（高）的比例在生长进程中不断发生变化，头部占身长（高）的比例从婴幼儿期的 1/4 逐渐减为成人期的 1/8（见图 4-1-1）。

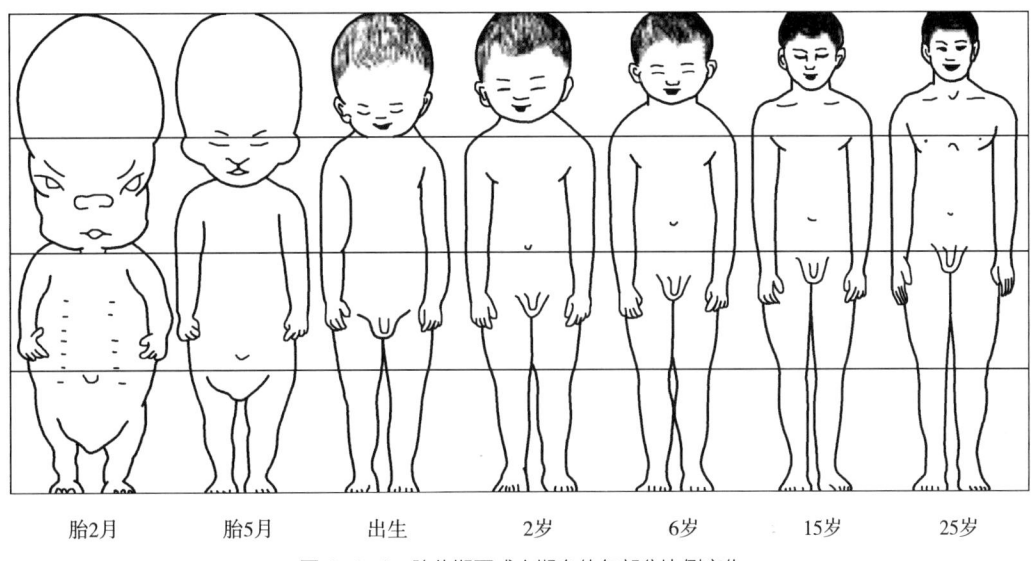

图 4-1-1　胎儿期至成人期身体各部分比例变化

（3）头围和胸围。头围是指以眉间点为起点，绕经枕骨结节一周的长度。头围反映大脑及颅骨的发育状态。出生时头围约 34 cm，婴儿期头围平均每月增加 1 cm。1 岁时增至 46 cm；第二年增长缓慢，约为 48 cm；15 岁时头围接近成人。

前囟门是头部两侧顶骨和额骨之间的菱形间隙，出生时暂未闭合。随着年龄增长，骨化逐渐完善、成熟，前囟门会越来越小，一般 1 岁到 1 岁半闭合。后囟门的位置靠近头枕部，是两侧顶骨与枕骨之间的骨缝形成的三角间隙，出生后 3~4 个月闭合。囟门过早闭合会影响颅骨和神经系统发育，造成智力落后。囟门闭合过晚常见于佝偻病、甲状腺功能低、脑积水等原因。

胸围是反映胸廓及胸肌发育程度的指标。出生时胸围比头围小 1~2 cm，约 32 cm；但胸围增长速度快，7 月龄至 1 岁时，胸围和头围基本相等，称为头、胸围交叉，交叉时间与婴儿营养摄入情况、胸廓发育情况有关。头、胸围交叉时间越早，婴儿身体越健康。2 岁后胸围大于头围，胸围 ≈ 头围 +（年龄 −1）。

2. 运动发育特点

（1）生长发育的顺序。生长发育遵循由上到下、由近到远、由粗到细、由低级到高级、由简单到复杂的一般规律。

1）由上到下。头部发育先于四肢，如出生后运动发育的规律为：抬头、抬胸、坐、站、走。

2）由近及远。肢体活动由手臂到手，由腿到脚，如先抬胳膊，再逐渐发展为手指活动。

3）由粗到细。先出现粗大动作，再出现精细动作，如先用全掌抓握物品，再发展到用手指捏取。

4）由低级到高级。先出现感知活动，再逐渐学会分析、判断，如先会看、听、感觉事物、认识事物，再发展到记忆、思维、分析和判断。

5）由简单到复杂。如先会发单音，再到词组、句子；先会画直线，再到画圆圈。

（2）粗大动作及精细动作发育

1）粗大动作。粗大动作是指抬头、翻身、坐、爬、站、走、跳等。它是人类最基本的姿势，是移动能力的基础，也是神经系统调节原始反射、立直反射及平衡反射的综合复杂活动。

2）精细动作。精细动作是指伸手取物，手掌抓握较大物品，拇指与其他手指分开捏取一些细小的东西如花生、纽扣、小豆子、小丸等，或拿铅笔画画、翻书、搭积木、串珠子等。

婴儿动作的发展顺序如图4-1-2所示，0~3岁婴幼儿运动能力发展进程见表4-1-2。

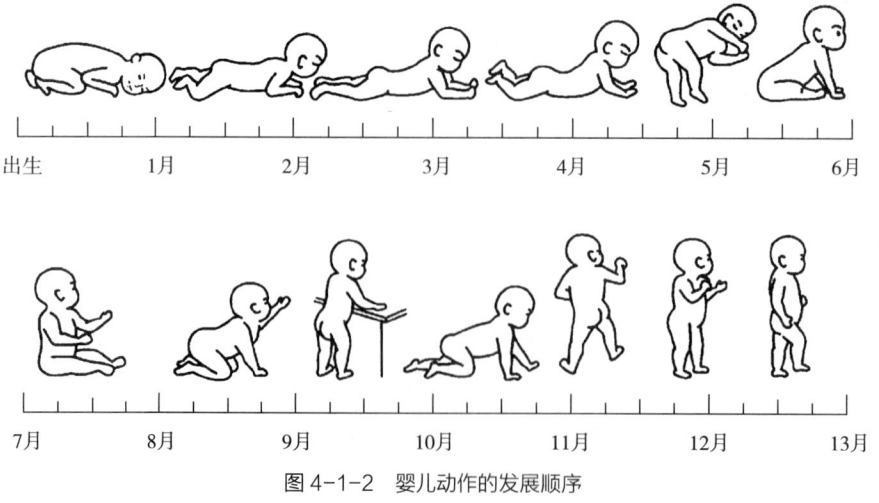

图4-1-2 婴儿动作的发展顺序

表4-1-2 0~3岁婴幼儿运动能力发展进程

年（月）龄	粗大动作	精细动作
新生儿	无规律，不协调	两手紧握拳
1个月	俯卧位抬头片刻	紧握触手物
2个月	俯卧位抬头45°	短暂握摇铃
3个月	保持头部立直，竖头稳定	双手放松，有意识地用手接触物体
4个月	竖头时，头部可自由转动	胸前玩弄双手，两臂活动欲取物
5个月	会翻身	主动用手抓物
6个月	双手前撑坐	双手各握1块积木
7个月	放手能独坐	可用拇指与另外2个手指握物，且可将积木在双手间传递
8个月	从俯卧位向坐位转换	捏弄、敲打及抛掷玩具
9个月	能扶物站立	拇指能与其他手指相对
10个月	手膝位四肢爬，可扶床栏行走	伸食指拨弄小丸或小孔
11个月	牵一手能走	从杯中取出积木
12个月	独自站立	拇指与食指捏较小的物体
15个月	独走，不扶物能弯腰拾物	搭2~3块积木，全手握笔，自发乱画
18个月	牵单手可上楼梯	搭3~4块积木，翻厚页书，将小线绳穿进大珠子或大扣子的孔中
2岁	能跑步，会踢球，可自己扶栏杆上楼梯	搭6~7块积木，模仿画垂直线
2岁半	独自上楼梯，会用脚尖行走	搭8~9块积木，模仿画水平线和交叉线，自己穿裤子、短袜和便鞋，解开衣扣
3岁	单足站立，可以蹬三轮车，能从高处向下跳	搭9~10块积木，能临摹圆圈和十字；能穿珠子、系纽扣、向杯中倒水

3. 中枢神经系统发育特点

人的智力发育是一个长期的过程，年龄越小，神经系统发育速度越快。新生儿大脑质量为350~400 g，6月龄时大脑质量增加约1倍，3岁时达到1 000 g，是出生时大脑质量的2.5倍左右。3岁前脑细胞处于快速分化增殖期，到3岁时基本完成，脑细胞数量不再增加，之后主要是脑细胞的质量、体积及形态结构的变化。婴幼儿语言、情绪、行为能力发育明显，其中语言的发育须经过发音、理解和表达3个阶段。3岁以前婴幼儿想象的内容比较简单，缺乏创造性。

4. 心理和行为发育特点

情绪和情感是激发心理活动和行为的驱动力，正常情况下，婴幼儿情绪变化出现的顺序见表4-1-3。

表4-1-3 婴幼儿情绪变化出现的顺序

情绪类别	最早出现时间	诱因	经常出现时间	诱因
痛苦	出生后1~2天	机体生理刺激	出生后1~2天	机体生理刺激
厌恶	出生后1~2天	不良气味刺激	出生后3~7天	不良气味刺激
微笑反应	出生后1~2天	睡眠中机体过程节律反应	1~3周	睡眠中机体过程节律反应或触及面颊
兴趣	出生后4~7天	适宜光、声刺激	3~5周	适宜光、声刺激或运动物体
愉快（社会性微笑）	3~6周	高频语声和人的面孔刺激	2.5~3月龄	人的面孔刺激或面对面玩耍
愤怒	4~8周	持续痛刺激	4~6月龄	持续痛刺激或身体活动持续受到限制
悲伤	8~12周	持续痛刺激	5~7月龄	与熟人分离
惧怕	3~4月龄	身体从高处突然掉落	7~9月龄	陌生人或新异性较大物体刺激
惊奇	6~9月龄	新异刺激突然出现	12~15月龄	新异刺激突然出现
害羞	8月龄	熟悉环境中陌生人接近	12~15月龄	熟悉环境中陌生人接近

5. 免疫系统特点

出生5~6个月后来自母体的抗体逐渐消失，婴幼儿自身免疫功能尚不成熟，易患各种感染性疾病。

二、健康监测

1. 生长发育监测

（1）一般情况：月龄、服用维生素D情况；皮肤、颈部包块、眼外观、耳外观、口腔、心肺、腹部、脐部、四肢、肛门/外生殖器等。

（2）体格测量：身长或身高、体重、头围的测量。
（3）化验检查：如血红蛋白等。

定期健康检查和生长发育监测可以了解婴幼儿的生长发育与健康状况，早期发现生长迟缓、发育偏异、先天缺陷或疾病，了解婴幼儿的生长速度、营养状况及其动态变化，分析导致体重增加缓慢、体重不增和（或）生长迟缓的原因，如近期喂养问题、患有感染性疾病、内分泌因素或先天性疾病，给予指导干预或进一步诊断治疗。

2. 心理和行为发育指标监测

心理和行为发育指标包括认知、语言、情绪、人格和社会适应能力的测量。每次健康体检时均应对婴幼儿进行感觉运动、语言认知和社会情绪的发育监测。对于发育监测中未发现异常的婴幼儿，可在关键年龄段定期采用标准化的发育筛查工具进行发育筛查。如发育监测异常，应转诊或采用综合的发育评估工具进行诊断性的发育评估，结合医学检查以明确诊断。

三、健康风险评估

1. 体格生长发育评估

（1）体重评估

1）1~6个月。体重（kg）= 出生体重（kg）+ 月龄 ×0.6。

2）7~11个月。体重（kg）=6+ 月龄 ×0.25。

3）1~3岁。体重（kg）= 年龄 ×2+8。

（2）身长评估。身长是反映骨骼系统发育程度的指标。各年龄儿童身长（高）平均值与估算公式见表4-1-4。

表4-1-4　各年龄儿童平均身长（高）平均值与估算公式

年龄	平均身长（高）平均值及估算公式
出生时	50 cm
1岁	75 cm
2岁	85 cm
3~12岁	年龄 ×7+75 cm

（3）头围、胸围测量方法

1）头围测量方法。婴幼儿视其情况取立位、坐位或仰卧位，将软尺零点固定于头部一侧眉弓上缘，软尺紧贴头皮（若头发过多要将其拨开）绕枕骨结节最高点及另一侧眉弓上缘回至零点，读数即为头围的长度，精确到 0.1 cm。头围测量在 2 岁以内最有价值，头围过小常提示脑发育不良，头围过大或增长过快常提示脑积水。

2）胸围测量方法。测胸围时，婴幼儿视其情况取卧位或立位。测量前要让婴幼儿处于平静状态，呼吸均匀，两手自然下垂。然后测试者用左手拇指将软尺零点固定在宝宝胸前右侧乳头下缘，右手拉皮尺绕经背部至左侧乳头下缘回到零点，取呼气和吸气时的平均数，读数精确到 0.1 cm。

（4）其他评估方法。常用评估方法还有发育等级评价法、发育曲线图评价法、百分位评价法等，可根据评价内容选用，评价发育水平、生长速度和身体匀称度。

在评价婴幼儿生长发育情况时，应根据定期体格测量所得数据和动态随访情况进行判断，不能仅凭某次测量结果下臆断的结论。

2. 心理和行为发育评估

健康管理师应根据儿童心理行为发育问题预警征象筛查表（见表4-1-5），定期对儿童开展神经科和/或心理行为发育筛查，快速了解儿童心理行为发育状况。该表适用于 0~6 岁儿童，在进行健康体检时选取相应月（年）龄对应条目进行测试。儿童体检时应采用实足月（年）龄条目进行检查，如接近下一月（年）龄（一周之内），可以用下一月（年）龄对应条目作为参考。条目测试采用工作人员与养育者一对一询问的方式。当养育者无法清晰作答时，工作人员可依据释义进行正确解释，必要时通过现场测试来判断。如果发现该月（年）龄对应条目中任意一条预警征象阳性，应采用其他检查工具做进一步的筛查和诊断；不具备进一步筛查诊断条件时，应转诊到上级医疗机构。

表4-1-5　0~6岁儿童心理行为发育问题预警征象筛查表

年龄	预警征象		年龄	预警征象	
3月龄	1. 对很大的声音没有反应 2. 逗引时不发音或不会微笑 3. 不注视人脸，不追视移动的人或物品 4. 俯卧时不会抬头	☐ ☐ ☐ ☐	6月龄	1. 发音少，不会笑出声 2. 不会伸手及抓物 3. 紧握拳松不开 4. 不能扶坐	☐ ☐ ☐ ☐

续表

年龄	预警征象		年龄	预警征象	
8月龄	1. 听到声音无应答 2. 不会区分生人和熟人 3. 双手间不会传递玩具 4. 不会独坐	□ □ □ □	3岁	1. 不会说自己的名字 2. 不会玩"拿棍当马骑"等假想游戏 3. 不会模仿画圆 4. 不会双脚跳	□ □ □ □
12月龄	1. 呼唤名字无反应 2. 不会模仿"再见"或"欢迎"的动作 3. 不会用拇指、食指对捏小物品 4. 不会扶物站立	□ □ □ □	4岁	1. 不会说带形容词的句子 2. 不能按要求等待或轮流做某事 3. 不会独立穿衣 4. 不会单脚站立	□ □ □ □
18月龄	1. 不会有意识地叫"爸爸"或"妈妈" 2. 不会按要求指人或指物 3. 与人无目光交流 4. 不会独走	□ □ □ □	5岁	1. 不能简单叙说事情经过 2. 不知道自己的性别 3. 不会用筷子吃饭 4. 不会单脚跳	□ □ □ □
2岁	1. 不会说3个物品的名称 2. 不会按吩咐做简单的事情 3. 不会用勺吃饭 4. 不会扶栏上楼梯/台阶	□ □ □ □	6岁	1. 不会表达自己的感受或想法 2. 不会玩角色扮演的集体游戏 3. 不会画方形 4. 不会奔跑	□ □ □ □
2岁半	1. 不会说2~3个字的短语 2. 兴趣单一、刻板 3. 不会示意大小便 4. 不会跑	□ □ □ □			

注：①检查有无相应月（年）龄的预警征象，发现相应情况在"□"内打"√"。

②该月（年）龄段任意一条预警征象阳性，提示有发育偏异。

四、健康指导与干预

1. 均衡营养和合理喂养

根据不同月龄，按照中国营养学会喂养指南合理喂养，0~6月龄提倡纯母乳喂养。7~36月龄婴幼儿喂养指南：①继续母乳喂养，满6月龄起添加辅食。②辅食添加从强化铁的米糊开始，既可以减少过敏的发生，又可以补充铁，逐步添加达到食物多样化。③提倡顺应喂养，鼓励但不强迫进食，有些食物可能需要多次尝试，才会被婴幼儿接受；应仔细观察添加新食物前后的反应，出现异常反应时应暂停添加该食物，恢复正常后可再次进行尝试。④辅食不加调味品，尽量减少糖和盐的摄入。⑤注重饮食卫生和进食安全。⑥定期监测婴幼儿体格指标，追求健康生长。

若喂养不当、营养供给不足，婴幼儿容易出现营养缺乏性疾病如缺铁性贫血、佝偻病等。另外，生命早期暴露于营养不良环境，还与成年期糖尿病、心血管疾病、肿瘤等诸多疾病的发病率相关。保证婴幼儿获得充足的营养，可以降低婴幼儿期患病率、死亡率和成年期某些慢性病的发病风险。

2. 早期综合发展促进指导

早期综合发展促进指导应当以儿童心理行为发育特点为基础，根据个体化原则，注重发育的连续性和阶段性特点，按月龄结合婴幼儿的实际能力给予科学的心理行为发育的预见性指导。

（1）1~3月龄婴儿

1）注重亲子交流。在哺喂、护理过程中家人要多与婴儿交流，如带有情感的说话、逗弄，对婴儿发声要用微笑、声音或点头应答，强调目光交流。出生后1个月内，家人可以在婴儿安静觉醒状态对婴儿说话，并让婴儿追视妈妈的脸；2月龄后让婴儿多俯卧，与婴儿说话或用摇铃逗引婴儿抬头；3月龄后可以带婴儿出去看树、花等，并告诉婴儿这是什么，多引逗婴儿俯卧位抬头、肘支撑抬胸等。

2）通过俯卧、竖抱练习、被动操等，锻炼婴儿头颈部的运动和控制能力。

3）增加适度的听觉、视觉和触觉刺激，让婴儿听悦耳的音乐或带响声的玩具，用鲜艳的玩具吸引婴儿注视和追视。

（2）4~6月龄婴儿

1）父母应为婴儿提供安全的、可以自由探索和尝试的环境，从而使婴儿的运动、感知觉、语言和社会情绪得到最优化的发展，提高婴儿心理发展水平。

2）营造丰富的语言环境，多与婴儿说话，模仿婴儿发声以鼓励婴儿发音，达到"交流应答"的目的。

3）鼓励婴儿自由翻身，适当练习扶坐；让婴儿多伸手抓握不同质地的玩具和物品，促进手眼协调能力发展。

4）培养规律的进食、睡眠等生活习惯。

（3）7~8月龄婴儿

1）父母多陪伴和关注婴儿，在保证婴儿安全的情况下扩大活动范围，鼓励婴儿与外界环境和人接触。

2）经常叫婴儿名字，说家中物品名称，培养婴儿对语言的理解能力。引导婴儿发"baba""mama"等音，提高其对发音的兴趣。

3）帮助婴儿练习独坐、匍匐爬行和扶腋下蹦跳；引导婴儿练习伸手够远处玩具、双手传递玩具、撕纸等双手配合动作和手指抓捏动作，提高手眼协调能力。

（4）9~11月龄婴儿

1）帮助婴儿识别他人的不同表情；当婴儿出现生气、厌烦、不愉快等负面情绪时，转移其注意力；在婴儿受到挫折时给予鼓励和支持。

2）丰富婴儿的语言环境，经常同婴儿讲话、看图画。引导婴儿按指令做出动作和表情，如叫名字有应答，懂得挥手"再见"。

3）帮助婴儿多练习手膝爬行，学习扶着物品站立和行走；给婴儿提供杯子、积木、球等安全玩具玩耍，发展其手眼协调能力和相对准确的操作能力。

4）增加模仿性游戏，如拍手"欢迎"、捏有响声的玩具、拍娃娃、拖动毯子取得玩具等。

（5）12~18月龄幼儿

1）给予幼儿探索环境、表达愿望和情绪的机会。经常带幼儿玩亲子互动游戏，如相互滚球、爬行比赛等；引导幼儿玩功能性游戏，如模仿大人给娃娃喂饭、拍睡觉等。

2）多给幼儿讲故事、说儿歌，教幼儿指认图画中物品和身体部位，引导幼儿将语言与实物联系起来，鼓励幼儿有意识地用语言表达。

3）幼儿开始独立行走时走得不稳，头向前，步子显得僵硬，走得很快，常常跌跤。此时，父母要提供给幼儿安全的活动空间，既要鼓励幼儿学会掌控自己身体的平衡性和协调性，又要随时注意保护幼儿，防止因跌倒而出现意外事故，尽可能和幼儿一起在地板上玩，让幼儿学会重心转移、姿势变换，如教幼儿蹲下捡玩具、双手抱着玩具走、拖着玩具侧身走、扶着栏杆上下楼梯，最后鼓励幼儿独自上下楼梯。

4）鼓励幼儿多玩翻书页、盖瓶盖、用笔涂鸦、垒积木等游戏，提高认知能力及手眼协调能力。

（6）19~24月龄幼儿

1）父母对待幼儿的养育态度和行为要一致。在保证安全的前提下，父母要给幼儿提供自主做事情的机会，对幼儿的每一次努力都给予鼓励和赞扬，培养其独立性和自信心。

2）教幼儿学习更多词汇，说出身边物品名称和短语，鼓励其用语言表达需求和简单对话；教幼儿学习区分大小，匹配形状、颜色等。

3）父母应经常带幼儿到户外活动，鼓励幼儿玩滑梯、平衡木、攀爬架、皮球，踮着脚尖走和跑，握笔模仿画线，积木叠高等，提高幼儿身体协调能力。在保证幼儿安全的前提下，积极鼓励幼儿自主活动，掌握各种运动技能。

4）培养幼儿生活自理能力，如用匙进食、用杯子喝水，学习脱袜子、脱鞋；固定大小便场所，能够示意大小便。

（7）25~30月龄幼儿

1）鼓励幼儿帮助家长做一些简单的家务活动，如收拾玩具、扫地、帮忙拿东西等，促进其自信心的发展，激发参与热情。

2）当幼儿企图做危险的活动时，家长应当及时制止；出现无理哭闹等不适宜的行为时，家长可采用消退（不予理睬）或转移注意力等行为矫正方法，让幼儿懂得日常行为的对与错，逐步养成良好的行为习惯。

3）教幼儿说出自己的姓名、性别、身体部位及一些短句和歌谣。鼓励幼儿用较准确的语言表达需求，引导幼儿理解"里外""上下""前后"等空间概念。

4）鼓励幼儿独自上下楼梯，练习单腿站立，提高身体协调能力及大运动能力；通过搭积木、串珠子、系纽扣、画画等游戏，提高幼儿精细动作能力。

（8）31~36月龄幼儿

1）提供与其他幼儿玩耍的机会，鼓励幼儿发展同伴关系，学习轮流玩、等待、合作、互助与分享，培养幼儿爱心、同情心和自我控制能力。

2）通过与幼儿玩"开火车""骑竹竿""过家家"等想象游戏和角色扮演游戏，保护和培养幼儿的兴趣和想象力。

3）经常给幼儿讲故事，并鼓励幼儿复述简单故事，教幼儿说歌谣、唱儿歌、讲述图画，以丰富幼儿词汇，提高其语言表达能力。

4）鼓励幼儿练习双脚交替上楼梯、跳远等，提高其身体协调能力；通过练习画水平线、画圆形、系纽扣、穿鞋等，提高幼儿精细动作能力。

5）逐步培养幼儿养成规律的生活习惯，学习自己洗手、进食、穿衣、大小便等生活技能。家长要帮助幼儿学会适应新环境，做好入园准备。

3. 生活技能指导

健康管理师要指导父母了解婴幼儿睡眠规律，预见性地指导父母在孩子2~4月龄逐渐形成规律的睡眠时间表，3月龄以后开始建立昼夜节律和良好的睡眠习惯。父母应建立一个黑暗、温暖而安静的睡眠环境和固定的就寝程序，如洗澡、播放睡前催眠曲等安静而令人愉快的活动，当婴儿迷迷糊糊尚未睡着的时候将他放在床上，鼓励婴儿独自入睡，避免养成哄抱或吃奶入睡等不良入睡习惯。6月龄后逐渐形成连续的整夜睡眠。

如厕训练是幼儿期的发育性技能训练之一。①父母应了解幼儿如厕训练的发育性征象，如已能理解先后顺序和因果关系，能模仿成人的行为，能自由走动，能自己拉下裤子，对身体状况有意识（如便意）。②帮助幼儿掌握这一技能的策略。鼓励幼儿观察父母或其他幼儿的如厕；练习穿脱裤子；允许幼儿不脱裤子坐坐便器，以习惯使用坐便器排便；鼓励幼儿多使用坐便器；对幼儿的尝试和成功给予肯定和表扬。如厕训练会伴随成功和失败，其间可能会有反复，家长应有足够的信心和耐心，增强幼儿的自信心和自我控制能力，帮助幼儿掌握这一技能。

4. 疾病防治

营养缺乏性疾病如营养性缺铁性贫血、佝偻病，以及感染性疾病如呼吸道感染、腹泻等是婴幼儿期的常见病，不但影响婴幼儿生长发育，也是导致该期发病率高、死亡率高的主要原因。在儿童保健中，健康管理师要指导家长合理喂养，注意维生素D、铁剂的补充，预防营养缺乏性疾病的发生。家长要按照辅食添加原则逐步引入各种固体食物并转换食物质地（由泥糊状过渡到丁块状），注意食品卫生，预防消化不良和消化道感染。

在婴幼儿护理方面，要保持居室通风、空气新鲜，不去人多嘈杂的环境，预防呼吸道感染；进行户外活动，接受阳光照射；若健康筛查发现异常，应及早干预，及早诊断和治疗。

5. 国家免疫规划疫苗的预防接种和国家免疫规划外疫苗的预防接种

（1）计划免疫与预防接种的概念。计划免疫是指根据疫情监测和人群免疫状况分析，按照规定的免疫程序，有计划地进行预防接种，以提高人群免疫水平，达到控制乃至最终消灭相应传染病的目的。

预防接种是指将人工培养的疫苗注射（或口服）到人体（尤其是婴幼儿），使人体获得对某些疾病的特异性抵抗力，从而保护易感人群，预防传染病发生。预防接种后婴幼儿的身体虽然有些不良反应，但这些反应通常较轻且能自愈，因此，家长要积极配合进行预防接种，以达到保护儿童、预防疾病的目的。

（2）国家免疫规划疫苗的预防接种和国家免疫规划外疫苗的预防接种

1）国家免疫规划疫苗的预防接种。国家免疫规划疫苗也叫作计划免疫疫苗，是指纳入国家免疫规划对适龄儿童进行常规接种的疫苗，免费向公民提供，也称一类疫苗。国家免疫规划疫苗儿童免疫程序见表4-1-6。

表 4-1-6 国家免疫规划疫苗儿童免疫程序（2021年版）

可预防疾病	疫苗种类	出生时	1月	2月	3月	4月	5月	6月	8月	9月	18月	2岁	3岁	4岁	5岁	6岁
乙型病毒性肝炎	乙肝疫苗	1	2					3								
结核病[1]	卡介苗	1														
脊髓灰质炎	脊灰灭活疫苗			1	2											
脊髓灰质炎	脊灰减毒活疫苗					3								4		
百日咳、白喉、破伤风	百白破疫苗				1	2	3				4					
百日咳、白喉、破伤风	白破疫苗															5
麻疹、风疹、流行性腮腺炎	麻腮风疫苗								1		2					
流行性乙型脑炎[2]	乙脑减毒活疫苗								1		2					
流行性乙型脑炎[2]	乙脑灭活疫苗								1、2		3			4		
流行性脑脊髓膜炎	A群流脑多糖疫苗							1		2						
流行性脑脊髓膜炎	A群C群流脑多糖疫苗												3			4
甲型病毒性肝炎[3]	甲肝减毒活疫苗										1		2			
甲型病毒性肝炎[3]	甲肝灭活疫苗										1		2			

注：1. 主要指结核性脑膜炎、粟粒性肺结核等。
2. 选择乙脑减毒活疫苗接种时，采用2剂次接种程序。选择乙脑灭活疫苗接种时，采用4剂次接种程序；乙脑灭活疫苗第1、第2剂间隔7~10天。
3. 选择甲肝减毒活疫苗接种时，采用1剂次接种程序。选择甲肝灭活疫苗接种时，采用2剂次接种程序。

2）国家免疫规划外疫苗的预防接种。国家免疫规划外疫苗是指国家计划外的疫苗，又叫二类疫苗，是指公民自费并自愿接种的其他疫苗，也称计划外疫苗。国家免疫规划外疫苗名称、适用对象及预防传染病种类见表4-1-7。二类疫苗中有可替代一类疫苗的选择，如乙肝疫苗属于一类疫苗，但二类疫苗中也有进口乙肝疫苗可供选择。

表4-1-7 国家免疫规划外疫苗名称、适用对象及预防传染病种类

疫苗名称	适用对象	预防传染病种类
10 μg 进口乙肝疫苗	0~15岁儿童	乙型肝炎
20 μg 进口乙肝疫苗	15岁以上人群	乙型肝炎
无细胞百白破疫苗、脊髓灰质炎灭活疫苗和B型流感嗜血杆菌疫苗的联合疫苗（五联疫苗）	2月龄以上儿童	百日咳、白喉、破伤风、脊髓灰质炎、由B型流感嗜血杆菌引起的侵袭性感染（包括脑膜炎、肺炎、败血症等）
灭活甲肝疫苗（进口）	1~15岁儿童	甲型肝炎
流行性感冒疫苗（成人）	3岁以上儿童、老年人等重点人群	流行性感冒
流行性感冒疫苗（儿童）	6月龄~3岁儿童	流行性感冒
水痘减毒活疫苗（国产）	1岁及以上儿童	水痘
水痘减毒活疫苗（进口）	1岁及及以上儿童	水痘
B型流感嗜血杆菌疫苗	3月龄~5岁儿童	由B型流感嗜血杆菌引起的侵袭性感染（包括脑膜炎、肺炎、败血症等）
口服轮状病毒活疫苗	2月龄~3岁儿童	轮状病毒引起的腹泻
23价肺炎球菌多糖疫苗	50岁以上健康人群和2岁以上有反复发作上呼吸道感染史的人	肺炎
7价肺炎球菌结合疫苗	3月龄~5岁儿童	肺炎

6. 伤害预防

家庭对婴幼儿的身体虐待、情感和心理虐待或被忽视会严重影响婴幼儿的生长发育，有上述伤害史的婴儿成年后也更容易发生行为问题及违法行为。健康管理师要注意识别婴幼儿被虐待或忽视等的早期征兆，如父母或其他养育者酗酒、赌博、实施家庭暴力等，通过社会工作服务及相关机构调查协助解决问题。

幼儿活动范围扩大，喜欢探索周围世界，但缺乏对危险事物的识别能力和自我保

护能力，容易发生意外。健康管理师要对父母进行防范幼儿意外伤害的健康宣教，建议幼儿在固定、安全的场地玩耍，不要让幼儿脱离成人视线单独行动，以免发生意外；危险物品如热水瓶、剪刀、药品等应放在幼儿不能拿到的安全地方；避免给婴儿进食坚果类食物，以免噎塞或误吸入气道；电源应有保护装置。健康管理师要提醒婴幼儿父母注意伤害预防。

健康管理师还应对婴幼儿父母开展有关婴幼儿食品卫生的健康知识宣教。婴幼儿食品应新鲜，不提供腐败变质的食物，注意餐具消毒，生熟食品分开处理，夏季应特别注意食品卫生。此外，幼儿活动范围增加，接触外部环境的机会增多，应注意预防呼吸道及消化道传染病，要经常教育儿童不要随地捡东西放在嘴中，更不要捡野果吃，以防食物中毒。在农村进行健康知识宣教时，健康管理师要指导家庭成员加强农药保管，强化防范意外和中毒的意识。此外，冬季要注意预防煤气中毒，夏秋季要注意预防溺水。

五、跟踪随访

健康管理师要对婴幼儿定期随访，发现异常情况应及时干预指导，或转诊到上级医疗机构。随访内容包括科学喂养、生长发育、疾病预防、伤害预防、口腔保健等。

■ 学习单元3 学龄前儿童的健康管理

一、学龄前儿童生理特点

学龄前儿童是指满3周岁至6~7岁儿童。

1. 体格发育特点

学龄前儿童身高、体重的生长速度开始有规律地减缓，每年体重约增长2 kg，身高增长5~7 cm（见表4-1-4）；但四肢增长速度较快，如腿长已从新生儿只占身长的33%增加到占身高的45%；体重的增长落后于身高的增长，所以身体显得细长。学龄前儿童脊柱的发育已趋于成熟，颈曲和胸曲到 7 岁左右便固定下来，儿童已能较长时间维持坐的姿势。头围已接近成人。

2. 消化系统发育特点

乳牙开始脱落，恒牙开始萌出，一般到 12 岁乳牙才全部更换成恒牙。消化与吸收功能渐趋成熟。学龄前儿童每天活动量大，消耗能量和营养较多，所以需要量相对较大，但其胃容量相对较小，所以进食量不大，容易产生饥饿感。

3. 视力、听觉发育特点

学龄前儿童视力发育基本完成，但眼的结构、功能尚有一定可塑性，眼保健是此期的重点内容之一。听觉发育完善。

4. 神经系统和心理、行为发育特点

学龄前儿童中枢神经系统的功能已趋于成熟，7 岁儿童大脑质量达到成人大脑质量的 90%，脑发育接近成人；睡眠时间随年龄的增长而逐渐减少，3 岁儿童平均睡眠时间为 14 h，而 7 岁儿童只需 11 h。大脑的进一步发育为学龄前儿童的心理发展提供了生理基础，也为其智力活动的迅速发展和接受教育提供了可能。学龄前儿童动作协调性及精细动作渐趋成熟。4~6 岁儿童模仿能力极强，家庭成员应通过言传身教培养孩子良好的行为习惯和饮食习惯。学龄前儿童大脑的兴奋和抑制功能尚不够协调，故神经活动既容易兴奋也容易抑制（产生疲劳），还容易泛化，不易集中精力。5~6 岁儿童具有短暂地控制注意力的能力，时间约为 15 min。注意力分散仍然是学龄前儿童的特征，在饮食上的表现是不专心进餐，吃饭时边吃边玩，使进餐时间延长。学龄前儿童与成人交往的范围日益扩大，语言能力也随之迅速发展，在此阶段儿童的发音基本正确，词汇量日益增加，语言表达能力已相当成熟，并出现较复杂的语言形式，但在急于用语言表达思想、遇到困难产生怀疑时，会出现问题语言（自言自语）。学龄前儿童听觉发育完善。

二、健康监测

1. 生长发育监测

（1）一般情况：视力、听力、牙数与龋齿数、心肺检查、腹部检查等。

（2）体格测量：身高、体重、头围的测量。

（3）化验检查：如血红蛋白等。

2. 心理和行为发育指标监测

　　心理和行为发育指标包括认知、语言、情绪、人格和社会适应能力的测量。每次健康体检时均应对儿童进行感觉运动、语言认知和社会情绪的发育监测。对于发育监测中未发现异常的儿童，可在关键年龄段定期采用标准化的发育筛查工具进行发育筛查。如发育监测异常，应转诊或采用综合的发育评估工具进行诊断性的发育评估，结合医学检查以明确诊断。

三、健康风险评估

1. 体格生长发育评估

　　评价指标包括年龄别体重、年龄别身高、身高、体重等，每年测量1~2次，记录结果，了解营养状况和生长速度。体重及身高的估算公式为：体重（kg）=年龄×2+7 kg（或8 kg）；身高（cm）=年龄×7+75 cm。如果每年体重增长<2 kg，身高增长≤5 cm，或根据生长发育曲线判断为体重增长不良或生长缓慢，应寻找原因。

2. 心理和行为发育评估

　　健康管理师应按照儿童心理发展规律和不同年龄阶段的心理行为特征，根据儿童心理行为发育问题预警征象筛查表（见表4-1-5），定期对儿童开展神经科和/或心理行为发育筛查。该表适用于0~6岁儿童，在进行健康体检时选取相应年龄对应的条目进行测试。儿童体检时应采用实足年龄对应条目进行检查，如接近下一年龄（一周之内），可以用下一年龄对应条目作为参考。条目测试采用工作人员与养育者一对一询问的方式。当养育者无法清晰作答时，工作人员可依据释义进行正确解释，必要时通过现场测试来判断。如果发现该年龄对应条目中任意一条预警征象阳性，怀疑有心理行为发育问题，应采用其他检查工具做进一步的筛查和诊断；不具备进一步筛查诊断条件时，应转诊到上级医疗机构。

四、健康指导与干预

1. 合理膳食,均衡营养

在一般人群膳食指南的基础上,学龄前儿童膳食指南增加了以下 5 条内容。

(1)规律就餐,自主进食不挑食,培养良好饮食习惯。

(2)每天饮奶,足量饮水,正确选择零食。

(3)食物应合理烹调,易于消化,少调料、少油炸。

(4)参与食物选择与制作,增进对食物的认知与喜爱。

(5)经常户外活动,保障健康生长。

2. 心理和行为发育综合指导

学龄前儿童认知和社会交往能力发展快、活动范围扩大,应加强入学前期教育,培养儿童的学习兴趣,发展儿童的注意力、想象力与思维能力,使其具有良好的心理素质,为今后的学校学习打下良好的基础。

(1) 3~4 岁儿童

1)允许儿童在成长中犯错,让其学会从错误中吸取教训。用正确方法纠正不良行为,避免简单粗暴的管教方式。

2)帮助儿童适应集体环境,逐渐建立良好的伙伴关系。关注分离焦虑情绪,引导儿童适当地表达,妥善处理和缓解消极情绪。

3)采用丰富的词句与儿童对话、看图讲故事,耐心听其说话及复述故事,鼓励儿童发现、提出问题并认真回答。交流时注意平视儿童。

4)在保证安全的情况下,鼓励儿童练习走直线、走和跑交替、攀登、骑三轮车等,学习折纸、剪纸、画画、玩橡皮泥、使用筷子等。

5)通过有主题的角色扮演等团体游戏,鼓励儿童自由联想,保持其好奇心。培养儿童注意力及对事物的观察力,引导和培养兴趣爱好。

6)帮助儿童学会遵守生活、游戏和学习中的规则,鼓励儿童独立完成进食、穿衣、入厕大小便等力所能及的事情。

(2) 4~5 岁儿童

1)培养儿童的独立意识;帮助儿童正确认识性别差异,建立自我性别认同。

2)引导儿童用语言表达自己的感受和要求,逐渐学会控制情绪和行为。鼓励儿童多接触社会，遵守各种规则，强化其乐于助人的意识。

3）增加猜谜语等简单的抽象思维游戏，学习按形状、大小、颜色、性质、用途等将物品归类，帮助儿童认识事物的规律和内在联系。

4）鼓励儿童学儿歌、讲故事、表演节目，练习跳绳、扔球、接球，练习复杂图形剪纸、摆拼图、搭积木，等等。

5）注重培养儿童生活自理能力，在实际生活中学习整理、保管自己的玩具和图书。

（3）5~6岁儿童

1）给儿童设立适当的行为规范，引导儿童遵守社会与家庭生活规则和要求，对儿童的各种努力与进步及时给予肯定和鼓励，促进儿童自尊心和自信心的发展。

2）让儿童在活动中感受困难，适度、适量地体验挫折，并为克服困难做出努力，培养其坚持和忍耐的品质。

3）逐渐学会了解他人的感受和需求，懂得与人相处所需的宽容、谦让、共享与合作，同情、抚慰、关心和帮助他人。

4）鼓励儿童仔细观察周围事物及其相互关系，促进有意注意的发展。多与儿童交流幼儿园及周围发生的事情，积极回答儿童提出的问题。

5）鼓励儿童练习跳绳、单脚跳、拍皮球等，经常画图画、做手工、玩创造性游戏，学会整理书包、文具及图书等物品，做好入学前的准备。

3. 视力、口腔和听力保健

每次定期健康检查时，必须检查儿童的视力、听力和牙齿，以便早期发现弱视、听力障碍、龋齿，及时予以矫正和治疗。

（1）视力保健

1）视力检查。学龄前儿童每年接受一次视力筛查和眼部全面检查；4岁视力≤0.6，5岁及以上视力≤0.8的视力低常儿童，或两眼视力相差两行及以上的儿童，应当在2周~1个月后复查一次。

2）注意用眼卫生。培养儿童形成良好的用眼卫生习惯，包括正确的看书、写字姿势，正确的握笔方法，在良好的照明环境下读书、游戏。儿童持续近距离注视时间每次不宜超过30 min；眼睛与各种电子产品荧光屏的距离一般为屏面对角线的5~7倍，屏面略低于眼高；操作各种电子产品的时间每次不宜超过20 min，每天累计时间建议不超过1 h。

3）屈光不正儿童要到具有相应资质的医疗机构或眼镜验配机构进行正规散瞳验

光，调整眼镜屈光度，不要使用劣质及不合格眼镜。

4）不要盲目使用眼保健产品，要在专业医生指导下合理、适度使用。

5）识别儿童常见眼部疾病。儿童若出现眼红、畏光、流泪、分泌物多、瞳孔区发白、眼位偏斜或歪头视物、眼球震颤、不能追视、视物距离过近或眯眼、暗处行走困难等异常情况，应及时就医。

6）防止眼外伤。儿童应当远离烟花爆竹、锐利器械、有害物质，不在具有危险的场所活动，防范宠物对眼的伤害；儿童活动场所不要放置锐利器械、强酸强碱等有害物品，注意玩具的安全性。

7）预防传染性眼病。教育和督促儿童经常洗手，不揉眼睛；社区或托幼机构应当注意隔离患有传染性眼病的儿童，防止疾病传播。

（2）听力保健

1）定期进行听力检查。检查前，应详细询问儿童的家族史，了解有无遗传性发育不全或伴身体其他发育畸形；母亲在妊娠期有无风疹、流感、带状疱疹或药物中毒史；有无影响听觉器官发育的全身性疾病，如甲状腺功能低下、肾功能不全等。

2）发现听力障碍，应早诊断、早治疗、尽早佩戴助听器，充分发展残余听力，早期进行听力和语言康复训练。

3）听力保健知识指导。不要自行清洁外耳道，避免损伤；洗澡或游泳时防止耳朵进水；远离强声或持续的噪声环境，避免使用耳机；有耳毒性药物致聋家族史者，就医时应当主动告知医生。如有以下异常：耳部及耳周皮肤异常，外耳道有分泌物或异常气味、耳痒、耳痛、耳胀，对声音反应迟钝，语言发育迟缓等，应当及时就医。

（3）口腔保健指导。口腔保健指导见课程 4-6　口腔常见疾病患者的健康管理。

4. 疾病防治

每年进行 1 次全面体格检查，记录结果，了解生长速度，如身高增长低于每年 5 cm，为生长速度下降，应及时寻找原因。对于在体格检查中发现的异常情况和疾病要建立健康管理档案，并进行彻底治疗。加强常见病防治，重点是缺铁性贫血、龋齿、沙眼、肠道寄生虫、甲型病毒性肝炎、营养不良、假性近视等。对某些传染病，如腮腺炎、水痘、风疹、痢疾、手足口病等要加强流行季节的防范措施，坚持宣贯饭前便后洗手、勤剪指甲等卫生习惯，加强免疫接种。教育儿童注意正确坐、走姿势，预防脊柱畸形；建立合理的生活制度，培养良好的卫生习惯，坚持定时进食，不随意吃零食和不暴饮暴食，不吃腐烂变质的食物。

5. 意外伤害预防

学龄前儿童喜欢活动，但机体发育尚未完善，动作不够协调，又缺少生活实践经验，缺少对危险事物的认识，易发生意外伤害。因此，健康管理师要结合日常生活对学龄前儿童进行安全教育，如要遵守交通规则，不要在马路上玩耍；不玩弄电器和电器开关，以防触电；做好室内和户外活动的安全防护，尖锐的器具、热水瓶等要放置在安全的地方，对操场活动用具定期进行安全检查；避免到河边或池塘边玩耍，以防溺水；等等。

五、跟踪随访

针对学龄前儿童的主要健康风险，定期跟踪随访的内容主要包括均衡膳食，体格发育和心理行为发育，疾病预防，视力、口腔和听力保健等，随访中出现异常情况应及时干预指导，或转诊到上级医疗机构。

学习单元4 学龄儿童的健康管理

一、学龄儿童的生理特点

学龄儿童是指6~7岁至青春期前（女孩9~11岁，男孩11~13岁）的儿童。学龄儿童身高、体重稳定增长，骨骼仍处于成长发育阶段，除生殖器官外其他各器官外形均已与成人接近。部分儿童在学龄期的后期进入青春期。学龄儿童心理发育趋于成熟，认知和逻辑思维能力发育更加成熟，求知欲强，可接受系统的科学文化知识。

1. 体格发育特点

学龄儿童体重、身高平均每年分别增长2 kg、5~7 cm；女孩9~11岁、男孩11~13岁开始出现体重、身高加速生长，为体格发育的第二个高峰期。

儿童期的骨骼发育特点：一是软骨多，骨干短而细，骨化尚未完成；二是骨的有机成分（主要是蛋白质）多，无机成分（钙、磷等无机盐）少。所以，骨的弹性大而硬度小，不容易骨折而容易变形。如果长期坐、走姿势不对，可造成胸廓、脊柱发育畸形。儿童期的肌肉比较柔嫩，水分含量多，而蛋白质、脂肪、碳水化合物和无机盐含量较少，所以能量储备不足。这些特点可使其肌肉的耐力和肌力不足，容易疲劳；由于其新陈代谢旺盛，恢复较快。因此，儿童在进行体育锻炼、劳动时，强度不宜过大，持续时间不宜过长。青春期发育年龄个体差异较大，女孩乳房发育后 1~2 年，月经初潮之前开始出现身高加速生长。

2. 呼吸系统发育特点

学龄儿童呼吸系统发育已成熟，肺泡的数量已接近成人，肺活量不断增加，男孩的肺活量大于女孩。呼吸频率从 1~3 岁的 24 次/分下降至 16~20 次/分。

3. 循环系统发育特点

6~7 岁后，左心室壁逐渐增厚，弹性纤维增加，增强了心脏的收缩功能和弹性，但迷走神经对心脏收缩的抑制能力还不够强，故儿童稍做运动，心率就明显增加。因此，指导学龄儿童进行体育锻炼时要注意合理安排运动量和运动时间。

4. 消化系统发育特点

学龄儿童消化系统发育完善，6 岁左右是恒、乳牙替换的年龄，也是龋齿的高发期，应注意换牙期间的牙齿卫生。

5. 心理和行为发育特点

学龄儿童的认知，既有量的快速发展，也有质的变化。在感知觉不断发展的基础上，学龄儿童的观察能力不断提高，注意力进一步发展，记忆更加准确、持久，思维水平逐渐从具体形象向抽象逻辑水平过渡，创造性的想象也在不断丰富。在小学阶段，高年级学生的注意、记忆、思维、创造性想象能力和低年级相比，有了质的飞跃，其关键转折期是三、四年级。但是，受年龄和知识所限，小学生往往缺乏深远的学习动机，他们的学习动机常常和兴趣直接关联，直接具体且十分不稳定，很容易发生变化。学龄儿童意志的主动性和独立性有所提高，能逐步调节自己的行动以完成某一任务或达到某一目的，但意志的坚持性、恒心和毅力还很不成熟，容易虎头蛇尾、见异思迁，遇到困难时常会回避、退缩或依靠成人帮助。5~8 岁儿童的道德意识尚未成熟，由于学龄儿童意志力还很薄弱、自我约束力差，易受外界不良行为影响，如父母和教师在道德行为方面的要求和方法不一致，很容易使其认识和行为出现脱节现象。

二、健康监测

1. 生长发育监测

（1）一般情况：视力、听力、牙数与龋齿数、心肺检查、腹部检查等。
（2）体格测量：身高、体重、头围的测量。
（3）化验检查：如血红蛋白等。

2. 心理和行为发育指标监测

心理和行为发育指标包括认知、语言、情绪、人格和社会适应能力的测量。

三、健康风险评估

1. 体格生长发育评估

评价指标包括身高（见表 4-1-4）、体重、年龄别体重、年龄别身高等。

2. 心理和行为发育评估

具体为对语言发育落后、行为和情绪异常、睡眠问题与障碍、孤独症谱系障碍、注意缺陷多动障碍、抽动障碍、学习障碍、品行障碍、发育迟缓与智力障碍等相关问题的评估，健康管理师根据相关问题指导评估对象及时就医。

四、健康指导与干预

健康管理师应对儿童及家长开展学龄儿童发育特点和保健知识的健康教育，提高儿童对机体生长发育的了解和自我保健意识。

1. 均衡营养和合理膳食

在一般人群膳食指南的基础上，学龄儿童膳食指南增加了以下 5 条内容。
（1）认识食物，学习烹饪，提高营养科学素养。

（2）三餐合理，规律进餐，培养健康饮食行为。

（3）合理选择零食，足量饮水，不喝含糖饮料，禁止饮酒。

（4）不偏食节食，不暴饮暴食，保持适宜体重增长。

（5）保证每天至少活动 60 min，增加户外活动时间。

2. 休息与体育锻炼

为了适应生长发育的需要，必须保证学龄儿童有充足的睡眠，因此要合理安排作息制度，防止学习负担过重和忽视体育锻炼的倾向。合理安排休息、课外活动、劳动、文娱时间，积极开展体育锻炼，做到循序渐进、持之以恒，这样既可增强儿童体质，也培养了儿童的毅力和奋斗精神。

3. 心理和行为发育综合指导

当儿童刚进入学校学习时，儿童本人、教师、家长都希望他能够顺利地适应学校生活，取得优良的成绩。但现实是，有些儿童不能适应学校的生活，出现学习困难，或因种种原因出现情绪紧张、焦虑、反应迟钝、意志薄弱、胆怯畏缩等心理异常，如在班级集体中逞强捣乱或孤僻胆小等。父母应主动与教师联系，了解孩子在学校的表现与学习情况，交换教育孩子的方法与意见，提高孩子对学习的兴趣。对有心理异常的儿童，不能鄙视、指责，要做他们的贴心人，取得他们的信任。

4. 眼、口腔保健

预防近视是学龄儿童保健的重点之一，具体保健措施包括：预防和矫治近视，阅读、书写时，眼和书本的距离保持在 30~35 cm，光线应该来自左前方，书本应与桌面成 30°~40°，这样可以使文字在视网膜上形成非常清晰的影像；坚持做眼保健操，以保护视力、防止近视。口腔保健内容见课程 4-6　口腔常见疾病患者的健康管理。

5. 疾病预防

通过定期全面体格检查，及时发现各种急、慢性疾病，并采取相应的防治措施。特别是在传染病流行季节，要积极做好预防工作。学龄期应特别注意预防以下疾病：

（1）体格生长发育异常。较典型的如骨骼畸形，学龄期儿童如不注意正确的坐姿、书写姿势、行走姿势，日积月累容易影响脊柱发育，导致脊柱发育畸形，如脊柱侧弯、后凸畸形等。家长应在日常的学习生活中引导孩子形成良好、正确的行走、书写和阅读姿势，书包不宜过重，采用双肩背带。体检中健康管理师要注意检查学龄儿童的脊柱发育，以便早期防治。

健康管理师要定期监测学龄儿童生长速度，如发现生长缓慢或过快、消瘦或超重、肥胖，应查找原因，如饮食营养、遗传、内分泌或疾病等因素，给予指导性意见，必要时转专科进一步诊治。

（2）性发育异常。健康管理师还要监测学龄儿童的生长及性发育指标，并参考骨龄评价儿童的骨骼发育水平，判断有无性早熟，必要时转专科诊治。

6. 预防感染和伤害

健康管理师要重视传染病管理和常见疾病的防治，防止传染性疾病在学校的传播和流行，加强学校对各类意外伤害的防范措施和意外伤害紧急预案的建立。此外，健康管理师应组织学生学习交通安全规则和事故的防范知识，学习灾难发生时的紧急应对和自救措施，减少伤残发生。

五、跟踪随访

针对学龄儿童的主要健康风险，定期跟踪随访的内容主要包括体格发育和心理行为发育、疾病预防、口腔保健等，随访中发现异常情况应及时干预指导，或转诊到上级医疗机构。

课程 4-2　备孕妇女及孕产妇的健康管理

学习内容

学习单元	课程内容	培训建议	课堂学时
（1）备孕妇女的健康管理	1）健康监测与健康风险评估 2）健康指导与干预 3）跟踪随访	（1）方法：讲授法、案例教学法 （2）重点与难点：健康指导与干预	2

续表

学习单元	课程内容	培训建议	课堂学时
（2）孕妇的健康管理	1）孕妇的生理特点 2）健康监测与健康风险评估 3）健康指导与干预 4）跟踪随访	（1）方法：讲授法、案例教学法 （2）重点：孕妇的生理特点、健康监测与健康风险评估 （3）难点：健康指导与干预	4
（3）产褥期妇女的健康管理	1）产褥期妇女的生理特点 2）健康监测与健康风险评估 3）健康指导与干预 4）跟踪随访	（1）方法：讲授法、案例教学法 （2）重点：健康监测与健康风险评估 （3）难点：健康指导与干预	4

学习单元 1　备孕妇女的健康管理

备孕妇女的健康管理通过评估和改善计划怀孕夫妇的健康状况，降低或消除导致出生缺陷等不良妊娠结局的危险因素，预防出生缺陷发生，提高出生人口素质，是婚前保健的延续和补充，是孕产期保健的前移。2010 年，我国启动了免费孕前优生健康检查项目，提倡有计划、有准备的妊娠，为计划怀孕夫妇在受孕前提供优生健康检查、评估、保健指导服务，使其在受孕前进入最佳的健康状态。

一、健康监测与健康风险评估

1. 健康监测

（1）孕前咨询

1）年龄、生活方式、环境、职业。了解女性年龄是否≤18 岁或≥35 岁，是否有不良生活方式（吸烟、饮酒、饮食不均衡、吸毒、食用生肉等），是否接触有害物质，特别要了解接触职业毒害因素（铅、汞、苯、辐射等）、环境污染（生物、物理、化学性污染）的情况。

2）疾病史。既往及现在是否患有传染性疾病、性传播性疾病、重要脏器疾病、精神疾病等可能影响子代健康的疾病。

3）用药史。了解既往及现在是否服用对生殖健康有影响的药物。

4）月经史。初潮年龄、月经周期、月经持续时间、月经量，有无痛经，末次月经的时间。

5）婚育史。结婚年龄、配偶年龄、孕产次、分娩结局、不良妊娠史（流产、早产儿、低出生体重儿、死胎、死产、异位妊娠、葡萄胎、出生缺陷儿等）；子女情况；了解既往采用的避孕方法、使用时间，特别是服用避孕药的种类、时间。

6）遗传病史。本人或家族中（包括父母、祖父母、外祖父母）有无近亲婚配情况；本人及直系和旁系亲属中，有无盲、聋、哑、精神病、先天性智力低下、先天性心脏病、糖尿病、地中海贫血等遗传性疾病。了解患者与本人关系，必要时绘制家系图。

7）社会心理因素。了解是否存在心理疾病（心理障碍）。

（2）体格检查

1）一般状况。生命体征（血压、脉搏、呼吸、体温）、身高、体重、视力、辨色力、智力、五官、精神状态、特殊体态、特殊面容、全身皮肤颜色、毛发、瘢痕等。各系统器官检查：心血管系统、呼吸系统、消化系统、泌尿系统、肌肉系统、骨骼系统、五官系统等的全面检查。

2）第二性征检查。除检查乳房、阴毛、腋毛外，还应注意音调、骨盆宽度及肩部、胸部、臀部皮下脂肪丰满程度等女性体表征象。

3）生殖器官检查。需检查外阴发育情况、阴毛分布情况、阴唇和阴蒂发育情况，外阴皮肤、黏膜有无炎症、疱疹、溃疡或疣，阴道分泌物的量、性质、色、味，宫颈变化，子宫大小，双侧附件有无增厚、压痛等。

（3）辅助检查。为每一对计划怀孕夫妇提供基本检查项目，必要时可增加建议检查项目。

1）基本检查项目。包括血常规、血型（ABO及Rh血型）、尿常规、空腹血糖、肝功能、肾功能、梅毒螺旋体、艾滋病病毒、乙型肝炎病毒标志物检测、生殖道分泌物检查。

2）建议检查项目。甲状腺功能、血脂检查、口服葡萄糖耐量试验（高危妇女）、TORCH筛查（弓形体、风疹病毒、巨细胞病毒和单纯疱疹病毒感染）、地中海贫血筛查（广东、广西、海南、湖南、湖北、四川、重庆等地）、宫颈阴道分泌物淋球菌和衣原体检查、心电图、胸部X线、妇科B超、宫颈癌筛查（行宫颈脱落细胞学检查，适用于1年内未检查者）等，必要时进行激素检查。

2. 健康风险评估

根据综合病史、体格检查、实验室检查、影像学检查结果进行分析，识别和评估夫妇存在的可能导致出生缺陷等不良妊娠结局的遗传、环境、心理、行为等方面的健康风险因素，进行健康风险评估，提出有关妊娠的建议。

（1）适宜妊娠。通过孕前检查发现夫妇双方未患有医学上认为不宜妊娠的疾病，不存在可能导致不良妊娠结局的健康风险因素，应给予普遍性的孕前保健指导。

（2）暂缓妊娠。夫妇任意一方处于性传播疾病传染期、精神病发作期，或患有重要脏器严重疾病，且病情不稳定，或在治疗服药期间，为避免疾病或用药对妊娠和子代健康的影响，建议暂缓怀孕，待病情痊愈或症状缓解后再怀孕。健康管理师应指导患者就医。

（3）不宜妊娠。患某些疾病期间妊娠，不仅会加重病情，造成重要脏器的严重损害，还可能危及母婴生命，故女性患下述严重疾病期间不宜妊娠。①重度慢性高血压合并心脑肾功能严重损害者。②糖尿病已有严重的合并症者。③患有肾脏疾病者，肾功能严重受损者。④心血管病变：心功能Ⅲ～Ⅳ级，青紫型先天性心脏病、风湿活动期、细菌性心内膜炎等。⑤严重常染色体遗传性疾病患者，极重度智力低下者。⑥晚期恶性肿瘤患者。⑦有遗传倾向和攻击行为的严重精神疾病者。健康管理师应指导上述患者就医。

二、健康指导与干预

受孕应该在夫妇双方都处于精力旺盛、体格强壮、身心放松的身体状态下进行。对风险评估未发现异常的适宜妊娠夫妇，健康管理师应告知双方可以怀孕，并给予普遍性健康指导。对风险评估为暂缓妊娠夫妇，健康管理师应进行面对面咨询，建议暂缓怀孕，并在普遍性健康指导的基础上给予个性化的健康指导，告知存在的风险因素及可能给子代带来的危害，可在医生的指导下进一步诊断、治疗或转诊。对风险评估为不宜妊娠的夫妇，健康管理师应给予耐心的咨询，并提供避孕指导。

1. 普遍性健康指导

（1）选择受孕年龄与时间。适宜的生育年龄是男性25～35岁，女性24～29岁。女性避免18岁以前生育，过早生育，母体发育不成熟，妊娠并发症发病概率增加。女性25~29岁所生的孩子患唐氏综合征的概率大约是1/5 000，30~34岁约为1/900，35~39岁约为1/250，45岁高达1/40。女性年龄对妊娠的影响及处理建议见表4-2-1。

表4-2-1 女性年龄对妊娠的影响及处理建议

年龄	对妊娠的影响	进一步处理建议
<18岁	出生缺陷儿发生风险增加	暂缓妊娠
>35岁	出生缺陷儿发生风险增加	孕中期进行产前筛查

排卵期前后两天为易受孕期（排卵期一般为下次月经前14天），如正常性生活一年未避孕仍未受孕，建议到医院就诊。

生育计划与生育间隔：两次妊娠间隔时间不应少于6个月，妊娠间隔时间小于18个月的女性也应在孕前进行风险评估。选择辅助生殖技术受孕的不孕症患者，两次妊娠间隔时间应大于6个月，小于18个月。

（2）调整孕前体重至适宜水平。孕前体重与新生儿体重、婴儿死亡率及孕期并发症等不良妊娠结局有密切关系，肥胖或低体重的育龄妇女是发生不良妊娠结局的高危人群。备孕妇女建议BMI保持在18.5~23.9 kg/m^{2}范围内。肥胖者（BMI≥28）应该进行血糖、血脂等生化检测，根据检查情况调整膳食，配合适当的运动指导；较消瘦者（BMI<18.5）可能存在营养不良或贫血，需进行血常规、铁蛋白、叶酸、维生素B_{12}等生化检测和饮食指导。

（3）培养健康生活方式

1）合理膳食、均衡营养。胎儿的生长发育依赖于母体的健康状态和营养状态。夫妻双方应于计划怀孕前3~6个月开始调整自身的营养、健康状况和生活习惯。

在一般人群膳食指南的基础上，备孕妇女膳食指南还应补充以下内容。

①多摄入富含叶酸的食物或补充叶酸。妊娠的前4周是胎儿神经管分化和形成的时期，此期缺乏叶酸可导致胎儿神经管畸形。由于女性通常在怀孕后5周或更晚才确定怀孕，因此建议备孕妇女至少应在孕前3个月开始补充叶酸0.4~0.8 mg/d，既往发生过神经管缺陷（NTD）或患有癫痫的女性，需补充叶酸4 mg/d。

②常吃含铁丰富的食物。孕前期良好的铁营养是成功妊娠的必要条件。孕前期缺铁易导致早产儿、低出生体重儿或影响胎儿智力发育等，备孕妇女应储备足够的铁以备孕期使用。

③保证摄入加碘食盐和适当的海产品。孕前期碘缺乏会增加流产、死胎、胎儿先天性畸形及新生儿患克汀病的危险性。备孕妇女应保持对碘的适当摄入量，建议每周

摄入2~3次富含碘的海产品。

2）戒烟戒酒。主动吸烟和被动吸烟都会影响胎儿的生长发育。烟草烟雾中含有尼古丁、氢氰酸、一氧化碳等有害物质，不仅危害身体健康，而且对生殖细胞和胚胎发育也有不良影响。被动吸烟也会危及生殖细胞质量。酒精也对生殖细胞有不良影响，酒精可通过胎盘进入胎儿体内，引起染色体畸变，导致新生儿畸形或智力低下等。怀孕前6个月夫妻双方均应停止吸烟、饮酒，并远离吸烟环境。

3）远离宠物。猫狗可能传染弓形虫病，孕妇感染弓形虫病会引起流产、胎儿畸形或发育迟缓。因此，家里养有宠物者在计划受孕时，建议将宠物寄养出去，避免接触。

4）避免接触生活及职业环境中的有毒有害物质。有毒有害物质包括有机汞、铅、砷、镉等重金属，多环芳香烃、亚硝基、烷基、苯类、酚类、四氯乙烯等化合物，黄曲霉素、一氧化碳、高浓度二氧化碳等有害气体，有机磷农药等。高噪声、高温作业环境及接触放射性核素环境亦可能对胎儿产生有害影响。备孕妇女应脱离有害的职业环境。计划生育的男性也应避免接触致畸物质。

5）养成适度运动、合理作息习惯。保证每天30 min中等强度的运动，每周5天或者不少于150 min的运动；规律的生活，充足的睡眠、愉悦的心情，均有利于夫妻双方健康地孕育新生命。

（4）积极预防感染性疾病。乙型病毒性肝炎发病率较高，妊娠早期患有乙型病毒性肝炎，严重者易发展为急性重型肝炎，危及孕妇生命，还可通过胎盘传染给胎儿。对于乙型肝炎病毒标志物检测均呈阴性的女性，建议其在计划怀孕前11个月注射乙肝疫苗，待乙肝表面抗体阳性后再计划妊娠。

风疹病毒感染是目前发现最主要的导致先天畸形的生物因素之一。风疹病毒感染的危害主要发生在妊娠早期。因此建议备孕妇女应提前8个月注射风疹疫苗，并在2个月后确认体内是否产生抗体，以免在孕早期感染风疹病毒。

除了乙肝疫苗和风疹疫苗外，备孕妇女还可根据个人情况考虑是否注射以下疫苗，如甲型肝炎疫苗、水痘疫苗、流感疫苗等。梅毒及人类免疫缺陷病毒（HIV）感染的备孕妇女应在孕前进行规范治疗，阻断母婴传播。

（5）遗传病筛查。对于有高遗传风险的夫妇，健康管理师指导其接受遗传病咨询、产前筛查和诊断。若接受孕前优生健康检查6个月或更长时间后仍未怀孕，夫妇双方应共同接受进一步咨询、检查和治疗。

（6）重视口腔卫生。备孕妇女应在怀孕前6个月内到口腔科做一次彻底的口腔检查和必要的治疗，并接受口腔医生的健康指导，保证孕期牙齿健康。

（7）谨慎用药。备孕妇女在计划受孕期间尽量避免使用药物。女性在使用致畸药物时应采取可靠的避孕措施；计划生育而停止避孕前，应调整潜在致畸药物的用量。一些备孕妇女由于慢性病或其他原因需要长期服药，应遵医嘱尽量选择对疾病有效，同时没有遗传毒性和胚胎毒性的药物。多数药物短期使用不会造成生殖细胞的遗传损伤，但应当充分考虑药物的体内过程，避免药物作用延续至怀孕期间。

（8）调整避孕方法。备孕妇女决定怀孕后，要调整避孕方法。使用宫内节育器避孕的，应在取出节育器且经历1次月经来潮后再受孕。口服避孕药的，应停药3~6个月后再受孕；如果使用长效避孕药物，则需要停药半年以后再受孕。

（9）保持心理健康。妊娠前保持健康的心理也很重要，生活中发生不良事件与妊娠期高血压、孕期及产后抑郁症等的发生有关。计划怀孕之前，夫妻双方应做好心理准备，处理好夫妻、家庭间的各种矛盾，创造一个和谐的孕前心理环境。夫妻双方应保持性生活协调，情绪稳定，精力充沛，轻松愉悦，并在思想上充分做好角色转换和承担养育子女责任的准备。

2. 个性化健康指导

健康管理师指导备孕妇女及时治疗和控制慢性病、感染性疾病。轻者在医生指导下妊娠，重者应先经内科治疗，待病情痊愈或好转后再选择适宜的时机妊娠。有些慢性病如精神病患者在治疗中或治疗后短期内也不适宜妊娠，需巩固疗效后再受孕。一些与妊娠有关的良性肿瘤如卵巢囊肿，甚至经常发作的慢性阑尾炎，考虑到妊娠期间麻醉及手术本身均可对妊娠造成不良影响，可以在医生的指导下选择孕前治疗。

对于无症状乙型肝炎病毒携带者，健康管理师应告知妊娠可能存在母婴传播风险，分娩前后应进行母婴阻断的处理措施，如注射乙肝特异性免疫球蛋白。对于慢性乙型肝炎患者，健康管理师应建议其在积极治疗、肝功能恢复正常后再考虑妊娠。

总之，对于上述情况，健康管理师应在普遍性指导的基础上，告知对方存在的健康风险因素及可能给子代带来的危害，提出进一步诊断、治疗的建议和干预措施，必要时建议暂缓怀孕。

三、跟踪随访

对于存在风险的计划怀孕的夫妻，健康管理师应建立孕前优生健康检查高风险人群档案和转诊登记，及时告知结果，跟进后续服务，并根据不同风险等级给予针对性随访指导，及时预防和采取补救措施，必要时转诊上级医院。

学习单元 2　孕妇的健康管理

妊娠是一个复杂的生理过程，足月妊娠为 280 天，即 40 周。从怀孕到 12 周为孕早期，13 周到 27 周为孕中期，28 周到出生为孕晚期。为适应胎儿生长发育的需要，孕期妇女生理状态及代谢均有较大改变，并随着妊娠时间的增加而越发明显，产后又逐步恢复至孕前水平。

一、孕妇的生理特点

1. 生殖系统的变化

子宫自怀孕至足月妊娠体积增大，容量增至约 5 000 mL，质量增至约 1 100 g。自妊娠早期开始，子宫可出现不规律无痛性收缩，其特点为稀发、不规律和不对称，随妊娠进展渐增加，但宫缩时宫腔内压力增加，不伴子宫颈扩张，为生理性无痛性宫缩。

2. 乳房的变化

孕早期，雌激素、孕激素分泌逐渐增多，乳房体积不断增大；乳头变大变黑，更易勃起；乳晕颜色加深，其外围的皮脂腺肥大形成散在的结节状隆起，称为蒙氏结节。

孕中期，乳腺腺泡及乳腺导管继续发育，乳房体积持续增大，不适感消失。孕中期乳房内开始生成乳汁，所以乳头会分泌少量乳汁。

孕晚期，乳腺腺泡继续扩张，乳房中已有初乳，同时上皮细胞、纤维结缔组织和脂肪组织也会增生。

3. 血液循环系统的变化

从妊娠 6 周开始血容量增加，血浆和红细胞增多。血浆容积在 28~32 周时达到峰值，最大增加量约为 50%；红细胞和血红蛋白的数量至分娩时达到最大值，约增加

20%。由于红细胞数量增加的幅度低于血浆容量,血液相对被稀释,导致血红蛋白浓度下降20%以上,称为孕期生理性贫血。WHO建议,孕早期和孕晚期贫血的界定值为血红蛋白<110 g/L,孕中期为血红蛋白<105 g/L;我国一般将血红蛋白<100 g/L确定为孕期贫血的界定值。

孕期血容量增加,导致血浆中大部分营养素的浓度降低,血浆白蛋白下降明显,孕晚期其白蛋白和球蛋白的比值可出现倒置现象。

孕期心脏随着子宫的增大,向左、上、前方移位,心搏出量增加,心率加快,孕晚期安静时心率较孕前每分钟增加10~15次。心排血量约自妊娠10周起开始增加,至妊娠32周达高峰。孕早期、孕中期血压偏低,妊娠24~26周后血压轻度升高。孕中晚期下肢、外阴及直肠静脉压升高,易发生下肢、外阴静脉曲张和痔疮。侧卧位能解除子宫的压迫,改善静脉回流。孕妇若长时间处于仰卧位,可引起回心血量减少,心排血量随之减少,使血压下降,称仰卧位低血压综合征。

4. 消化系统的变化

孕期消化系统的变化主要包括以下两方面。一是由于孕激素分泌量增加,孕妇胃肠蠕动减慢,胃排空时间及食物在肠道停留时间延长,易出现饱胀感及便秘,便秘常引起痔疮或使原有痔疮加重。孕期消化液和消化酶分泌减少,易出现消化不良;胃内容物返流入食管下部,引起恶心、呕吐等,上述因素导致孕妇对营养物质的消化吸收能力降低。二是为适应对某些营养素需求的增加,孕期母体通过调节,对钙、铁、维生素B_{12}及叶酸等的肠道吸收率增加。

5. 泌尿系统的变化

为了清除胎儿和母体代谢所产生的废物,孕期有效肾血浆流量及肾小球滤过率增加,但肾小管重吸收能力没有相应提高,从而导致尿中葡萄糖、氨基酸、水溶性维生素等的排出量增加,尤其是尿中葡萄糖排出量可增加10倍以上,约15%的孕妇饭后可出现生理性糖尿;孕期氨基酸排出量平均每日约2 g,尿中可出现少量白蛋白;但尿钙排出量比孕前减少。妊娠12周前增大的子宫压迫膀胱,以及孕晚期胎先露压迫膀胱均可引起尿频。

6. 内分泌系统的变化

随着妊娠时间的增加,母体内雌激素、孕激素及胎盘激素的水平相应升高。胎盘催乳素刺激胎盘和胎儿的生长以及母体乳腺的发育,在维持营养物质由母体向胎儿转运过程中发挥重要作用。雌二醇调节碳水化合物和脂类代谢，加快母体骨骼更新率。孕期甲状腺分泌的 T3、T4 水平升高，基础代谢率随之升高，至孕晚期基础代谢率可提高 15%~20%。

7. 营养物质代谢

随着孕周的增加，胎儿对营养物质的需求量也相应增加，通过胎盘从母体获取葡萄糖是胎儿能量的主要来源。部分孕妇肾脏排糖量增加，加上雌激素和孕激素促进母体对葡萄糖的利用，导致孕妇血浆葡萄糖水平随妊娠进展而降低，空腹血糖约降低 10%，所以，孕早期长时间空腹易发生低血糖。到孕中晚期，胎盘催乳素、雌激素、孕激素、皮质醇等使机体对胰岛素的敏感性下降，导致胰岛素分泌受限的孕妇不能正常代偿这一生理变化而使血糖升高，使得原有糖尿病程度加重或出现妊娠期糖尿病。

8. 其他

（1）体重变化。孕期增加的体重包括两部分：一是妊娠产物，包括胎儿、胎盘和羊水；二是母体组织的增长，包括血液和细胞外液的增加、子宫和乳腺的发育及母体为泌乳而储备的脂肪等。

（2）皮肤变化。孕妇面颊、乳头、乳晕、腹白线及外阴等处出现色素沉着。面颊呈蝶形分布的褐色斑称妊娠黄褐斑。由于子宫增大，腹壁皮肤弹力纤维过度伸展而断裂，使皮肤出现紫色或淡红色条状裂纹，称妊娠纹。妊娠纹产后变成银白色，持久不退。

（3）骨骼、韧带变化。部分孕妇可感觉腰骶部及下肢疼痛不适，可能与骨盆关节、韧带松弛有关。妊娠期严重缺钙可引起骨质软化，出现骨骼疼痛。

二、健康监测与健康风险评估

孕期健康监测即合理的产前检查，不仅能保证孕期健康管理的质量，也节省了医疗卫生资源。孕期产前检查时间与检查内容见表 4-2-2。孕妇年龄过小，高龄产妇，有不良妊娠史、疾病遗传史者，以及有内科、外科、妇科疾病等高危因素者，应增加产前检查的频次。孕期检查发现异常者也应当酌情增加检查次数，根据不同妊娠时期确定各期检查重点。

表 4-2-2　孕期产前检查时间与检查内容

孕期阶段	产检次数	产检时间安排	常规检查项目（基本检查项目）	建议检查项目
孕早期	至少1次	妊娠13周之前	体重、血压、心肺、妇科检查、血常规、尿常规、血型、肝功能、肾功能、阴道分泌物、HIV、乙肝表面抗原、梅毒血清学检测	血糖、宫颈脱落细胞检查、沙眼衣原体检测、淋球菌检测、心电图等
孕中期	至少2次	妊娠16～20周	体重、血压、宫高、腹围、胎心、血常规、尿常规	唐氏综合征筛查（孕16～20周）
		妊娠21～24周	体重、血压、宫高、腹围、胎心、血常规、尿常规	妊娠期糖尿病筛查（糖耐量检查）（孕24～28周）
孕晚期	至少2次（其中一次在36周之后进行）	妊娠28～36周	体重、血压、宫高、腹围、胎心、血常规、尿常规，孕晚期进行1次肝功能、肾功能复查	—
		妊娠36周及以后	体重、血压、宫高、腹围、胎心、血常规、尿常规	胎心监护、超声检查

*注：本表中检查内容参考《孕产期保健工作规范》及基本公共卫生服务项目列出。

城乡孕妇可享受国家基本公共卫生服务。妇女怀孕后可到就近的社区服务中心（站）、乡镇卫生院享受以下免费服务项目：建立孕产妇保健手册、5次免费产前检查、产后访视和产后42天检查。城乡孕妇可以免费享受预防母婴传播性疾病的服务。孕妇在第一次产前检查时可以到相关机构免费接受艾滋病、梅毒和乙肝病毒标志物检测。如果发现异常，孕妇和胎儿还可以接受免费干预和关爱服务，以避免胎儿感染母婴传播性疾病。

1. 孕早期健康监测

（1）及早确定妊娠，开始孕期保健。要注意子宫增大与停经月份是否相符。

（2）常规监测：身体检查包括测量血压、体重，计算BMI；常规妇科检查（孕前3个月未做者）。

（3）发现高危孕妇，进行专案管理。

（4）妊娠早期辅助检查

1）必查项目。①血常规；②尿常规；③血型（ABO和Rh）；④肝功能；⑤肾功能；⑥空腹血糖；⑦HBsAg；⑧梅毒螺旋体；⑨HIV筛查。（注：孕前6个月已查的项目，可以不重复检查。）

2）备查项目。①丙型肝炎病毒（HCV）筛查。②抗D滴度检查（Rh阴性者）。③OGTT（糖尿病高危孕妇）。④地中海贫血筛查（广东、广西、海南、湖南、湖北、四川、重庆等地籍贯的居民）。⑤甲状腺功能检测。⑥血清铁蛋白（血红蛋白<105 g/L者）。⑦结核菌素实验（高危孕妇）。⑧宫颈细胞学检查（孕前12个月未检查者）。⑨宫颈分泌物检测淋球菌和沙眼衣原体（高危孕妇或有症状者）。⑩细菌性阴道病（BV）的检测（早产史者）。⑪胎儿染色体非整倍体异常的孕早期母体血清学筛查。⑫超声检查，在早孕期行超声检查，确定宫内妊娠及孕周，胎儿是否存活，胎儿数目或双胎绒毛膜性质，子宫附件情况；胎心率测定（采用多普勒听诊，妊娠12周左右）；在妊娠$11 \sim 13^{+6}$周超声检查胎儿颈后透明层厚度（NT），核定孕周。⑬绒毛活检（妊娠8~11周，主要针对高危孕妇）。⑭心电图检查。⑮无创产前基因筛查（NIPT），妊娠12~24周进行。

2. 孕中期健康监测

（1）了解胎动出现时间。初产妇通常在妊娠20周、经产妇在妊娠18周左右出现胎动，具体时间因人而异。

（2）常规监测。①分析前次产前检查的结果。②询问阴道出血情况、饮食情况、运动情况。③身体检查：测量血压，计算BMI，评估孕妇体重增长是否合理；测量宫底高度和腹围，评估胎儿体重增长是否合理；胎心率测定。如果孕中期胎儿出现生长受限，应高度警惕胎儿是否存在先天性疾病、宫内感染等，应进一步诊断并及时处理。

（3）严重出生缺陷的筛查。引起严重出生缺陷的常见原因有染色体异常、宫内感染，以及其他原因引起的发育异常。健康管理师应指导需要识别、筛查的孕妇及时转诊到具有产前诊断资质的医疗保健机构进行检查。产前筛查的对象包括：①高龄孕妇（年龄≥35岁）；②羊水过多或过少者；③胎儿发育异常或者胎儿有可疑畸形者；④孕早期接触过可能导致胎儿先天缺陷的物质者；⑤有遗传病家族史或者曾经分娩过先天性严重缺陷婴儿者；⑥曾经有2次以上不明原因的流产、死胎或新生儿死亡者；⑦筛查结果异常者。

（4）孕中期辅助检查

1）必查项目。①胎儿系统超声筛查（妊娠18~24周），筛查胎儿的严重畸形。②血常规、尿常规（妊娠20~24周）。③妊娠期糖尿病（GDM）筛查（妊娠24~28

周)。④尿常规(妊娠 24 ~ 28 周)。

2)备查项目。①胎儿染色体非整倍体异常的孕中期母体血清学筛查(妊娠 15 ~ 20^{+6} 周,最佳检测孕周为 16 ~ 18 周)。②羊膜腔穿刺检查胎儿染色体核型(妊娠 16 ~ 21 周,针对预产期年龄 35 岁及以上孕妇或高危人群)。③宫颈评估(超声测量宫颈长度,妊娠 20 ~ 24 周)。④抗 D 滴度检查(Rh 阴性者,妊娠 24 ~ 28 周)。⑤宫颈阴道分泌物检测胎儿纤维连接蛋白(fFN)水平(早产高危者,妊娠 24 ~ 28 周)。

3. 孕晚期健康监测

(1)常规监测。①询问胎动、阴道出血、宫缩、皮肤瘙痒、饮食、运动、分娩前准备情况。②身体检查:测量血压,计算 BMI,评估孕妇体重增长是否合理;测量宫底高度和腹围,评估胎儿体重增长是否合理;胎心率测定。孕晚期容易发生因胎盘功能不全引起的胎儿生长受限(FGR)。

(2)发现高危孕妇,进行专案管理,继续监测、治疗妊娠合并症及并发症,必要时转诊。

(3)孕晚期辅助检查

1)必查项目。①血常规、尿常规(妊娠 30 ~ 32 周),尿常规(妊娠 33 ~ 36 周)。②超声检查:评估胎儿大小、羊水量、胎盘成熟度、胎位、脐动脉收缩期峰值和舒张末期流速之比(S/D 值)等(妊娠 37 ~ 41 周)。③无应激试验(NST)检查(妊娠 37 ~ 41 周,每周一次)。

2)备查项目。① B 族链球菌(GBS)筛查(妊娠 35 ~ 37 周):具有高危因素的孕妇,如合并糖尿病、前次妊娠出生的新生儿有 GBS 感染等,取肛周与阴道下 1/3 的分泌物培养。②肝功能、血清胆汁酸检测(妊娠 32 ~ 34 周),妊娠期肝内胆汁淤积(ICP)高发病率地区的孕妇。③妊娠 34 周开始电子胎心监护(无应激试验,NST)检查(高危孕妇)。④心电图复查(高危孕妇)。

4. 孕期健康风险评估

2017 年发布的《孕产妇妊娠风险评估与管理工作规范》要求各级各类医疗机构根据妊娠风险评估以"绿(低风险)、黄(一般风险)、橙(较高风险)、红(高风险)、紫(传染病)"5 种颜色分级标识,对怀孕至产后 42 天的妇女进行妊娠相关风险的筛查、评估分级和管理,及时发现、干预影响妊娠的风险因素,防范不良妊娠结局,保障母婴安全。

三、健康指导与干预

1. 孕期健康保健与干预

（1）孕早期保健与干预。孕早期是胚胎、胎儿分化发育阶段，不良生物、物理、化学因素容易导致胎儿畸形或发生流产，应注意防病防畸。

1）确诊早孕，登记早孕保健卡，根据月经和B超检查情况，确定孕周，推算预产期。

2）确定基础血压和基础体重。

3）询问本人及配偶家族遗传史。

4）进行高危妊娠的初筛，了解有无高血压、心脏病、糖尿病、肝肾疾病等病史，不宜继续妊娠者应告知并及时终止妊娠；询问孕产史，特别是有无不良孕产史如流产、早产、死胎、死产、生殖道手术史，有无胎儿畸形或幼儿智力低下。

5）注意预防疾病，慎用药物，避免使用可能影响胎儿正常发育的药物。孕妇不论去哪个科室看病都要告知医生：本人已经妊娠，以供医生诊治参考。

6）避免接触有毒有害物质（如放射线、高温、铅、汞、苯、砷、农药等）。

7）避免密切接触宠物。保持室内空气清新，避免接触空气污染环境、高噪声环境。

8）生活起居要有规律，避免过劳，保证睡眠时间。

9）鼓励准父母参加孕妇学校培训，全面系统地学习如何正确地度过妊娠期。

（2）孕中期保健与干预

1）胎儿生长发育监测。孕中期是胎儿生长发育较快的阶段，需监测胎儿生长发育的各项指标（如宫高、腹围、体重、胎儿双顶径等）。

2）预防并发症及感染。孕中期胎盘已形成，不易发生流产，且孕晚期并发症尚未出现。此阶段应仔细检查孕早期各种不良因素对胎儿是否有影响，继续预防胎儿发育异常，进行胎儿开放性神经管畸形和唐氏综合征遗传筛查，对怀疑有畸形或遗传病及高龄孕妇的胎儿要进一步做产前监测。妊娠晚期并发症如妊娠期高血压等也应从孕中期开始预防，并预防生殖道感染，做好高危妊娠的各项筛查工作。

3）24~28周开始，健康管理师或产科医务人员指导孕妇提高对早产的认识与预防。

4）妊娠期糖尿病的筛查与管理。诊断孕前糖尿病（PGDM）与GDM；孕妇具有糖尿病高危因素的，若首次 OGTT 结果正常，必要时可在孕晚期重复 OGTT。

（3）孕晚期保健与干预

1）胎儿生长发育监测。孕晚期胎儿生长发育速度最快，胎儿体重增加明显。孕晚期应定期检测胎儿生长发育的各项指标，注意防治妊娠并发症（妊娠期高血压、胎膜早破、早产、胎位异常、产前出血等）。孕晚期还应特别重视监测胎盘功能，及早发现并及时纠正胎儿宫内缺氧。此外，健康管理师应指导孕妇及其家属了解妊娠生理、心理变化及身心保健内容及方法，做好乳房护理以利产后哺乳。

2）监测胎动。健康管理师应教会孕妇监测胎动。如果 12 h 的胎动数≥30 次，为正常；少于 10 次/12 h，提示胎儿缺氧。在缺氧的最初阶段，胎儿会变得烦躁不安，此时感觉到的胎动不但不减少，相反会有所增加。所以，如果胎动突然变得异常频繁，也应该及时去医院检查。随着缺氧的继续，烦躁不安渐渐变为抑制，胎动减少、减弱直至消失。胎动与胎儿自身神经系统及生物钟调节有关，因此孕妇要熟悉自己胎儿的活动规则，如次数增加或减少的幅度为平时的 1/3 或以上，应予以重视。

3）注意临产的征兆。①假临产。孕妇在分娩发动前，常出现假临产。假临产的特点是宫缩持续时间短（不超过 30 s）且不恒定，间歇时间长且不规律，宫缩强度不增加，常在夜间出现、清晨消失，宫缩时主要是下腹部不适，宫颈管不短缩，宫口不扩张，给予镇静药物能抑制假临产。②胎儿下降感。多数初孕妇感到上腹部较前舒适，进食量较前增多，呼吸较前轻松，这是胎先露部进入骨盆入口使宫底位置下降的缘故。③见红。分娩发动前 24~48 h，宫颈附近的胎膜与该处的子宫壁分离，毛细血管破裂经阴道排出的少量血液与宫颈管内的黏液栓相混排出，称为见红，是分娩即将开始的比较可靠的征象。若阴道流血量较多，超过平时月经量，不应认为是先兆临产，应考虑与胎盘相关的出血性疾病如前置胎盘、胎盘早剥等，应该及时就医。

4）母乳喂养的孕期准备。一般来说，孕妇越早决定母乳喂养，产后越有可能进行母乳喂养，且母乳喂养持续时间越长。在孕期保健中应当为母乳喂养做好以下准备。①心理准备。通过宣传教育使孕妇及家属充分理解母乳喂养的好处，掌握母乳喂养知识等。②做好家庭支持的准备。良好的社会与家庭支持也有利于孕妇建立和加强对母乳喂养的自信心。③乳房准备。先检查乳头形状有无下陷等异常；孕 6 个月后每日用温毛巾擦洗乳头、乳晕，不用肥皂；对乳头做轻拉伸展练习，乳头平陷者可轻轻向外牵拉，有早产危险者不做此项操作；对乳房进行按摩，促进乳房血液循环，有利于腺体分泌及流通。在乳房准备阶段，孕妇应戴柔软的棉布乳罩将乳房托起，保持舒适并保证清洁；不要束胸，以减少衣服对乳房的摩擦。④营养准备。妊娠期和哺乳期都应保证充分的营养供给，为母体变化、胎儿发育及乳腺发育和泌乳做好物质准备。

5）产时、产后的准备。第一产程时指导孕妇主动做好腹部呼吸、按摩等以减轻阵痛，抓紧时间休息、进食、排便，避免疲惫。第二产程时指导孕妇配合医生合理用力，使分娩顺利进行。健康管理师应指导孕妇及家属做好产后育儿及产褥期修养中的各种物品准备。

2. 孕期营养指导与干预

孕期是孩子生命的起始阶段，孕期营养对母子双方的近期和远期健康都会产生至关重要的影响。

（1）孕早期妇女的膳食指导与干预。在一般人群膳食指南的基础上，孕早期妇女膳食指南还应补充以下内容。

1）膳食清淡适口。清淡适口的膳食易于消化，能增进食欲、减轻早孕反应，保证孕妇能摄取足量的食物，满足其营养需要。清淡适口的食物包括各种新鲜蔬菜水果、大豆制品、鱼、禽、蛋及各种谷类制品，可根据孕妇喜好适宜安排。

2）少食多餐。早孕反应较重的孕妇不必像常人那样规律进餐，更不可强制进食，应采用少食多餐的办法，想吃就吃，保证进食量。为减轻孕吐，可进食面包干、馒头、饼干、鸡蛋等，可遵医嘱口服适量维生素 B_6 以缓解早孕反应，之后随症状减轻逐步过渡到平衡膳食。

3）保证摄入足量富含碳水化合物的食物。孕早期应尽量多摄入富含碳水化合物的谷类和水果，每天至少摄入 130 g 碳水化合物（约合谷类 200 g），避免因饥饿产生的酮体对胎儿早期脑发育造成不良影响。

4）多摄入富含叶酸的食物并适当补充叶酸。叶酸的良好来源为动物肝肾、鸡蛋、豆类、绿叶蔬菜、水果及坚果等。由于叶酸补充剂相比食物中的叶酸能更好地被机体吸收利用，因此，孕妇每日应补充叶酸 0.4 ~ 0.8 mg/d，并持续至整个孕期。既往生育过神经管畸形儿的孕妇应将叶酸补充剂量增加至 4 mg/d。

5）避免服用可能会对孕妇或胎儿有害的食物。孕期要注意避免服用可能会对孕妇或胎儿有害的食物，如霉变的食物；生的或半生的肉类；腌腊食品，未经烹饪的即食熟食品；火腿肠、午餐肉等罐头食品；生食水生有壳动物如牡蛎、蟹等；甲基汞含量较高的鱼，如鲨鱼、箭鱼、枪鱼，会影响胎儿神经系统。咖啡、可乐及茶里都含有咖啡因，应限制摄入量。

（2）孕中晚期妇女的膳食指导与干预。除遵循一般人群膳食指南外，孕中晚期妇女膳食指南还应增加以下内容。

1）适当增加鱼、禽、蛋、瘦肉、海产品的摄入量。其中鱼类、特别是深海鱼类可提供多不饱和脂肪酸（如 DHA），它对 20 周后胎儿脑和视网膜发育极为重要。蛋类是卵磷脂、维生素 A 和维生素 B_2 的良好来源。鱼类可作为动物性食物的首选。鱼、禽、瘦肉交替选用 150～250 g/d，每日 1 个鸡蛋。

2）适当增加奶类的摄入量。奶和奶制品富含优质蛋白质和钙，每日饮奶 250 mL，同时补充钙剂 300 mg，或每日饮奶 500 mL，以满足钙的需要。

3）常吃含铁丰富的食物。为预防缺铁性贫血并满足胎儿铁储备的需要，建议孕妇常摄入含铁丰富的食物，每周进食 1 次动物血和肝脏，以补充维生素 A 和铁。血清铁蛋白 <30 μg/L 但无贫血者，补充铁剂 60 mg/d；合并贫血者，补充铁剂 100～200 mg/d，2 周后复查血常规，在医生指导下补充或停用。铁缺乏严重者可在医生指导下补充铁剂。同时，孕妇还应注意多摄入富含维生素 C 的蔬菜和水果，以促进铁的吸收和利用。

4）摄入谷类，包括米、面及各种杂粮 400～500 g/d；适当进食坚果类食品，如核桃、杏仁、花生、松仁等；大豆制品 50～100 g/d；蔬菜 400～500 g/d，其中绿叶蔬菜 300 g；水果 200～400 g/d；每周进食 2～3 次海产品，以补充蛋白质和碘、锌等微量元素。孕晚期常有胃部不适或饱胀感，此时可少量多餐，有水肿的孕妇应控制盐的摄入量。由于孕妇个体间有较大的差异，不可机械地要求孕妇进食同样多的食物。

（3）戒烟、禁酒。孕妇吸烟或被动吸烟、饮酒均可对胎儿造成危害，如发育迟缓、智力低下等。为了生育健康的婴儿，孕妇应戒烟、禁酒，并远离吸烟环境。

3. 孕期运动指导与干预

适量运动可维持体重的适宜增长。孕期最好保证每天 1～2 h 的户外活动时间，如散步、做体操等，有利于维持适宜的体重增长和自然分娩。

没有妊娠并发症或合并症的孕妇，运动不会对胎儿造成危害。在运动过程中，孕妇应该避免有可能造成腹部受伤、跌倒、关节张力过大及高度紧张的运动，如接触性运动、灵活性技巧运动。孕期已有不适，或有呼吸急促、头晕、心率快、发热等症状时不宜运动。有合并症或并发症时，孕妇应遵医嘱选择运动方式。运动时不要空腹，运动中和运动后多饮水，出现不适应及时停止。下面介绍两种适宜孕妇的运动形式。

（1）腹直肌训练。孕 4 个月以前可采用仰卧位腹式呼吸、收缩腹部肌肉，约 4～5 min，仰卧时可双手抱头向前胸靠拢，或抬肩，使肩离开卧垫，然后放松休息。孕 4 个月以后可采用左侧卧位或骑坐在椅子上，将双肘放在椅背上训练腹肌收缩动作。

（2）提肛运动，又称会阴收缩运动或凯格尔运动。孕妇可根据自我感觉，最大限度地收缩肛门再放松，每次保持 2～5 s，可连续做 15～30 次，每日完成 2～3 组提肛运动。提肛运动会加强盆底会阴和肛门肌肉的力量，增加会阴弹性，有助于阴道分娩，预防产后子宫脱垂和尿失禁，改善产后性生活质量。

孕妇的体重是反映孕妇营养状况的直观指标，体重增长过快会增加患妊娠期糖尿病和生巨大儿的风险。孕妇的体重随孕周的增加而递增，为保证胎儿正常生长发育，应根据孕前体重、受孕年龄、是否哺乳或是否双胎确定孕期适宜增重范围。孕期体重增长范围和孕中晚期每周体重增长推荐值见表 4-2-3。

表 4-2-3　孕期体重增长范围和孕中晚期每周体重增长推荐值

孕前女性体重指数	总增长值范围（kg）	孕早期增长值范围（kg）	孕中晚期增长值均值及范围（千克/周）
低体重（BMI<18.5 kg/m²）	11.0~16.0	0~2.0	0.46（0.37~0.56）
正常体重（18.5 kg/m²≤BMI<24.0 kg/m²）	8.0~14.0	0~2.0	0.37（0.26~0.48）
超重（24.0 kg/m²≤BMI<28.0 kg/m²）	7.0~11.0	0~2.0	0.30（0.22~0.37）
肥胖（BMI≥28.0 kg/m²）	5.0~9.0	0~2.0	0.22（0.15~0.30）

4. 孕期心理指导与干预

（1）孕期常见的心理问题

1）焦虑。焦虑是对外部事件或内在想法与感受的一种不愉快的体验，它涉及轻重不等但性质相同的一系列情绪反应，最轻的是不安和担心，其次是害怕和惊慌，较重的是极端恐惧。孕期有并发症、为适应母亲角色所做的心理准备、性格稳定性是对孕期焦虑影响较大的三个因素。孕期检查发现异常的孕妇更容易焦虑：担心胎儿畸形；担心分娩过程，担心分娩时出现胎儿缺氧、手术助产、急诊手术等情况；害怕发生母儿死亡、新生儿脑瘫等意外。孕期有近 1/5 的女性担心产后修养和工作问题，对生男生女问题、经济问题等的担心也较为普遍。

2）抑郁。抑郁情绪的产生通常是人们经过反复应对而不能奏效，从而倍受挫折的结果。抑郁包括一组消极低沉的情绪，如悲观、失望、绝望、无助等。抑郁的基本状态是心情低落，主要表现为对日常事物的兴趣显著减退甚至丧失，对生活产生无望感、无助感，积极性和动机丧失，丧失自尊心和自信心，自我评价显著下降，感到生活没有意义；另外，可伴随睡眠和觉醒的节律紊乱、体重下降等生理反应和焦虑、强迫、怀疑等精神症状。孕期的抑郁表现一般程度较轻微，但持续时间相对较长，通常发生于孕中晚期。

3）敏感。孕期的过度敏感表现为过度依赖家人，常常能敏感地察觉身体的细微变化，把小毛病放大成严重的症状；常觉得家人对自己"疏忽"和"怠慢"，并且会以哭闹等行为引起家人的注意，变得敏感、脆弱、焦虑，容易流泪，思想容易走极端。孕期是女性从少女角色转变成母亲角色的过程，如果女性没有做好思想准备，不能承担这些巨大的变化，往往会将焦虑转嫁给最亲近的人，让人感觉小题大做、无理取闹。

4）多疑。孕期多疑表现为强烈质疑医生，总觉得医生说的话似乎有隐情；每天都盼望产检，产检时反复盘问医生；不断回忆受孕前后的事情，怀疑自己或丈夫吃了导致胎儿致畸的食物，或做了对胎儿不利的事情。孕期多疑既有孕期精神压力大的原因，也有孕妇本身具有多疑敏感人格特质的原因。

5）恐惧。恐惧是心理应激状态下的一种害怕的情绪反应，是一种企图摆脱已经明确的特定危险的逃避情绪。

（2）孕期心理保健

1）健康教育。健康管理师定期向孕妇及其家属宣传孕期保健知识，告知孕期可能遇到什么样的心理障碍，使妇女及家属提高认识，能够早期识别情绪异常，提高自我保健能力，正确对待和处理发现的问题，必要时及时就医。

2）情绪调整。健康管理师应指导孕妇在妊娠过程中学会把控情绪，保持积极乐观的心态；引导孕妇学会自我调节，如欣赏音乐、散步等；鼓励家属营造积极向上的家庭氛围，使孕妇情绪安定、心情愉快。若孕妇情绪异常明显，应及时咨询心理咨询师或心理医生做好心理疏导，帮助孕妇调整不合理的认知，缓解负面情绪。

3）自我管理。健康管理师要鼓励孕妇学会自我教育、自我训练，建立自我管理模式，如鼓励孕妇通过正面警句或名言告诫自己，进行自我鼓励，保持好心情。当孕妇感觉担心、紧张、抑郁、烦闷时，健康管理师可引导孕妇做高兴或喜欢的事情，转移情绪；鼓励孕妇向亲友倾诉，或通过写信、写日记进行宣泄等。

4）社会支持。研究表明，从社会接触中体验到的联系感、归属感和幸福感能够促进个体健康。孕产期的社会支持包括信息支持、评价支持和情感支持。孕妇可从健康管理师的健康宣教、交流指导，丈夫、家人和朋友的鼓励、抚慰中获得社会支持。

四、跟踪随访

健康管理师通过跟踪随访，根据孕早、中、晚期的保健特点，为孕妇提供生活方式、心理、运动、营养、自我监护方法等方面的健康教育和指导，督促孕妇进行预防出生缺陷的产前筛查和产前诊断，宣传和鼓励自然分娩、母乳喂养，及早识别和防治孕期并发症、合并症等，以保障母婴安康。

学习单元 3 产褥期妇女的健康管理

一、产褥期妇女的生理特点

产褥期是指从胎盘娩出至产妇全身各器官（除乳腺外）逐渐恢复至未孕状态所需的一段时期，一般为 6 周（42 天）。

1. 生殖系统变化

产褥期子宫变化最大。胎盘娩出至子宫逐渐恢复至未孕状态的全过程称为子宫复旧，一般为 6 周，其主要变化为宫体肌纤维缩复和子宫内膜的再生，同时还有子宫血管变化、子宫下段和宫颈的复原等。胎盘娩出后，子宫逐渐缩小，于产后 1 周缩至约妊娠 12 周大小，在耻骨联合上方可触及；于产后 10 日，子宫降至骨盆腔内，腹部检查不能扪及子宫底；于产后 6 周子宫恢复至妊娠前大小。约于产后第 3 周，除胎盘附着面外，子宫腔内膜基本完成修复，胎盘附着处内膜修复需 6 周。于产后 7~10 日宫颈内口关闭，产后 4 周时子宫颈完全恢复至正常状态。产褥期结束时阴道尚不能完全恢复至未孕时的紧张度。分娩后外阴轻度水肿，于产后 2~3 日逐渐消退。会阴部血液循环丰富，若有轻度撕裂或会阴侧切缝合，多于产后 3~4 日愈合。

骨盆底由多层肌肉和筋膜构成，封闭骨盆的出口，有尿道、阴道和直肠贯穿其中，其主要功能是承载与维持盆腔脏器于正常位置。盆底肌有三方面功能：支持功能（支持腹腔和盆腔的脏器）、括约功能（控制排便和排尿）、性功能。妊娠期，子宫体积和质量增大，腹压增加，使得盆底肌处于持续紧张状态，加之妊娠期间脊柱过度前凸，这些状态均不利于盆底肌的收缩和放松。妊娠状态和产后肥胖也会加重挤压盆底组织，使得盆底肌及神经受到长期的牵拉而使肌力变弱。因此，产后妇女盆底肌如未能及时修复，或产褥期过早参加重体力活动，或分娩次数过多且间隔时间短，导致盆底组织难以完全恢复正常，则容易出现压力性尿失禁、盆底脏器脱垂等盆底功能障碍性疾病。若产妇能于产褥期坚持做盆底康复锻炼，盆底肌可在产褥期内即恢复至接近未孕状态。

2. 乳房的变化及泌乳

分娩后，胎盘分泌的催乳素、雌激素、孕激素会突然消失，卵巢分泌的雌激素、孕激素的量也会减少。产后1~2天，脑垂体分泌的催乳素与催产素的量均未达到高峰，乳汁产生相对较少，在催乳素和婴儿吮吸乳头的刺激下，乳汁的分泌量不断增多，可在一年左右的时间内保持高水平的分泌量，之后泌乳量会逐渐下降，一旦停止哺乳，数日内可终止泌乳。

3. 循环系统变化

产后72 h内，机体循环血量增加15%~25%，心脏负荷加重，产妇循环血量一般需要2~3周方可恢复至未孕状态。产褥早期，血液仍处于高凝状态，有利于胎盘剥离创面形成血栓，减少产后出血。

4. 消化系统变化

产褥期身体活动少，肠蠕动减弱，加之腹肌及盆底肌松弛，以及富含膳食纤维的蔬菜、水果等的进食量减少，容易发生便秘。由于产程消耗体力过大，产后1~2天内产妇常感口渴，喜进流食或半流食。

5. 泌尿系统变化

妊娠期体内潴留的多量水分主要经肾脏排出，故产后1周内尿量增多。尤其产后24 h内，由于膀胱肌张力降低，对膀胱内压的敏感性降低，加之外阴切口疼痛、产程中会阴部受压过久、器械助产、区域阻滞麻醉等原因，容易导致尿潴留。

6. 内分泌系统变化

产后雌激素、孕激素水平急剧下降，至产后1周已降至孕前水平；不哺乳的产妇的催乳素于产后2周降至孕前水平。

月经复潮及排卵时间受哺乳影响。不哺乳的产妇通常在产后6~10周月经复潮，在产后10周左右恢复排卵。哺乳产妇的月经复潮会相对延迟，有的产妇在哺乳期间月经一直不来潮，平均在产后4~6个月恢复排卵。产后月经复潮较晚者，首次月经来潮前多有排卵，故哺乳产妇月经虽未复潮，却仍有受孕可能，应采取避孕措施，哺乳者以工具避孕为宜，不哺乳者可以选用药物避孕。

7. 腹壁及腹直肌的变化

腹壁皮肤受增大的妊娠子宫影响，部分弹力纤维断裂，妊娠期出现下腹部色素沉着，初产妇腹壁紫红色妊娠纹会逐渐变成银白色陈旧妊娠纹。在孕晚期，增大的子宫会将腹肌拉长，使得两条腹直肌从腹白线的位置向两侧分开，当距离≥2 cm时，称为腹直肌分离，产后4~8周，分离的腹直肌会逐渐向中线靠拢。但有部分产妇的腹直肌由于被过度拉伸，产后半年仍然不能回到原先的位置。腹直肌分离通常是由腹肌本身薄弱、多产、多胎妊娠、胎儿过大等多种情况共同作用导致，剖宫产后也较容易发生腹直肌分离。

二、健康监测与健康风险评估

产褥期健康监测的目的是防止产后出血、感染等并发症发生，促进产后生理功能的恢复。正常分娩的产妇至少住院观察24 h，及时发现产后出血，做好婴儿喂养指导，提供母乳喂养的条件，进行母乳喂养知识和技能、产褥期保健、新生儿保健及产后避孕指导。出院后进行产后1个月内的访视和产后42天检查。

1. 生命体征

产后体温在正常范围内，亦可在产后24 h内略升高，一般不超过38 ℃，称产后吸收热。产后3~4天出现乳房胀痛伴低热，体温37.8~38 ℃，称泌乳热，一般持续4~16 h体温即下降，属于生理现象，但要注意排除其他原因如感染等导致的发热。产后初期循环血量增加，而心排血量未迅速下降，故出现反射性心率减慢，约60~70次/分。产后血压维持在正常水平，变化不大。产后由于腹压降低，膈肌下降，由妊娠期的胸式呼吸转变为胸腹式呼吸，呼吸变得深而慢，约14~16次/分。

2. 宫缩痛

产褥早期，因子宫收缩而引起的下腹部阵发性剧烈疼痛，称为产后宫缩痛，于产后1~2天出现，持续2~3天自然消失。哺乳期反射性催产素分泌增多使疼痛加重，不需特殊处理。

3. 恶露

产后随着子宫蜕膜脱落，血液、坏死蜕膜等组织经阴道排出，称恶露。恶露有血腥味，但无臭味，持续4~6周，总量为250~500 mL。恶露分为血性恶露、浆液恶露和白色恶露。血性恶露一般含大量血液，颜色比较鲜红，量比较多，有时候还有小的血块，一般持续至产后3~5天。待出血量逐渐减少，就会变成浆液恶露。浆液恶露呈淡红色，量较血性恶露明显减少，可以持续10天左右。待浆液逐渐减少，变为白色恶露。白色恶露含有大量黏液、坏死蜕膜组织等，持续约3周。若超过6周还不干净，或恶露增多，可能是子宫复旧不全或宫腔内残留部分胎盘、胎膜或合并感染。

4. 褥汗

产后1周内皮肤排泄功能旺盛，大量出汗，以夜间睡眠和初醒时更明显，属于生理现象。产后1~2周恢复至孕前状态。

5. 产褥期的心理变化

分娩是女性一生中的重大生活事件，产后心理问题不仅影响产妇的身心健康，而且会对婴儿的智力、情绪和行为发展带来不良的影响。产后是女性情感最为脆弱的时期，伴随着一系列复杂、连续的生理变化，并且可能发生显著的情绪变化，严重者可出现情绪不稳、冲动、行为异常等精神障碍，常见的心理问题包括产后焦虑和产后抑郁。

产后焦虑是由多种因素引起的，有些产妇因产后子宫恢复、伤口愈合等躯体症状引起焦虑情绪，有的产妇则因母乳喂养困难、缺少婴幼儿护理知识而引起焦虑情绪；尤其孩子是早产儿或存在体重过轻、产妇睡眠不好等健康问题，会导致产妇产生严重的焦虑情绪。

产后抑郁一般发生在分娩后2周，可持续数周至1年以上。产后抑郁可能导致产妇丧失生活自理能力，无法照料婴儿，甚至出现自我伤害或伤害婴儿的行为。严重的产后抑郁患者可出现一些精神病性症状，如患者存在命令性幻听或存在婴儿被迫害的妄想等。

三、健康指导与干预

产褥期母体各系统变化很大，虽属生理范畴，若处理和保健不当可转变为病理情况。

1. 休养环境

室温不要过高，冬春秋三季室温保持在16~20 ℃，夏季室温保持在28 ℃以下为好。适当开窗通风，保持室内空气流通，但要避免穿堂风。

2. 观察体温、脉搏、呼吸及血压等生命体征

产后1周内应每日测量体温2~3次。产褥期体温大多正常，少数产妇在产后可有体温升高，但不超过38℃。产后初期反射性心率减慢，脉搏为50~60次/分。产后呼吸深而慢，约14~16次/分。正常产褥期血压应正常。

3. 观察子宫复旧及恶露情况

产后6周，子宫恢复到未孕大小。每日定时测量子宫底高度。测子宫底前应先排空膀胱，注意子宫区有无压痛，同时观察恶露的量、颜色、有无臭味。若红色恶露增多且持续时间延长，或恶露有臭味且有子宫压痛，应及时就医。

4. 大小便护理

产后鼓励产妇尽早排尿，产后4h即应让产妇排尿。若排尿困难，除解除产妇排尿时引起疼痛的顾虑、鼓励产妇下床排尿外，可选用以下方法：

（1）诱导排尿反射，用温开水冲洗尿道外口周围，也可用流水声诱导排尿。

（2）在下腹膀胱区放热水袋进行热敷，以刺激膀胱肌肉收缩。

（3）针刺关元、气海、三阴交、阴陵泉等穴位。使用上述方法均无效时应及时就医处理。产后1周内尿量多，无须特殊处理。

产妇因卧床休息，腹肌松弛，肠蠕动减弱及食物中缺少膳食纤维，常发生便秘。应鼓励产妇早活动，多吃蔬菜、全谷类等膳食纤维含量高的食物。必要时可口服缓泻剂或直肠内用开塞露润滑通便。

5. 清洁卫生

产妇穿盖要合适，不要穿戴过多，盖的被子过厚。出汗多时用毛巾随时擦干，勤换内衣及被褥，每日用温水擦浴，但要防止受凉。饭前、哺乳前或大小便后应洗手。注意阴部清洁，产后4周内禁止盆浴，外阴部可用温开水或1∶5 000高锰酸钾溶液擦洗，每日2~3次。保持外阴清洁和干燥，如会阴伤口出现红肿等感染迹象，及时就医。

6. 哺乳及乳房护理

第一次哺乳前，先用温开水洗净乳头及乳晕，之后每次哺乳前后，可用温毛巾擦

洗乳房及乳头。乳头轻度皲裂者，哺乳后局部涂擦10%鱼肝油铋剂或10%复方安息香酸酊，至下次哺乳前洗净。重度皲裂者，可借助乳头罩间接哺乳，或用吸奶器吸出乳汁。乳腺管不通者，可用热毛巾湿敷，以防乳腺炎的发生。

7. 营养指导与干预

在一般人群膳食指南的基础上，产褥期妇女膳食指南还应补充以下内容。

（1）增加鱼、禽、蛋、瘦肉及海产品的摄入量。动物性食品提供优质蛋白质，含铁丰富且易吸收，有助于预防贫血；乳母多吃海产品对婴儿的生长发育有益。适量增加富含维生素A的动物性食物，如动物肝脏、蛋黄等。每周选用1～2次猪肝（总量80 g）或鸡肝（总量40 g）。

（2）适当增加奶类摄入量，多喝汤水。增加奶类摄入量以满足钙的需要，乳母每天应增加饮奶量到400～500 mL，同时选用深绿色蔬菜、豆制品、芝麻酱、虾皮、小鱼等含钙高的食物，必要时可补充钙剂。乳母应多饮汤水，以增加乳汁的分泌量，产后1 h可让产妇进流食或清淡半流食，产后1～2天可逐渐改为普通饮食。

（3）产褥期食物多样，不过量。产褥期的膳食应为多样化的平衡膳食，无须特别禁忌，以利乳母健康，保证乳汁的质量。但应注意适量，以保持合理的体重，预防肥胖。

（4）忌烟酒，避免饮用浓茶和咖啡。乳母吸烟或被动吸烟、饮酒等都会对婴儿健康有害。浓茶、咖啡等会通过乳汁影响婴儿的健康。

膳食结构：主食应粗细粮搭配，每日300～500 g，杂粮占比不少于1/5；每日应增加总量100～150 g的鱼、禽、蛋、瘦肉等；每日饮奶约500 mL；每日供应蔬菜500 g以上，绿叶蔬菜应占2/3；每日进食水果200～400 g；每日摄入豆类60 g或相当量豆制品。

8. 科学活动和锻炼，逐步恢复适宜体重

孕期体重过度增加及产后体重滞留，是女性肥胖发生的重要原因之一。产妇坚持哺乳、适量活动和锻炼，有利于机体复原和体重恢复。

阴道自然分娩者，在产后6～12 h可起床稍事活动，产后第2天即可随意活动；阴道难产或剖宫产者，可在产后第3天开始下床活动。

第6周以后，产妇可以进行有氧运动如散步、慢跑等，一般从每天15 min开始逐渐增加到每天45 min，每周4～5次，形成规律；对于剖宫产的妇女，可缓慢增加有氧运动和力量训练。适当运动有助于腹部肌肉及盆底肌恢复，减轻腹壁松弛，预防子宫脱垂、尿失禁。产后康复锻炼的运动量应循序渐进。

9. 愉悦心情，充足睡眠，促进乳汁分泌

产妇容易出现焦虑和抑郁情绪，特别需要医务人员、健康管理师和家人的关爱。为此，大家应给予产妇合适的、有针对性的鼓励和安慰，进行有效的干预，减轻产妇的心理负担，防范心理问题的产生。同时，保证产妇睡眠充足，有利于乳汁分泌。

10. 合理用药

哺乳期用药基本原则：

（1）掌握适应证，尽可能选择已明确对乳儿较安全的药物。

（2）用药时间可选在哺乳刚结束时，与下次哺乳时间最好间隔 4 h 以上。

（3）必须使用对乳儿影响不明确的药物时，最好暂停哺乳。

（4）药物应用剂量较大或时间较长时，应监测乳儿血药浓度，以调整用药和哺乳间隔时间。

四、跟踪随访

1. 出院后进行产后 1 个月内的访视

（1）产后访视时间。出院后 3~7 天、产后 28 天分别进行家庭访视，了解产妇及新生儿健康状况，发现母婴存在异常情况时应当适当增加访视次数或指导及时就医。

（2）产妇访视内容

1）了解产妇分娩情况、孕产期有无异常及诊治过程等。

2）询问一般情况，观察精神状态、面色和恶露情况，询问哺乳、睡眠、饮食、二便情况等。

3）了解产妇心理状态。

4）监测产妇体温、血压、脉搏，检查子宫复旧、伤口愈合情况及乳房有无异常。

5）产妇在妊娠期有合并症或并发症时，应做相应复查和处理。如子痫前期产妇血压高，产后应严密监测血压，复查尿蛋白，并给予指导、治疗，直至完全恢复正常。心脏病产妇产后应定期在心血管内科随诊。肝炎或肝功能不良的产妇应在内科医生的指导下积极治疗。

6）提供母乳喂养、营养、心理、个人卫生及避孕方法等的健康教育与指导。

7）填写产后访视记录表（见表4-2-4），发现问题及时指导就医。

表4-2-4　产后访视记录表

姓名：　　　　　　　　　　　　　　　　　　　　编号□□□－□□□□□

随访日期	年　　月　　日		
分娩日期	年　　月　　日	出院日期	年　　月　　日
体温（℃）			
一般健康情况			
一般心理状况			
血压（mmHg）			
乳房	1.未见异常　2.异常		□
恶露	1.未见异常　2.异常		□
子宫	1.未见异常　2.异常		□
伤口	1.未见异常　2.异常		□
其他			
分类	1.未见异常　2.异常		□
指导	1.个人卫生 2.心理 3.营养 4.母乳喂养 5.新生儿护理与喂养 6.其他		
转诊	1.无　2.有 原因： 机构及科室：		□
下次随访日期			
随访医生签名			

2.产后42天访视

（1）了解产褥期基本情况。

（2）测量体重、血压；进行盆腔检查，了解子宫复旧及伤口愈合情况。

（3）对孕产期有合并症和并发症者，应当进行相关检查，提出诊疗意见。

（4）提供母乳喂养、营养、心理、个人卫生及避孕方法等的指导。产后42天检查无异常者可以恢复性生活，但应采取避孕措施，哺乳者以工具避孕为宜，不哺乳者可选择药物避孕。妇女可在产后6周或剖宫产后半年到医院上避孕环，若月经已复潮，可在月经干净后3~7天放置避孕环。

（5）填写产后42天健康检查记录表（见表4-2-5），发现问题指导及时就医。

表4-2-5 产后42天健康检查记录表

姓名：　　　　　　　　　　　　　　　　　　　　　　编号□□□-□□□□□

随访日期	年　月　日		
分娩日期	年　月　日	出院日期	年　月　日
一般健康情况			
一般心理状况			
血压（mmHg）			
乳房	1.未见异常　2.异常		□
恶露	1.未见异常　2.异常		□
子宫	1.未见异常　2.异常		□
伤口	1.未见异常　2.异常		□
其他			
分类	1.已恢复　2.未恢复		□
指导	1.心理保健 2.性保健与避孕 3.婴儿喂养 4.产妇营养 5.其他		
处理	1.结案 2.转诊 原因： 机构及科室：		□
随访医生签名			

课程 4-3 围绝经期妇女的健康管理

学习内容

学习单元	课程内容	培训建议	课堂学时
围绝经期妇女的健康管理	1）概述及流行特点 2）健康监测 3）健康风险评估 4）健康指导与干预 5）跟踪随访	（1）方法：讲授法、案例教学法 （2）重点：健康监测、健康风险评估 （3）难点：健康指导与干预	4

■ 学习单元 围绝经期妇女的健康管理

一、概述及流行特点

1. 概述

绝经是指月经永久性停止，属回顾性临床诊断。40岁以上女性，末次月经后12个月仍未出现月经，排除妊娠后可确定为绝经。绝经的真正含义并非指月经的有无，而是指卵巢功能的衰竭。单纯子宫切除的妇女，虽不再有月经来潮，如卵巢功能正常，则不属于绝经范畴。绝经可分为自然绝经和人工绝经两种。自然绝经是指卵巢内卵泡用尽，或剩余的卵泡对促性腺激素丧失了反应，卵泡不再发育和分泌雌激素，不能刺激子宫内膜生长，导致绝经。人工绝经是指手术切除双侧卵巢或其他因素导致卵巢功能衰竭，如放射治疗、化疗等。单独切除子宫而保留一侧或双侧卵巢，不属于人工绝经。

围绝经期是指女性从生殖期过渡到非生殖期的年龄阶段，从出现与绝经有关的临床特征起至最后1次月经后1年。妇女绝经前后因性激素波动或减少所致的一系列以自主神经系统功能紊乱为主，伴有神经心理症状的一组症候群，称为围绝经期综合征，曾称更年期综合征。本单元主要讨论自然绝经导致的围绝经期综合征的健康管理。

2. 流行特点

中国社会正日趋老龄化，随着平均寿命的延长，女性一生约有1/3的时间在绝经后度过。在45~54岁妇女中，围绝经期综合征的发生率高达60%~80%，其中绝大多数妇女能顺利渡过，但有10%~15%的妇女症状较严重，甚至影响正常的生活和工作。

二、健康监测

1. 危险因素

（1）年龄。绝经年龄的早晚与卵泡的储备数量、卵泡消耗量、营养、地区、环境、吸烟等因素有关，而与教育程度、体形、初潮年龄、妊娠次数、末次妊娠年龄、长期服用避孕药等因素无关。绝经多发生于45~55岁，城市妇女平均绝经年龄为49.5岁，农村妇女为47.5岁。用避孕药抑制排卵并不能使绝经年龄延迟，因为卵泡的消耗并不主要依靠排卵，大量卵泡通过闭锁而消失。

（2）遗传因素。有研究表明，11对孪生姐妹围绝经期综合征开始时间完全相同，症状和持续时间也极相近，说明遗传因素是影响围绝经期综合征的因素之一。

（3）社会、心理因素。个体人格特征、精神心理类型、文化水平、职业、社会关系、家庭背景等与围绝经期综合征开始时间及症状严重程度有关。性格开朗、精神心理类型稳定、从事体力劳动者发生围绝经期综合征者较少或症状较轻，而且症状消失较快。性格孤僻、精神心理类型不稳定、有精神压抑或精神上受过较强刺激、文化层次较高、社会地位与生活条件优越的妇女围绝经期综合征症状较重。说明该病的发生与社会、精神因素有关。

2.临床特点

(1)月经周期紊乱和闭经。月经周期改变是围绝经期综合征出现最早的临床症状。由于稀发排卵或无排卵,月经周期紊乱表现为月经周期不规则、经期持续时间长及经量增多或减少。40岁以上的女性,在10次月经周期中发生两次相邻的月经周期长度变化≥7天,就可以认为进入绝经过渡期早期;月经周期≥60天,且促卵泡激素(FSH)≥25 U/L是进入绝经过渡期晚期的标志。

(2)血管舒缩症状。主要表现为潮热,为血管舒缩功能不稳定所致,是雌激素水平降低的特征性症状。临床上表现为反复出现阵发性的面部、颈部及胸部皮肤发红,伴有潮热,继之出汗。一般持续约1~3 min。症状轻者每日发作数次,严重者每日发作十余次或更多,夜间或情绪激动时易发。该症状可持续1~2年,有时长达5年或更久。潮热严重时可影响妇女的工作、生活和睡眠,是绝经后期妇女需要雌激素治疗的主要原因。

(3)精神神经症状。绝经过渡期和绝经后期妇女因激素和环境因素的变化很容易导致情绪变化,且多伴有性功能衰退,可分以下2种类型。

1)兴奋型。表现为情绪烦躁、易激动、失眠、头痛、多言多语、大声哭闹等神经质样症状。约1/3有头痛,伴有头部紧箍感、枕部和颈部疼痛向背部放射。也有人出现感觉异常,常见的有走路漂浮感、登高眩晕、皮肤划痕症、瘙痒及蚁走感,癔症球(又称梅核气、咽部异物感)。

2)抑郁型。表现为烦躁、焦虑、内心不安,甚至惊慌恐惧、缺乏自信、行动迟缓;严重者对外界冷淡、丧失情绪反应,甚至发展成严重的抑郁症。

另外,在记忆力方面出现注意力不集中、短期记忆力减退,严重者可以逐渐演变成阿尔茨海默病。

(4)泌尿、生殖系统

1)外阴及阴道萎缩。外阴及阴道萎缩表现为阴毛脱落、减少,阴道口弹性和扩张性变差;阴道黏膜变薄变脆,阴道皱襞减少、伸展性减弱;阴道分泌物量减少,缺乏润滑作用,阴道上皮细胞内糖原含量减少,阴道内乳酸杆菌消失,酸度逐渐降低,极易出现细菌感染,导致临床上出现一系列症状如外阴瘙痒、性交疼痛、反复阴道感染等。

2)膀胱及尿道。当雌激素缺乏时,有些妇女可发生一系列由于膀胱及尿道黏膜萎缩所致症状,如萎缩性膀胱炎、尿道炎。故绝经后妇女也易发生反复发作的泌尿道感染,但检查并无明显感染证据,培养也未见致病菌,予雌激素后可改善症状。膀胱容量随增龄而减少，会出现尿频、尿急、夜尿增多。尿道括约肌松弛，表现为压力性尿失禁。

3）子宫脱垂及阴道壁膨出。尤其是曾有过多次分娩史及会阴严重撕裂者，雌激素缺乏易发生盆底肌松弛，老年子宫脱垂病例较多见。

（5）心血管系统。绝经后女性糖脂代谢异常增加，动脉硬化、冠心病的发病风险较绝经前明显增加，可能与绝经后内源性雌激素水平降低有关。同时，还会出现以下心血管症状。

1）假性心绞痛。患者自觉心慌、心前区闷压感等，表现为持续性钝痛，仅与情绪、精神有关，与体力活动无关，心电图正常，服用硝酸甘油不能缓解，但用雌激素补充疗法治疗 24 h 后，症状可缓解。而心绞痛的特点是胸前下段或心前区突发的压榨性或窒息性疼痛，且向左臂放射，持续时间很少超过 15 min，心电图多有改变，口服硝酸甘油可缓解症状或使症状消失。心绞痛与体力活动和情绪激动有关。

2）血压波动。绝经期高血压的特点是以收缩压升高为主，且具有明显的波动性，波动时常伴有潮热发作，与劳累和情绪激动有关。

（6）骨质疏松。妇女从绝经期开始，由于雌激素缺乏使骨质流失速度大于骨质生成速度，导致出现骨质疏松。50岁以上女性半数以上会发生绝经后骨质疏松，一般发生在绝经后 5~10 年内。患者常主诉腰背、四肢疼痛，出现驼背，严重者可致骨折，最常发生在椎体，其他如桡骨远端、股骨颈等也易发生骨折。

3. 健康信息收集

健康管理师应建立健康管理档案，尽可能全面地收集个体的健康信息，内容包括以下几方面。

（1）危险因素。个人一般情况（年龄、月经史、婚育史、是否切除子宫或卵巢等）、生活方式（膳食、身体活动、吸烟、饮酒等）和体格检查指标（身高、体重、血压等）。

（2）病史。围绝经期症状及出现时间、药物使用情况和心理社会因素（包括家庭情况、工作环境、文化程度及有无精神创伤史等）。

（3）辅助检查。检测血清 FSH 及雌激素水平以了解卵巢功能，绝经过渡期血清 FSH 值 >10 U/L，提示卵巢储备功能下降；闭经、FSH>40 U/L 且雌激素 <10 pg/mL，提示卵巢功能衰竭。盆腔超声、CT、磁共振检查等排除妇科器质性病变及精神疾病。测定骨密度了解有无骨质疏松。

三、健康风险评估

本征症状复杂,目前临床上将常见的 12 种绝经相关症状按其严重程度制定了评分标准,用以衡量围绝经期综合征的严重程度。常用的改良式 Kupperman 评分标准见表 4-3-1。

表 4-3-1 改良式 Kupperman 评分标准

症状	基本分	程度评分			
		0	1	2	3
潮热出汗	4	无	<3 次/天	3~9 次/天	≥10 次/天
感觉异常	2	无	有时	经常有刺痛、麻木、耳鸣等	经常而且严重
失眠	2	无	有时	经常	经常而且严重,需服安定类药物
焦躁	2	无	有时	经常	经常不能自控
忧郁	1	无	有时	经常,能自控	失去生活信心
头晕	1	无	有时	经常,不影响生活	影响生活与工作
疲倦乏力	1	无	有时	经常	日常生活受限
肌肉骨关节痛	1	无	有时	经常,不影响功能	功能障碍
头痛	1	无	有时	经常,能忍受	需服药
心悸	1	无	有时	经常,不影响工作	需治疗
皮肤蚁走感	1	无	有时	经常,能忍受	需治疗
性生活	2	正常	性欲低下	性生活困难	性欲丧失
泌尿道反复感染	2	无	偶尔	>3 次/年,能自愈	>3 次/年,需服药

依据上表先进行基本分和程度评分的评估,症状评分 = 基本分 × 程度评分,各症状分数相加之和为总评分,总评分高于 30 表示病情严重。

四、健康指导与干预

1. 广泛开展围绝经期健康教育和咨询服务

健康管理师应广泛开展围绝经期女性健康教育和咨询服务,让广大女性掌握围绝经期的卫生保健知识，加强对围绝经期的认识，帮助她们预防围绝经期综合征的发生，或减轻症状，缩短病程；对有需要的围绝经期女性进行Kupperman评分，分级管理，总评分高于30者表示病情严重，建议到医院就医，及早干预，配合医生积极进行治疗。同时，健康管理师还应向家属及社会宣传、普及围绝经期保健知识，帮助家属清楚地认识到该病的普遍性与重要性，理解患者在围绝经期的各种异常表现和急躁、易怒等消极情绪，尽量避免与患者发生言语、肢体冲突，家属应主动分担各种家务，使家庭和社会都能给予围绝经期女性更多的关心、安慰、理解、支持和鼓励，使她们顺利地度过这个阶段。

2. 保持乐观心态，适时心理疏导

围绝经期女性极易产生烦躁易怒、焦虑抑郁等消极情绪。对于该时期女性，健康管理师要给予相应的心理疏导，多与患者进行言语沟通，了解其心理状况，以和蔼可亲、积极热情的态度给予针对性的指导，鼓励她们说出自己的烦恼和不适，指导她们用听音乐、参加集体活动、培养个人兴趣爱好等方式转移自身的紧张情绪，培养良好的自控能力，使患者能够坦然面对围绝经期出现的各种心理问题。同时，健康管理师还要引导患者的家属和朋友给予患者足够的正向激励和精神支持，在生活上关心体贴患者，避免发生言语、肢体冲突等，帮助患者顺利度过围绝经期。

3. 定期体检

围绝经期女性最好半年至1年进行1次体格检查，包括妇科检查和防癌检查，有选择地做内分泌检查。

4. 建立良好的生活方式，合理饮食、规律作息、适量运动

围绝经期女性应建立良好的生活方式，保持良好的生活规律、卫生习惯和睡眠习惯；不抽烟，不酗酒。由于围绝经期女性的雌激素水平下降，导致阴道自洁功能下降，阴道炎患病风险升高，因此要注意个人卫生，保持外生殖器清洁，避免发生感染。围绝经期女性应按照中国营养学会的建议按时定量用餐，避免暴饮暴食，控制能量摄入和体重增加；饮食结构中注意优质蛋白质的比例，多吃新鲜蔬菜和水果，少吃甜食和富含胆固醇、饱和脂肪酸的食物，补充矿物质和维生素。有研究表明，围绝经妇女应多吃大豆和豆制品，大豆中的异黄酮有类雌激素样作用，可降低围绝经期综合征的发生且减轻失眠、潮热、抑郁等症状。

绝经后应用雌激素者，钙的推荐摄入量为1 000 mg/d，不用雌激素者为1 500 mg/d，

65岁以后应为1 500 mg/d。补钙首选饮食补充，多喝牛奶，不足部分以钙剂补充。维生素D适用于户外活动较少者，口服400~600 U/d，与钙剂合用有利于钙的吸收。

在睡眠保健方面，围绝经期妇女需要保持规律的作息习惯。睡前不宜进行激烈运动，不饮用茶、咖啡等富含咖啡因的食物，睡前可进行全身放松运动，聆听舒缓的音乐帮助睡眠。

围绝经期妇女应加强体育锻炼，可根据自身兴趣爱好选择适合自己的锻炼方式，如散步、晨跑、骑车、游泳等，每日规律中等强度有氧运动，每周累计150 min；每周2~3次抗阻运动，以增加肌肉量和肌力。锻炼的强度以锻炼完成后微微出汗、心率略增加（约在安静时心率基础上增加10%左右）为度。妇女在锻炼过程中需要注意劳逸结合，避免发生子宫脱垂。

5. 适度的性生活

50%以上的围绝经期女性因为性激素水平下降，阴道干涩，性生活有疼痛不适，往往认为绝经意味着绝欲。研究认为，围绝经期甚至老年期女性保持适度的性生活对维持心血管功能、维护家庭幸福、消除孤独感、保持生活活力有一定好处。阴道干涩疼痛而致性生活有困难的女性可以通过药物来缓解。若无激素治疗禁忌证，评估后可以阴道局部使用雌激素治疗，如雌三醇乳膏、普罗雌烯阴道胶丸或霜、结合雌激素软膏等，短期应用无须加孕激素，但缺乏超过1年使用的安全性数据，长期使用者应监测子宫内膜。若有激素治疗禁忌证，首选润滑剂或湿润剂治疗，若无效，可在严密观察下短期选择阴道局部雌激素治疗。

6. 药物治疗

（1）非激素类药物

1）辅助使用自主神经功能调节药物。此类药物如谷维素、艾司唑仑等，有助于调节自主神经功能。此外，还可以服用复合维生素B、维生素E及维生素A等。

2）植物雌激素。植物雌激素如黑升麻、大豆异黄酮等，对改善潮热、烦躁等症状，预防骨质疏松等具有一定疗效，同时，避免了激素治疗的副作用。

3）预防骨质疏松。可选用双磷酸盐类、降钙素等药物。

4）中医药治疗。中医通过辨证施治，能明显改善围绝经综合征临床症状，常用附子理中汤、六味地黄丸、坤泰胶囊等。

5）针灸治疗。中医认为，针灸疗法可以提高围绝经期女性的免疫功能，从而缓解围绝经期综合征症状。

（2）绝经激素治疗。绝经激素治疗（MHT）属于医疗措施。启动 MHT 应在有适应证、无禁忌证，且绝经女性本人有通过 MHT 改善生活质量的主观意愿前提下尽早开始，应在专科医生指导下进行。

五、跟踪随访

围绝经期是女性生命周期中重要的一个阶段。对于该阶段女性，健康管理师应通过跟踪随访不断提高其对围绝经期的认识，提供全面的生活方式指导，以缓解相关症状，提高和改善其生命质量。对适宜人群进行绝经激素治疗，需定期评估，明确收益大于风险方可继续使用。用药 1 个月、3 个月、6 个月、12 个月及每 12 个月应至少进行 1 次复诊及随访，对慎用 MHT 者应酌情增加随访次数。随访的主要目的在于评估疗效，查询并解释、处理可能发生的乳房胀痛、非预期出血等副反应，关注健康收益和风险，个体化调整方案。只要收益大于风险，应鼓励患者坚持规范用药。

课程 4-4 肥胖症患者的健康管理

学习内容

学习单元	课程内容	培训建议	课堂学时
肥胖症患者的健康管理	1）概述及流行特点	（1）方法：讲授法、案例教学法 （2）重点：健康监测、健康风险评估、健康指导与干预 （3）难点：健康指导与干预	4
	2）健康监测		
	3）健康风险评估		
	4）健康指导与干预		
	5）跟踪随访		

学习单元 肥胖症患者的健康管理

一、概述及流行特点

1. 概述

肥胖症是由于机体脂肪细胞数目或体积增加，引起体脂占体重的百分比异常增加，并在局部过多沉积，造成体重过度增长，导致人体病理生理改变，是一种慢性代谢性疾病。

肥胖症可以分为单纯性肥胖和继发性肥胖两大类。单纯性肥胖又称原发性肥胖，无明确病因，可能与遗传、饮食、运动习惯等因素有关，占肥胖症总人数的95%以上；继发性肥胖是指其他疾病所导致的肥胖，如腺垂体功能低下、甲状腺功能低下、皮质醇增多症、性腺功能低下等原因导致的肥胖，还包括因服用某些药物引起的医源性肥胖等。

依照脂肪在身体分布部位的不同，肥胖可分为中心型肥胖和外周型肥胖两种。中心型肥胖又称腹型肥胖、内脏型肥胖、苹果形肥胖，脂肪主要沉积在腹部的皮下及腹腔内，男性肥胖多为此类型；外周型肥胖又称臀部型肥胖、非中心型肥胖、梨形肥胖，其脂肪主要沉积在臀部及大腿，女性肥胖多为此类型。

依照脂肪组织的解剖特点，肥胖可分为多细胞性肥胖和大细胞性肥胖。多细胞性肥胖多始于婴幼儿时期，脂肪细胞数量较正常人增加2~4倍；大细胞性肥胖者脂肪细胞数量正常，但细胞体积增大。大多数肥胖都属于大细胞性肥胖。

2. 流行特点

《中国居民营养与慢性病状况报告（2020）》指出，我国人群超重和肥胖症流行的总体特征是：北方高于南方，大城市高于中小城市，中小城市高于农村，经济发达地区高于不发达地区。我国成年居民超重/肥胖率超过50%，6~17岁儿童青少年的超重/肥胖率接近20%，6岁以下儿童的超重/肥胖率达到10%。总体呈现出超重/肥率上升速度较快、流行水平较高、全人群均受影响的趋势。

二、健康监测

1. 危险因素

大多数肥胖症由遗传因素和环境因素共同参与、相互作用所引起。遗传和环境因素如何引起脂肪积聚尚未明确，大多数人普遍接受的是"节俭基因假说"。"节俭基因假说"是指参与"节俭"的各个基因的组合，它使人类在食物短缺的情况下能有效利用食物能源生存下来，但在食物供应较为丰富的社会环境中却会引起肥胖和胰岛素抵抗。导致肥胖症的环境因素主要是膳食因素和身体活动过少。

（1）遗传因素。多项研究表明，单纯性肥胖具有遗传倾向，肥胖者的基因可能存在多种变化或缺陷。一些对双胞胎、领养子女家庭和家系的调查发现，肥胖有一定的家族聚集性。双亲均为肥胖者，子女中有70%~80%的人表现为肥胖；双亲之一（特别是母亲）为肥胖者，子女中有40%的人较胖。人群的种族、性别不同和年龄差别对致肥胖因子的易感性也不同。研究表明，遗传因素对肥胖形成所起的作用约占20%~40%。

（2）年龄和性别。年龄也是肥胖的一个重要影响因素，随着年龄的增长，男性和女性的肥胖率均增高，机体总体脂量增加。女性通常比男性容易肥胖，一方面是因为雌激素本身有增加脂肪沉积的作用，另一方面是因为女性脂肪细胞数比男性多，致使女性体内脂肪占体重的比例一般比男性高（女性体内脂肪约占体重的22%，男性体内脂肪约占体重的15%）。

（3）胰岛素抵抗。胰岛素抵抗是指胰岛素作用的靶器官对胰岛素作用的敏感性下降，即正常剂量的胰岛素产生低于正常的生物学效应的一种状态，表现为高胰岛素血症，可使食欲增加，并促进脂肪的合成和沉积。

（4）膳食因素

1）碳水化合物。碳水化合物是人体主要供能物质，正常情况下50%~65%的能量由碳水化合物提供。碳水化合物本身并不导致肥胖，只有摄入能量过多时，过量的碳水化合物才会转化为脂肪而引起肥胖。

2）脂肪。脂肪摄入过多是促发肥胖症的重要危险因素之一。当摄入的食物中含有高脂肪（或同时有高碳水化合物）时，脂肪的储存量就会明显增高，导致肥胖。

3）不良的饮食习惯

①进食能量密度较高的食物。食物的能量密度是指平均每克食物摄入后可供能的卡价。脂肪含量较高的食物往往具有较高的能量密度。

②不良的进食行为。肥胖样进食几乎见于绝大多数肥胖症患者，其主要特征是进食时所选择的食物块大，咀嚼少，进食较快，以及在单位时间内吃的块数较多等。

③进食餐次与时间。研究表明，在一天之中进餐2～6次的人群中，进餐次数较少的人发生肥胖的机会和程度高于进餐次数稍多的人。

④采用西方饮食方式。过多地进食肉和奶油，喜欢甜食和油炸的高脂肪、高能量食物，饮用大量含有高能量的饮料和酒精是导致肥胖的重要因素。

⑤看电视进食、临睡前进食等不良饮食习惯均可导致能量过剩，引起肥胖。

（5）缺乏身体活动。缺乏身体活动对肥胖的发生起着重要作用。现代社会由于交通工具的发达以及家务劳动的自动化，身体活动大为减少，使得能量的供给超过了需要，导致能量过剩，常会引起肥胖。例如，一些重体力劳动者由于工种更换，成为轻体力劳动者；运动员终止其从事的体育运动，在这些情况下，如不相应地调整饮食，就会造成能量过剩、体内脂肪堆积，从而发生肥胖。

（6）精神因素。精神因素的影响表现为对某种食物的强烈食欲，以及人们通过视觉、嗅觉刺激反射性地引起食欲，使得食量倍增。例如，某些精神病患者可有食欲亢进症的表现，精神压力大也可导致食欲亢进。

（7）社会因素。全球肥胖症患病率的普遍上升与社会环境因素的改变有关。经济发展和现代化生活方式对进食模式有很大影响。在中国，随着家庭成员减少、经济收入增加和购买力提高，以及食品生产、加工、运输及储藏技术有所改善，人们可选择的食物品种更为丰富。随着工作节奏的加快、家庭收入的增加，在外就餐和购买现成的加工食品及快餐食品的情况增多，其中不少食品的脂肪含量过多，特别是经常参加"宴会"和"聚餐"者，常常进食过量。此外，电视广告中高脂肪、高能量和高盐的方便食品、快餐食品、含糖饮料等对儿童饮食行为的误导也不容忽视。

（8）其他。研究发现，妊娠最后3个月营养较差的母亲，其子女肥胖症的发生率较低，而妊娠前6个月营养较差的母亲，其子女肥胖症的发生率则较高，提示胚胎生长发育早期孕母食物摄入量对胎儿出生后的营养状态存在较大影响。另外，过食、人工喂养、过早添加固体食物的喂养模式也是引起肥胖症的高危因素，如在出生后4周内就喂以固体食物将造成27.71%的婴儿超重、16.7%的婴儿肥胖。奶中能量较高直接影响婴儿的增重速度，尤其是出生后6周内喂以高能量配方奶可导致婴儿体重急速增加，成年后容易发生肥胖。

2. 临床特点

（1）肥胖症的主要临床特点

1）见于任何年龄，女性较多见。

2）常有肥胖家族史。

3）轻度肥胖症多无症状，中重度肥胖症往往有怕热、多汗、易疲劳、关节痛、肌肉酸痛、下肢浮肿、皮肤褶皱处易患皮炎、反应迟缓、活动困难等症状，并易产生自卑、焦虑、抑郁等心理问题。

（2）肥胖相关疾病。成人肥胖症患者患慢性病的危险性增加，包括内分泌疾病、心血管疾病、呼吸系统疾病、消化系统疾病及关节、骨骼疾病等。妇女肥胖会导致月经紊乱、闭经、不孕等。研究证实，肥胖是导致下列疾病的重要危险因素。

1）糖尿病。儿童或青少年时期肥胖、从 18 岁开始进行性体重增长及中心型肥胖等是 2 型糖尿病的重要危险因素。肥胖持续时间比肥胖的程度对 2 型糖尿病发生的影响更大；中心型肥胖较外周型肥胖更具危险性；男性腰围达到或超过 85 cm，女性腰围达到或超过 80 cm 者患糖尿病的风险较体重正常者增加约 2.5 倍。肥胖症患者的胰岛素受体数减少和受体缺陷，发生胰岛素抵抗现象和空腹胰岛素水平较高，影响对葡萄糖的转运、利用和蛋白质合成。

2）心脑血管疾病。肥胖是高血压、血脂异常、冠心病、脑梗死等疾病的危险因素。体重增加可导致血压增高，BMI≥24 kg/m^2 者患高血压的危险是体重正常者（BMI 为 18.5～23.9 kg/m^2）的 3～4 倍。BMI≥28 kg/m^2 者中，90% 以上男性患有上述疾病或有危险因素聚集。在肥胖类型中，中心型肥胖者高血压患病率高，男性腰围达到或超过 85 cm，女性腰围达到或超过 80 cm 者患高血压的相对危险度为 3.5。腹型肥胖者中血脂异常更为常见。20～40 岁期间发生肥胖者患心血管疾病的危险性更大，小于 40 岁出现肥胖者心肌梗死发病率较高。肥胖者缺血型脑卒中发病的相对危险度为 2.2。

3）其他。肥胖还与其他多种疾病的发病率有关，包括高尿酸和痛风、脂肪肝、胆囊炎、阻塞性睡眠呼吸暂停、骨质疏松、恶性肿瘤等（见表 4-4-1）。

表 4-4-1　肥胖者发生肥胖相关疾病或症状的相对危险度

危险性显著增高 （相对危险度大于 3）	危险性中等增高 （相对危险度为 2~3）	危险性稍增高 （相对危险度为 1~2）
2 型糖尿病	冠心病	女性绝经后乳腺癌、子宫内膜癌
胆囊疾病	高血压	男性前列腺癌、结肠直肠癌

续表

危险性显著增高 （相对危险度大于3）	危险性中等增高 （相对危险度为2~3）	危险性稍增高 （相对危险度为1~2）
血脂异常	骨关节病	男性前列腺癌、结肠直肠癌
胰岛素抵抗	高尿酸血症和痛风	多囊卵巢综合征
气喘	脂肪肝	生育功能受损
阻塞性睡眠呼吸暂停	背下部疼痛	麻醉并发症

3. 健康信息收集

（1）体脂含量的测定及评估。全身及局部体脂含量测定及评估方法有很多，一般流行病学调查或大样本研究的估测方法较多使用BMI、腰围、臀围、腰臀比等。常用生物电阻测定进行体成分分析，了解身体脂肪组织含量百分比。

（2）个人健康档案的建立。收集个体全面的健康信息将有助于肥胖症的健康风险评价。除上述身高、体重等指标外，健康信息还包括以下几方面内容。①一般情况：如年龄、性别等。②家族史，疾病史。③生活方式调查：详细了解患者的膳食史，包括食欲、食量、食物种类、餐次等；详细了解患者的生活特点、规律性，特别是有无运动及运动情况、心理状况。④详细了解患者是否合并其他疾病，系统记录血压、血脂、血糖、肝肾功能等。

三、健康风险评估

1. 高危人群的健康风险评估

肥胖症的高危人群包括存在肥胖家族史、有肥胖相关疾病、膳食不平衡、身体活动少等的人群。

2. 患者的健康风险评估

（1）肥胖症患者的检出。人类不同种群体脂含量差异很大，各种群的体脂含量对健康及寿命的影响亦有差别。因此，不同种群的超重/肥胖诊断标准亦有不同。目前超重和肥胖症的评价指标有BMI、腰围、腰臀比（WHR）等。

在判断肥胖程度时，BMI是一种较为粗略的指标，它不能很好地区分体内肌肉和脂肪的分布。对于肌肉很发达的运动员或有水肿的患者，BMI值可能过高估计其肥胖程度。老年人的肌肉组织与其脂肪组织相比，肌肉组织减少较多，计算的 BMI 值可能过低估计其肥胖程度。

腰围及 WHR 是衡量脂肪在腹部蓄积（即中心型肥胖）程度的最简单、实用的指标，腰围比 WHR 更准确。脂肪在身体内的分布，尤其是腹部脂肪堆积的程度，与肥胖相关疾病有更强的关联性。

人体成分测定仪利用生物电阻原理，准确测量人体水分、蛋白质、无机盐、脂肪的含量，可以客观地反映出人体脂肪的质量和分布。人体脂肪含量的直接测定作为肥胖评定的最精确指标，其结果更为准确可靠。

我国 BMI、腰围及 WHR 的评价标准见模块 1　健康监测。

依据美国临床内分泌医师协会（AACE）和美国内分泌学会（ACE）联合发布的肥胖诊断和管理框架（2014），肥胖诊断包括两方面内容：①采用根据种族差异校正后的 BMI 进行筛查；②筛查肥胖相关并发症并评估其严重性。因此，一个完整的肥胖诊断不仅包括 BMI 水平，还包括体重增加对健康的影响。例如，当 BMI≥25 kg/m^2，或者在某些人群（如南亚人）中 BMI 介于 23~25 kg/m^2，但腰围增加时，还需要评估肥胖相关的并发症及其严重程度。肥胖相关并发症几乎涉及全身各个系统，包括代谢综合征、2 型糖尿病或糖尿病前期、血脂异常、高血压病、非酒精性脂肪性肝病、睡眠呼吸暂停综合征、多囊卵巢综合征、骨关节炎、胃食管反流、压力性尿失禁等。依据其对身体的影响，肥胖可分为 0 级（无并发症）、1 级（伴轻至中度并发症）、2 级（伴严重并发症）。以非酒精性脂肪性肝病为例，若患者无肝脏脂肪变性属于 0 级，1 级是指有肝脏脂肪变性但未发展为肝炎或肝纤维化，一旦患者出现脂肪性肝炎则属于 2 级。AACE/ACE 框架中肥胖的诊断和分级见表 4-4-2，肥胖相关并发症的分级见表 4-4-3。

表 4-4-2　AACE/ACE 框架中肥胖的诊断和分级

诊断	人体测量指标	临床指标
正常体重	BMI<25 kg/m^2 （某些人种为 BMI<23 kg/m^2 者）	—
超重	BMI 介于 25~29.9 kg/m^2 之间 （某些人种包括 BMI 介于 23~25 kg/m^2 之间，但腰围增大达代谢综合征标准者）	无肥胖相关并发症
0 级肥胖	BMI≥30 kg/m^2	无肥胖相关并发症
1 级肥胖	BMI≥25 kg/m^2 （某些人种包括 BMI 介于 23~25 kg/m^2 之间，但腰围增大达代谢综合征标准者）	1 个及以上肥胖相关轻至中度并发症

续表

诊断	人体测量指标	临床指标
2级肥胖	BMI≥25 kg/m² （某些人种包括 BMI 介于 23～25 kg/m² 之间，但腰围增大达代谢综合征标准者）	1个及以上肥胖相关严重并发症

表 4-4-3　肥胖相关并发症的分级

肥胖相关并发症	分级	表现
糖尿病前期代谢综合征2型糖尿病	0（无并发症）	无胰岛素抵抗相关危险因素（腰围、血压、HDL-C、空腹血糖），相当于 CMDs 0 期
	1（轻至中度并发症）	有1或2个危险因素（腰围、血压、HDL-C、空腹血糖），相当于 CMDs 1 期
	2（严重并发症）	糖尿病前期、代谢综合征或2型糖尿病（CMDs 2～4 期）
高血压病	0（无并发症）	血压 <130/85 mmHg
	1（轻至中度并发症）	血压≥130/85 mmHg，无其他危险因素
	2（严重并发症）	高血压病治疗后血压控制不达标；血压≥130/85 mmHg 的高危个体（CMDs 2～4 期、吸烟、心力衰竭）
血脂异常	0（无并发症）	TG<1.70 mmol/L 和 HDL-C≥1.04 mmol/L（男）、HDL-C≥1.30 mmol/L（女）
	1（轻至中度并发症）	TG 1.70～4.50 mmol/L 和/或 HDL-C<1.04 mmol/L（男）、HDL-C<1.30 mmol/L（女），无其他危险因素
	2（严重并发症）	TG≥4.50 mmol/L，无其他危险因素；TG≥1.70 mmol/L 和/或 HDL-C<1.04 mmol/L（男）、HDL-C<1.30 mmol/L（女）的高危个体（CMDs 2～4 期）
睡眠呼吸暂停综合征	0（无并发症）	无症状，AHI<5
	1（轻至中度并发症）	无症状或症状轻微，AHI 5～29
	2（严重并发症）	AHI≥30；AHI 5～29 但症状明显或需住院治疗
非酒精性脂肪性肝病	0（无并发症）	无肝脏脂肪变性
	1（轻至中度并发症）	肝脏脂肪变性但未发展为肝炎或肝纤维化
	2（严重并发症）	脂肪性肝炎

续表

肥胖相关并发症	分级	表现
多囊卵巢综合征	0（无并发症）	无多囊卵巢综合征
	1（轻至中度并发症）	有1或2个危险因素（腰围、血压、HDL-C、空腹血糖，CMDs 1期）且无不育症/不排卵
	2（严重并发症）	月经不正常（过少或过多）；糖尿病前期/代谢综合征/2型糖尿病（CMDs 2~4期）
骨关节炎	0（无并发症）	无症状且无骨关节X线改变
	1（轻至中度并发症）	轻中度症状伴关节功能降低和/或轻中度关节解剖学改变
	2（严重并发症）	中重度症状伴关节功能降低和/或中重度关节解剖学改变；膝关节置换术

注：CMDs为心血管代谢疾病[分期：0期为无代谢异常；1期为有1或2个代谢综合征危险因素且不伴有IFG（空腹血糖受损）；2期为IFG或IGT（糖耐量减低）或不伴有IFG的代谢综合征；3期为IFG、IGT和代谢综合征中有2项；4期为有2型糖尿病和/或心血管疾病]。AHI为呼吸暂停低通气指数。

由此可见，BMI高于超重标准时，筛查的内容需要包括病史、系统回顾、体格检查（尤其是腰围、血压等）及相关辅助检查（如血糖、血脂、电解质、肝肾功能、糖化血红蛋白等），并根据筛查结果决定是否对患者进行进一步检查。

（2）肥胖症相关疾病风险评估。结合相关检查，评估超重和肥胖症患者糖尿病、心脑血管疾病等相关疾病的发病风险，评估方法可参考相关章节。

四、健康指导与干预

肥胖症是危害人类健康的一个重要公共卫生问题，应引起全社会的关注。对于肥胖症的健康指导与干预应从宣传、教育和健康促进入手，从预防儿童肥胖开始，通过监测和管理，及时发现高危个体及可能伴发的并发症，并进行相应的具体指导。

1. 一般人群的普遍性干预

首先是群体预防，把监测和控制超重、预防肥胖发生、降低肥胖症患病率作为预防慢性病的重要措施之一。其次是积极做好宣传教育工作，使人们更加注意膳食平衡，防止能量摄入过多；经常测量体重，预防体重增长过多、过快。

2. 高危人群的选择性干预

对于有肥胖症高危险因素的个体和人群，健康管理师应重点预防其肥胖程度进一步加重，同时预防出现与肥胖相关的并发症。

（1）健康教育。健康管理师可以通过健康教育改变高危人群的知识、观念、态度和行为，并使他们认识到不良环境或生活方式因素对肥胖症的发生有促进作用，进而改变膳食、加强身体活动，减少发生并发症的危险因素。健康管理师可以通过对学校、社团、工作场所人群的筛查发现高危个体，强调对高危个体监测体重和对肥胖症患者进行管理的重要性和必要性。

（2）合理安排饮食

1）控制膳食总能量。健康管理师应控制肥胖症高危人群的膳食总能量，使其每天从膳食中摄入的热量比原来日常水平减少约1/3，这是达到每周降低体重0.5 kg这一目标的一个重要步骤。

2）保证蛋白质供给。蛋白质占总能量供给的15%~20%或1~2 g/（kg·d），比正常值高。其中优质蛋白占50%以上。

3）控制脂肪摄入。脂肪供能应控制在总能量的20%~25%，比正常值低。其中饱和脂肪酸占比<7%，多不饱和脂肪酸与饱和脂肪酸的比例维持在1∶1为宜。在有限的脂肪摄入量中，应保证必需脂肪酸的摄入。

4）适当摄入多糖类碳水化合物。碳水化合物供能应占总能量的50%~65%，严格限制单糖、双糖的摄入量，选择血糖生成指数（GI）低的碳水化合物类食物，还可选择抗性淀粉含量较多的食物以及富含膳食纤维的食物，可增加饱腹感。

5）充足的维生素和矿物质。在控制饮食的过程中，常伴随维生素、无机盐等摄入不足的问题，特别是维生素 B_1、维生素 B_2、烟酸、钙、锌、铁等，为防止上述物质缺乏，高危人群需在医生指导下，适当服用多种维生素和矿物质制剂。新鲜蔬菜、水果、豆类及其制品、牛奶等均为微量营养素的主要来源。

6）其他。肥胖症高危人群应养成良好的生活习惯，一日三餐，定时定量；少吃零食、甜食，少喝饮料；食物应清淡，少用浓味的调味品；限制饮酒；建立节食意识，每餐不过饱；尽量减少暴饮暴食的频率和程度；注意挑选脂肪含量低的食物。细嚼慢咽可以延长进食时间，使得进餐尚未完毕以前即有饱足感，有助于减少进食量。还可以使用较小的餐具，使得中等量的食物看起来也不显得单薄；或按计划用餐，即在进餐前将一餐的食物按计划分装，自我限制进食量，使每餐达到七分饱，此举也可使漏餐者不致在下一餐过量进食。餐后加点水果也可以满足进食欲望。

（3）增加身体活动。具体见下文肥胖症患者的针对性干预措施。

（4）定期筛查。要提醒有肥胖倾向的个体（特别是腰围超标者），定期检查与肥胖有关疾病的危险指标，尽早发现高血压、血脂异常、冠心病、糖尿病等隐患，并及时治疗。

3. 肥胖症患者的针对性干预

肥胖症患者健康管理的目标包括三方面：一是控制肥胖的发展，防止体重进一步增加；二是降低体重，但不一定降到理想体重的范围；三是预防与肥胖相关疾病的发生，一般认为，体重减轻5%～10%，可使患营养相关慢性病的危险性显著降低。

肥胖症的控制是一个综合治疗过程，基本方法包括运动锻炼、饮食控制、药物治疗、行为矫正、手术治疗等。一般认为，饮食控制与运动锻炼是治疗肥胖的基础；行为矫正有助于达到和维持减重的目的；药物治疗是辅助手段，也是对某些患者（重度肥胖症患者）长期综合治疗的一部分；手术治疗不宜常规使用。不论采取单一的或是综合的方法，肥胖症的控制过程都是围绕机体能量摄入与消耗之间的能量平衡这一中心问题而进行的。肥胖症病因的复杂性决定了对肥胖症需要综合治疗，而不应单纯依赖一种治疗方法或药物。另外，不同程度的肥胖应该采取不同的减肥方法。

①超重和0级肥胖患者，由于其不合并肥胖相关并发症，被认为是一种"健康的肥胖"，治疗的目标是控制体重进一步增长及并发症的发生。患者通过生活方式调整、行为改变及适度运动达到治疗目标即可。但对于体重增长过快的患者，则需要更严格的饮食控制以降低体重。

②1级肥胖患者以控制并发症的进展为目的，需要将体重降低3%～10%。目前，临床有效的方法包括强化生活方式管理、严格控制能量摄入等，对于BMI≥27 kg/m^{2}的患者，可以考虑使用减重药物进行治疗。

③2级肥胖患者需要降低体重幅度≥10%才能达到有效治疗肥胖相关并发症的目的。在生活方式干预及药物治疗的基础上，BMI在35～39.9 kg/m^{2}范围内且合并2型糖尿病的患者或BMI≥40 kg/m^{2}的患者可以考虑减重手术。

具体措施包括：

（1）健康教育。健康管理师可通过健康教育提高患者对肥胖可能进一步加重疾病危险性的认识，并努力提高患者的信心。健康管理师要使已超重或肥胖者意识到，期望短期恢复到所谓的"理想体重"往往不太现实，但是即使在一年之内比原有体重减少5%～10%也会对健康有极大好处。研究表明，减重速度不能过快，否则反弹就越快，若反复失败会使患者对减重失去信心。美国《肥胖治疗指南》建议肥胖患者以每周减重 0.25~0.5 kg，即每月减重 1~2 kg 为宜。减少 1 kg 人体脂肪约需减少或消耗能量 7 200~7 800 kcal，故若以 1 周内减重 0.25~0.5 kg 为目标，须每日减少能量摄入 250~500 kcal。健康管理师可组织胖友座谈会交流减肥或控制体重的经验，举办讲座讲解肥胖可能带来的危害及预防的方法；争取家属配合，创造减肥氛围；在医疗单位的配合下，监测有关危险因素；引导重点对象做好膳食、体力活动及体重变化等的自我监测记录，综合干预减重计划，对肥胖症和伴有并发症患者开展有针对性的健康教育工作。

（2）饮食控制

1）控制膳食总能量。健康管理师根据患者性别、年龄、身高、体重、职业、身体活动情况等资料，通过膳食调查，依据中国居民膳食营养素参考摄入量、膳食指南等，计算患者每日实际摄入的能量，然后根据患者肥胖程度，与患者共同商定减肥期间能量供给量。一般女性摄入总能量为 1 000~1 200 kcal/d、男性为 1 200~1 600 kcal/d，或比原来习惯摄入的能量低 300~500 kcal/d，称为低能量平衡饮食（hypocaloric balanced diets，HBD）；女性摄入总能量为 800~1 000 kcal/d，男性为 800~1 200 kcal/d 称为低能量饮食（low calorie diets，LCD）；摄入总能量不足 800 kcal/d 为极低能量饮食（very low calorie diets，VLCD）。在采用 LCD 或 VLCD 时，为了避免因食物减少而引起维生素和矿物质摄入不足，应适量摄入含维生素 A、B_2、B_6、C 和锌、铁、钙等微量元素的营养素补充剂。健康管理师可以按照推荐的每日营养素摄入量设计添加混合营养素补充剂。VLCD 治疗需在医护人员的严密观察下进行，应密切监测血糖和尿酮体变化，定期复查尿酸；同时，应指导患者多饮水，并给予碳酸氢钠促进酮体和尿酸的排泄，必要时给予别嘌醇降低血尿酸。

对于肥胖特别是伴有代谢综合征的患者，可以先采用 VLCD 1~2 周，再采用 LCD，这一序贯治疗方法既增强了减肥者的信心，也可以防止反弹。

还可采用"5+2"轻断食治疗方法，即每周 5 天标准能量饮食，连续 2 天或者间断 2 天 VLCD 的膳食方法，能量摄入控制在 400~500 kcal/d，是目前比较有效的饮食减肥措施。

除此之外，还有低碳升酮饮食、隔天禁食等方法，各有优缺点，这里不再赘述。

2）保证蛋白质供给。蛋白质摄入量为 55~65 g/d 或 1~1.5 g/（kg·d），其中优质蛋白质占 50% 以上。在能量负平衡时，摄入足量蛋白质可以减少人体肌肉等瘦体组织中的蛋白质被用作能量而消耗掉。短肽、乳清蛋白能促进瘦组织的合成。

3）控制脂肪摄入量。膳食中脂肪（尤其是动物性脂肪）摄入增加是引起肥胖的重要原因。资料显示，当膳食中的脂肪供能比超过 30% 时，增加身体活动所带来的正面影响很容易被抵消。脂肪供能比应控制在 25% 以下。

4）适当地摄入多糖类碳水化合物。一般而言，碳水化合物供能应占总能量的50%~65%，严格限制单糖、双糖的摄入量，选择低 GI 的食物，选择含抗性淀粉较多的食物以及富含膳食纤维的食物。研究显示，在限制总能量的基础上降低碳水化合物的比例，有助于减肥。高 GI 食物易使机体遭受糖的冲击性负荷，导致反馈性的胰岛素分泌过度，增加机体的饥饿感并可能引起额外的能量摄入。经常摄入高 GI 食物明显增加肥胖、2 型糖尿病、心血管疾病等的发生风险。

5）保证维生素和矿物质的合理摄入。维生素、矿物质按推荐摄入量供给。新鲜蔬菜和水果是维生素和矿物质的重要来源，同时还含有较多的水分和膳食纤维，可增加饱腹感。

6）其他。养成良好的生活习惯。一日三餐，定时定量；少吃零食、甜食，少喝饮料；吃饭时细嚼慢咽，延长进餐时间，增加饱腹感；应以用油少的烹调方法为主，如蒸、煮、凉拌等。食物应清淡，少用浓味的调味品，限制饮酒。

（3）增加身体活动。增加身体活动与适当控制膳食总能量、减少饱和脂肪酸摄入量相结合，促进能量负平衡，是世界公认的减重良方，即便在使用药物减肥的情况下，增加身体活动与限制饮食仍是不可缺少的主要措施。采用增加身体活动与限制饮食相结合的减重措施，其总体效益优于单独限制饮食（见表 4-4-4）。如果依靠运动减肥，3 个月降低 4~5 kg 为宜。

表 4-4-4 不同减重措施对健康指标的影响

指标	单独控制饮食 （极低热量饮食）	适量控制饮食结合身体活动 （适当限制总能量）
最大摄氧量	降低	改善
瘦体重	损失	增加或保持
体脂肪	丢失少	丢失多
营养缺乏	容易发生	一般不会发生
胰岛素敏感度	不确定	改善
肌肉和韧带力量	降低	肌肉张力和韧带力量改善
体力	下降	改善，耐久力提高
静息代谢率	下降	保持或增加
精神状态	压力大	改善，对减重有自信心
血浆 HDL-C 水平	下降	提高
减重计划	不易坚持	容易执行和坚持
减重后反弹	容易发生	一般不会发生

1）运动种类和时间。超重和肥胖者应选择有氧运动和抗阻运动相结合的活动方式。有氧运动多为动力型且有大肌肉群（如股四头肌、肱二头肌等）参与的运动，如走路、骑车、爬山、打球、慢跑、跳舞、游泳、划船、滑冰、滑雪、舞蹈等。抗阻运动可以增加去脂体重，提高基础代谢率，提高能量消耗和脂肪的氧化分解，进而起到抑制肥胖的作用。肥胖者应尽量减少静坐（如看电视、看书、写字、玩电脑游戏等）的时间，可以在静态生活间穿插健身操或家务劳动等身体活动。

不同的运动项目消耗的能量不同；相同的运动项目，对于不同体重的能量消耗也不同，在相同的身体活动下，体重越重，单位时间内能量消耗越多。

对运动量和持续时间安排要恰当。与一般健身运动相比，以减肥为目的的运动时间应延长一些；但是运动量可循序渐进，由小运动量开始，每天安排 30 min，待适应后再逐步增加至所应达到的目标。每天安排 30~60 min 甚至更长时间的活动，应尽量为连续性的，如身体条件所限只能分段活动，活动总时间可以累加，但每次活动时长最好不少于 10 min。

2）运动强度。肥胖者应采取低、中强度的运动，因为中等或低强度运动可持续的时间长，运动中主要靠体内脂肪氧化分解提供能量。没有必要依靠剧烈运动来减肥，因为高强度的剧烈运动不易坚持，而且短期高强度运动主要消耗体内碳水化合物（肌糖原、肝糖原等），而不是脂肪。另外，中、低强度运动时，机体的氧消耗量增加，运动后数小时内氧消耗量仍比安静时的氧消耗量大，表明运动可以增加基础代谢率，还可以增强心血管系统和呼吸系统功能。

3）运动频率。经常参加锻炼者比不经常锻炼者的静息代谢率高；在进行同等能量消耗的运动时，经常锻炼者能更多地动员和利用体内储存的脂肪，更高效地减轻体重。

（4）行为矫正疗法。个体的生活经历、个性、人格等社会心理因素对于肥胖症的治疗也有一定影响。"行为矫正"措施是国际上公认较好的治疗肥胖症的方法之一。肥胖症患者在长期的家庭和社会环境影响下，不自觉地形成了一些导致肥胖的不良习惯。行为矫正疗法就是找出这些不良习惯，有针对性地制定行为矫正措施并予以实施，从而消除和纠正这些不良习惯，建立健康的生活方式。肥胖症的行为矫正疗法一般由自我监督及评价、刺激控制和正确行为强化三部分组成。该疗法不仅包括分析不良的进食、运动相关因素和采取相应的控制刺激措施，而且还包括降低膳食脂肪、增加膳食纤维和适当调整碳水化合物摄入量等膳食治疗措施。组织团队或小组减肥是进行行为矫正的有效措施。

（5）药物治疗。药物治疗是减轻和维持体重的综合治疗的组成部分，但一般仅用于辅助治疗中度或重度肥胖症患者以及非药物治疗疗效不佳者，并建议在临床医生或营养医生的指导下使用。目前的减肥药从作用机理上主要分为两类,一类是作用于中枢神经系统影响食欲的药物,如拟 5- 羟色胺食欲抑制剂(氟西汀);作用于胃肠道系统而干扰食物消化吸收的药物,如抑制糖类吸收的阿卡波糖、抑制脂肪吸收的赛尼可(奥利司他)等。

(6)相关并发症的监测。肥胖症患者应定期监测血脂、血压、血糖及心脑血管疾病的相关指标,发现异常及时就医治疗。

五、跟踪随访

在前一阶段结果的基础上,跟踪随访有助于为健康管理师提供如何实施进一步目标的信息。主要监测信息包括:BMI、腰围、臀围,膳食方案的执行情况,运动处方的执行情况,血脂、血压、血糖、心电图等的变化。

课程 4-5 老年性肌肉衰减综合征患者的健康管理

学习内容

学习单元	课程内容	培训建议	课堂学时
老年性肌肉衰减综合征患者的健康管理	1)概述及流行特点	(1)方法:讲授法、案例教学法 (2)重点:健康监测、健康风险评估 (3)难点:健康指导与干预	4
	2)健康监测		
	3)健康风险评估		
	4)健康指导与干预		
	5)跟踪随访		

学习单元　老年性肌肉衰减综合征患者的健康管理

一、概述及流行特点

1. 概述

肌肉衰减综合征，简称肌少症，是与增龄相关的进行性骨骼肌肉质量下降，伴有肌肉力量和（或）肌肉功能减退，合并体能下降、生存质量降低及跌倒与死亡等不良事件风险增加的综合征，也称老年性肌肉衰减综合征。年龄增加导致老年人肌肉、运动神经、骨骼系统出现退行性病变是肌少症的病理生理基础，受累肌肉以四肢骨骼肌为主，表现为渐进性肌肉质量下降与功能减退，多种慢性病共同参和营养不良等因素在不同程度上加速了肌少症的发展。肌少症是老年人衰弱和失能的重要原因，充分认识肌少症并积极防治，对改善老年人生活质量、降低并发症具有重要意义。

2. 流行特点

老年性肌肉衰减综合征的患病率存在较大差别。对亚洲人群的调查显示，男性和女性患病率分别为 6.2%~85.4% 及 2.8%~23.6%；急诊老年人患病率为 10%，长期居住于养老院人群的患病率为 14%~33%，我国 80 岁以上的老年人患病率高达 50%；农村人群患病率为 13.1%，城市人群患病率为 7.0%。澳大利亚统计数据显示，小于 70 岁的人群中，肌少症的患病率不到 20%，70~80 岁人群患病率就已经达到 30%，而 80 岁以上人群患病率达到了 50%。随着年龄的增长，人体运动神经元的功能逐渐退化与缺失，这是骨骼肌质量下降的原因之一，从而导致肌少症的患病率明显上升。加拿大对老年人的调查显示，男性肌少症患病率为 38.9%，女性为 17.8%。肌少症患病率与性别相关，男性似乎更容易罹患。据推测，全球目前约有 5 000 万人罹患肌少症，预计到 2050 年，肌少症的患病人数将高达 5 亿人。

二、健康监测

1. 危险因素

（1）年龄、性别和遗传因素。婴幼儿和青少年时期，骨骼肌肉质量和肌肉力量随年龄增长而增加，在 35 岁达到最高水平，男性高于女性；大约 45 岁后开始逐渐减少；50 岁后下降速度开始加快，腿部肌肉质量每年衰减 1%～2%，肌肉力量每年衰减 1.5%～5%，缺乏运动、蛋白质供给不足者衰减更快；60 岁以后骨骼肌肉质量丢失的速度进一步加剧，肌肉力量每年下降 3%～5%；80 岁以后约有 30% 的肌肉丢失，当肌肉丢失量超过 30% 时，肌肉功能明显受损，超过 40% 则会威胁生命。肌肉力量下降速度较骨骼肌肉质量下降速度更为显著。遗传因素对肌肉力量、肌肉质量的影响占 45%～90%，营养和锻炼的干预措施能减缓或逆转这一过程。

（2）激素水平。肌肉的合成与激素水平相关，随着年龄增长，生长激素、血睾酮、雌激素等的分泌量都会下降。有研究表明，肌少症患者使用适量睾酮可以促进蛋白质合成，提高其肌肉质量及肌肉力量。胰岛素有促进肌纤维合成、抑制蛋白质分解的作用，因此胰岛素抵抗会降低肌肉力量，从而增加糖尿病患者肌少症的发病率。综上所述，生长激素、雄激素、雌激素、胰岛素等体内相关激素的降低或缺乏都对肌少症有显著影响。

（3）营养因素。老年人能量和蛋白质摄入不足是肌少症的危险因素。维生素 D 缺乏也可以导致肌少症。队列研究显示，65 岁的老年人血清基线维生素 D 水平低，与其活动能力降低、握力和腿部力量下降、平衡能力降低等密切相关。随机对照研究显示，补充维生素 D 400～800 IU/d 可有效改善老年人四肢肌肉衰减、起立及步行速度变缓、肌肉力量下降等，减少跌倒。

维生素 C 缺乏可能影响身体活动能力，包括非特异性的疲劳症状、肌无力等，严重的可发展成贫血。研究显示，75 岁以上老年妇女血中维生素 C 的浓度与握力、单腿站立时间呈正相关。

血清维生素 E 浓度低与老年人虚弱、身体活动能力和肌肉力量下降有关。血清维生素 E 浓度低于 25 μmol/L 的老年人，3 年内身体活动能力下降的风险增加 62%。

老年人血清类胡萝卜素水平低与其握力、髋部与膝部肌肉力量下降存在明显关联。血清类胡萝卜素水平小于 1.4 μmol/L 的老年人与大于 2.2 μmol/L 的老年人相比，其 6 年内髋部、膝部肌肉衰减和握力降低的风险增加。

血浆中硒浓度降低是老年人骨骼肌肉质量和强度下降的独立相关因素，膳食硒摄入量与老年人握力呈正相关。老年女性中虚弱者较正常老年人血浆硒浓度更低。队列研究中，老年女性的硒摄入水平与6米行走时间实验呈负相关。

（4）身体活动量。缺乏身体活动的老年人是肌少症的高危人群，增龄相关的运动能力下降是老年人肌肉质量减少、肌肉力量和肌肉功能减弱的主要因素，活动强度不足导致肌肉力量下降，而肌无力又使活动能力进一步降低，最终肌肉质量和肌肉力量均下降。研究显示，年轻人和老年人同样长期卧床不活动一个月，老年人腿部肌肉的流失量是年轻人的3倍。长期卧床者肌肉力量的下降要早于肌肉质量的丢失。较多研究显示，老年人进行阻抗运动能显著增加肌肉质量和肌肉力量。同时补充必需氨基酸或优质蛋白质可显著增加肌少症患者肌肉质量和肌肉力量，改善身体功能，且效果优于单纯运动或单纯营养干预。

（5）相关慢性病。很多疾病都能引起肌肉的改变，肌少症可与恶性肿瘤、老年人的慢性阻塞性肺疾病、慢性心力衰竭、糖尿病及骨质疏松等慢性病相互影响，造成肌肉质量与肌肉力量的降低，引起患者运动功能失调，并导致跌倒、骨折风险增加，甚至丧失独立生活能力而需要长期照料，增加死亡风险。年龄越大，伴随的疾病越严重，肌肉衰减综合征的发病率也越高。肌少症可导致老年人吞咽功能下降，是老年住院患者吞咽困难的一个独立危险因素。肥胖会增加肌肉内的脂肪浸入，造成体能降低，加重肌少症。

2. 分类和临床特点

（1）分类

1）原发性肌肉衰减综合征。除年龄外，无其他明确病因。

2）继发性肌肉衰减综合征。各种原因所致长期卧床、久坐等生活方式导致肌少症；原发性疾病如心、肺、肝等器官功能衰竭，糖尿病等引起骨骼肌肉质量和肌肉力量下降。

3）营养相关性肌少症。主要是能量/蛋白质摄入不足、维生素D缺乏、消化吸收障碍或服用药物造成厌食等引起。

（2）临床特点。肌肉衰减综合征患者的临床表现常缺乏特异性，综合肌肉力量、肌肉质量及肌肉功能三方面临床特点。

1）肌肉力量减退及功能障碍。肌少症患者在不同肢体部位、不同负荷状态下，均存在肌肉力量的减退，下肢比上肢肌肉力量下降程度明显，伸肌比曲肌肌肉力量下降程度明显，主要表现为活动能力降低，握力下降，步速缓慢，登高、坐立、举物等各种日常动作完成有困难，逐步发展到难以站起、下床困难、步履蹒跚、平衡障碍等，摔倒、骨折的风险增加，骨关节炎的患病风险增加，导致老年人残疾和丧失自理生活能力，同时出现身体虚弱、抵抗力下降，容易发生各种感染。

2）骨骼肌肉质量下降。表现为肌肉萎缩，肌肉松弛、皮肤褶皱增多，在无脂肪包绕的部位更明显，体重减轻，消瘦。

3）肌肉减少性肥胖。肌肉减少性肥胖是指与年龄相关的骨骼肌减少，而体脂肪和内脏脂肪逐渐增加。与单纯肌少症和单纯肥胖症相比，肌肉减少性肥胖与肢体功能障碍的关联更明显，而且可引起老年人代谢综合征患病风险增加。

总之，进行性低肌力是肌少症的关键特征，肌肉数量和质量降低是其诊断依据，身体机能不佳是严重肌少症的标志。

3. 健康信息收集

（1）肌肉质量测定。肌肉质量测定的常用方法包括生物电阻抗分析（BIA）、双能X线吸收测定法（DXA）、计算机层析成像（CT）、磁共振成像（MRI）等。

BIA 目前已被广泛应用于人体成分的研究，具有无创、无害、廉价、操作简单、功能信息丰富及便携等优点，一定程度上会受温度、湿度等测量环境指标的影响，对人体的水合作用（如水肿、出汗等）和近期活动比较敏感，其结果的精确性较差。BIA 测定指标：男性 <7.0 kg/m^2，女性 <5.7 kg/m^2 为肌少症。

DXA 评估法被认为是目前测量肌少症最广为使用和推荐的评估方法，DXA 通过 X 线扫描全身至少 4 个部位（包括头部、躯干、四肢）来区别肌肉、脂肪和骨骼。DXA 评估法具有花费时间短、辐射量低的特征，且在测量骨骼肌质量的部分和 MRI 有很强的相关性。DXA 测定指标：男性 <7.0 kg/m^2，女性 <5.4 kg/m^2 为肌少症。

CT 和 MRI 都是通过成像来分析和计算骨骼肌质量，它们不仅能准确地计算肌肉质量，还能测定肌肉密度和脂肪浸润程度。MRI、CT 是肌肉质量检测金标准，但其费用高、辐射量大。

肌肉质量测定应首选 DXA，也可根据实际情况选择 MRI、CT 或 BIA 评估。

（2）肌肉力量测定。肌肉力量测定主要包括手握力测定及下肢肌肉力量测定。

1）手握力测定。亚洲肌少症工作组推荐诊断肌肉力量下降的阈值：男性优势手握力 <26 kg，女性优势手握力 <18 kg。优势手握力结果可能受上肢骨关节疾病（如类风湿关节炎）和测量体位或姿势等因素的影响。

2）椅立测定。椅立测定可以作为评估下肢肌肉力量（股四头肌群）的方法：被测者坐在椅子上，椅子座位距离地面 40 cm，椅背靠墙，被测者双手交叉放在胸前，在不使用手臂帮助的情况下，测量用最快的速度从坐姿站起再坐下5次所需的时间，5次总耗时>15 s为肌力减退。椅立测定既需要肌肉力量又需要耐力，测定方便。

（3）肌肉功能测定。测定肌肉功能的方法包括日常步速测定法、简易体能状况测定等。

1）日常步速测定法。将12 m长的地面平均分为4段并使用彩色胶带做好记号，告知被测者步行速度要保证达到最快，中途不加速、不减速，计时从3 m处开始，9 m处结束，并至少测量3次，记录平均速度。日常步速反映个体的体力水平，速度越快者体能水平越高。诊断肌肉功能减退的临界值定为步速≤0.8 m/s。

2）简易体能状况测定。简易五项评分问卷量表（SARC-F）是常用测定体能状况的综合性工具之一。SARC-F包括5个问题，分别考察肌肉力量（strength）、辅助行走（assistance walking）、从椅子上起立（rise from a chair）、爬楼梯（climb stairs）、跌落/摔倒（fall）5方面的功能，以0~10分表示体能水平，分数越高者体能越差。SARC-F的阳性结果（≥4分）与患者躯体功能下降、跌倒、住院等临床不良结局存在着关联（见表4-5-1）。

表4-5-1 简易五项评分问卷量表（SARC-F）

检测项目	询问方式
肌肉力量（strength）	举起或搬运10磅物体（约4.5 kg）是否存在困难
	0分——没有困难
	1分——稍有困难
	2分——困难较大或不能完成
辅助行走（assistance walking）	步行穿过房间是否存在困难，是否需要帮助
	0分——没有困难
	1分——稍有困难
	2分——困难较大或不能完成
从椅子上起立（rise from a chair）	从椅子或床起立是否存在困难，是否需要帮助
	0分——没有困难
	1分——稍有困难
	2分——困难较大，需要使用辅助器具
爬楼梯（climb stairs）	爬10层台阶是否存在困难
	0分——没有困难
	1分——稍有困难
	2分——困难较大或不能完成

续表

检测项目	询问方式
跌落/摔倒 （falls）	过去1年内的跌倒情况
	0分——过去1年内没有跌倒史
	1分——过去1年内跌倒1~3次
	2分——过去1年内跌倒4次及以上

三、健康风险评估

1. 高危人群的健康风险评估

符合以下条件之一者视为高危人群，建议进行筛查：

（1）年龄大于60岁。推荐60岁以上的老年人每年进行一次肌肉衰减综合征筛查；同时，每次重大健康事件（如意外跌倒住院）发生时，也建议进行机会性筛查。

（2）患其中一种及以上疾病：器官衰竭、恶性肿瘤、骨关节疾病、神经病变。

（3）活动量少：安静行为（制动或卧床）、身体残障。

（4）营养不良：营养摄入不足或吸收不良、医学相关厌食、营养过剩/肥胖。

2. 患者的健康风险评估

主要评估指标有肌肉质量减少、肌肉力量下降、日常活动功能失调等。中华医学会骨质疏松和骨矿盐疾病分会的肌少症共识建议的肌少症筛查与评估流程如图4-5-1所示。

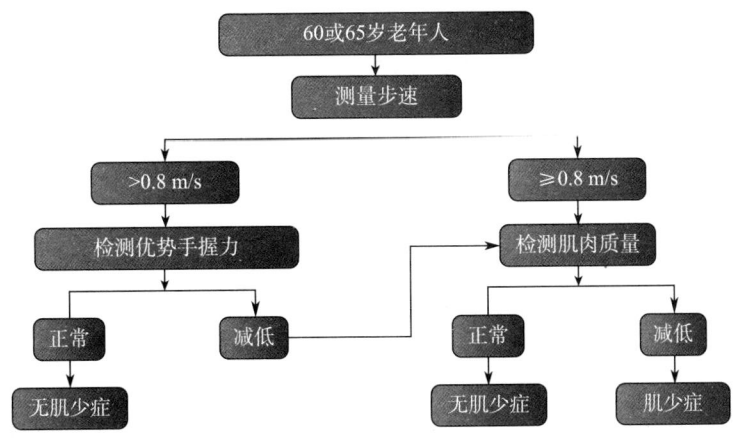

图 4-5-1 肌少症筛查与评估流程

（1）先进行步速测试，若步速≤0.8 m/s，则需进一步评估肌肉质量；步速 >0.8 m/s 则进一步评估优势手握力。

（2）若静息情况下优势手握力正常（男性握力 >25 kg，女性握力 >18 kg），则排除肌少症，若肌肉力量低于正常，则要进一步评估肌肉质量。优势手握力结果可能受上肢骨关节疾病（如类风湿关节炎）和测量体位或姿势等因素的影响。

（3）若肌肉质量正常则排除肌少症，若肌肉质量减低，则确诊为肌少症。肌肉质量测定应首选 DXA，也可根据实际情况选择 MRI、CT 或 BIA 测量。肌肉质量诊断阈值：低于青年健康人峰值 2 个标准差。

四、健康指导与干预

随着我国人口老龄化程度加剧，充分认识肌少症并开展积极防治，对改善老年人生活质量、降低并发症具有重要意义。运动和营养干预是防治肌少症的有效手段。

1. 高危人群的健康指导与干预

（1）健康教育。对于高危人群，健康管理师应通过健康教育进一步提高其对肌少症的认识，了解疾病的发病机制，提倡健康生活方式、适当补充营养、积极运动，以预防或延缓肌少症的发生。目标是在青年时期使肌肉质量储备达到最大，并保持到中年期，以延缓老年期肌肉损失。

（2）改善生活方式，合理膳食。鼓励自青少年期加强运动，以获得足够的肌肉质量、肌肉力量和骨量的储备。渐进性抗阻训练对中老年人是安全的、有效的，鼓励中老年人通过渐进性抗阻训练显著改善肌肉力量、肌肉强度及体能，从而提高并改善生活质量。增加优质蛋白质的摄入，多摄入维生素 D、维生素 E、维生素 C、微量元素硒等含量丰富的食物。通过以上措施预防肌少症的发生。

（3）定期筛查，早期发现，早期干预。高危人群应定期进行肌肉力量、肌肉质量评估，以期早期发现、早期干预。

2. 患者的健康指导与干预

（1）健康教育。健康管理师应通过健康教育使患者认识肌少症的病因、危害，提高其治疗疾病的积极性，延缓并发症的发生，提高治疗效果和生活质量。

（2）合理膳食

1）蛋白质。摄入适量蛋白质能促进肌肉蛋白质的合成，有助于延缓肌少症的进展；肌少症患者蛋白质的推荐摄入量应维持在 1.0~1.5 g/（kg·d），优质蛋白质比例最好能达到 50% 甚至以上；多摄入富含亮氨酸等支链氨基酸的优质蛋白质，如乳清蛋白及其他动物蛋白。与年轻人相比，老年人的合成代谢率下降，因此，每日所需摄入的蛋白质应按餐次比均衡分配到各餐中，不要集中在一餐食用，这样更有益于蛋白质的吸收和利用。

2）脂肪。在控制总脂肪摄入量的前提下，老年人应增加深海鱼油、海产品等富含 n-3 多不饱和脂肪酸的食物的摄入量，推荐 EPA+DHA 的宏量营养素可接受范围（AMDR）为 0.25~2 g/d。

3）维生素 D。有必要检测所有肌少症患者体内维生素 D 的水平，当血清维生素 D 水平低于正常值时，应予补充。建议维生素 D 的补充剂量为 700~800 IU/d。增加户外活动、多晒太阳有助于提高患者血清维生素 D 水平，同时应适当增加海鱼、动物肝脏、蛋黄等维生素 D 含量较高食物的摄入量。

4）抗氧化营养素。鼓励老年人增加深色蔬菜、水果、豆类等富含维生素 C、维生素 E、类胡萝卜素、微量元素硒等抗氧化营养素食物的摄入量，以对抗和肌肉衰减有关的氧化应激损伤；必要时适当补充含多种抗氧化营养素的膳食补充剂，有助于预防或延缓肌少症的发生。

另外，研究显示补充乌苏酸、益生菌、益生元等可以改善肌少症。

（3）积极运动。合理运动对肌少症的预防及治疗具有显著效果。中老年期坚持运动可保持肌肉质量、肌肉力量和骨量。运动方式的选择需因人而异，应采取主动运动和被动活动、肌肉训练与康复相结合的手段，达到增加肌肉质量和肌肉力量，改善运动能力和平衡能力，进而减少骨折的目的。

1）以抗阻运动为基础的综合训练，如坐位抬腿、静力靠墙蹲、举哑铃、拉弹力带、游泳等。渐进性抗阻训练对老年人是安全、有效的。健康管理师应针对不同年龄和身体状况制定运动处方，采用有氧运动和抗阻训练相结合的运动方式。例如，对于 60~95 岁老年人，安排中、高强度的综合运动（包括有氧、抗阻运动和平衡/柔韧性训练）40~60 分/天，每周 5 天，其中高强度有氧运动（如快走、慢跑）和抗阻运动各 20~30 min，每周 ≥3 天；平衡/柔韧性训练 10 分/天，每周 ≥2 天，连续 3~18 个月，能有效改善肌肉力量和身体功能。

2）减少静坐/卧床时间，增加日常身体活动量。

（4）康复治疗。对于缺乏运动或受身体条件制约不能运动的老年人，可使用水疗、全身振动和功能性电刺激等物理治疗，此外，电磁场、超声等在肌肉衰减综合征的防治中也有一定作用。

（5）老年人跌倒的预防。研究显示，改善肌肉力量能够显著降低老年人跌倒的发生风险。对步态和平衡功能异常的患者进行体育锻炼和康复治疗，增加肌肉力量训练和平衡训练，选择合适的助步装置，能够有效预防老年人跌倒的发生。健康管理师应定期对老年人进行认知功能、抑郁症筛查，一旦发现异常及时与患者及其家属或生活照料者沟通。家属或生活照料者应注意检查老年人的居住环境，注意灯光、地面（地毯）、扶手、坐便器等可能与跌倒有关的因素。对患有原发性高血压、周围血管粥样硬化、缺血性脑卒中等严重心脑血管疾病的患者还应根据眩晕或晕厥发生史，仔细寻找病因，并作出相应处理。

五、跟踪随访

健康管理师对不同人群采取不同措施进行健康干预后，应定期跟踪随访。随访内容包括：健康教育的实施效果，膳食、运动等生活方式改善情况，每半年或1年复查肌肉力量、肌肉质量的变化等。

课程 4-6　口腔常见疾病患者的健康管理

学习内容

学习单元	课程内容	培训建议	课堂学时
（1）龋齿病患者的健康管理	1）概述及流行特点 2）健康监测 3）健康风险评估 4）健康指导与干预 5）跟踪随访	（1）方法：讲授法、案例教学法 （2）重点：健康监测、健康风险评估 （3）难点：健康指导与干预	2

续表

学习单元	课程内容	培训建议	课堂学时
（2）牙周病患者的健康管理	1）概述及流行特点 2）健康监测 3）健康风险评估 4）健康指导与干预 5）跟踪随访	（1）方法：讲授法、案例教学法 （2）重点：健康监测、健康风险评估 （3）难点：健康指导与干预	4

学习单元 1　龋齿病患者的健康管理

一、概述及流行特点

1. 概述

龋齿病俗称虫牙、蛀牙，是一种由口腔中多种因素复合作用所导致的牙齿疾病，表现为无机质脱矿和有机质的分解，随病程发展经历从色泽改变到形成实质性病损的演变过程。

龋齿病是口腔常见病、多发病之一，其发病率位居前列，但由于其病程进展缓慢，一般情况下不危及生命，因此通常不受到人们重视。实际上，龋齿病给人类造成的危害甚大，如不及时治疗，随着牙齿被不断破坏，最终结果是牙齿丧失，不仅影响消化功能，如发生在童年时期还可影响牙齿和面部的生长发育。WHO 已将其与肿瘤和心血管疾病并列为人类三大重点防治疾病。

2. 流行特点

（1）地区分布。龋齿病的发病率与地区经济情况关系密切。在经济状况较好的地区，居民的口腔卫生习惯已逐步建立，龋齿病发病率较低。近 30 年来，发达国家的龋齿病发病率一直处于下降趋势，而一些发展中国家，由于糖消耗量的增加和防龋措施的不完善，龋齿病发病率仍呈缓慢上升趋势。WHO 规定，龋齿病以 12 岁儿童口腔中平均龋齿数作为衡量标准，平均龋齿数 1.2 颗以下为龋齿病流行很低水平。第四次全国口腔健康流行病学调查结果显示，我国 12 岁儿童平均龋齿数为 0.86 颗，说明我国目前仍处于低水平。龋齿病在不同地区的分布还与该地区的水氟含量有一定关系，水氟含量高的地区，居民患龋率较低。

（2）年龄分布。龋齿病患病率（患龋率）随年龄而变化，在人的一生之中，乳牙、年轻恒牙和老年人牙龈退缩后的恒牙易患龋齿病。口腔卫生状况不佳的儿童，乳牙萌出后不久即可患龋齿病，之后患病率逐渐增高，在 3 岁左右患龋率上升较快，至 5~8 岁乳牙患龋率达到高峰。6 岁左右恒牙开始萌出，新萌出的恒牙尚未矿化完全，易患龋齿，12~15 岁是恒牙龋齿病的易感时期。25 岁以后由于牙齿表面的再矿化，增强了对龋齿病的抵抗力，使患龋情况趋于稳定。进入中老年期后，由于牙龈退缩，牙根暴露，加之个人口腔卫生较差，根面上常有牙菌斑堆积，容易引起根面龋，患龋率又趋于回升。

（3）龋齿病的好发牙位。在恒牙列中，以磨牙尤其是下颌第一磨牙（又称六龄牙）患龋率最高，患龋率最低的是下前牙。在乳牙列中，患龋率最高的是上颌前牙和下颌磨牙。

二、健康监测

龋齿病病因学说为四联因素学说，涉及细菌、口腔环境、宿主和时间 4 个因素。龋齿的形成过程可概述为：致龋性食物糖（特别是蔗糖和精制碳水化合物）紧紧贴附于牙面由唾液蛋白形成的获得性膜上，细菌在这种因牙齿表面解剖结构和生化特点形成的结构中得以牢固地附着于牙面上，形成菌斑，在适宜温度下有足够的时间生长繁殖并在菌斑深层产酸，侵袭牙齿，使之脱矿，并进而破坏有机质，产生龋洞。

1. 危险因素

（1）细菌因素。公认的致龋细菌有变形链球菌和乳酸杆菌。这些致龋细菌在牙面上形成菌斑，通过黏附、产酸等致龋毒性发挥作用，导致龋齿病的发生。口腔微生物群的评估多以菌斑、唾液为采样标本，检测变形链球菌、乳酸杆菌的含量，测定菌斑的产酸能力或唾液缓冲能力等。致龋细菌的比例升高或产酸能力提高则提示高龋易感性。

（2）个体因素

1）牙齿局部缺陷。牙体容易发生龋齿病的部位主要是釉质钙化不完善及菌斑滞留的部位。由于牙体自然生长发育、病理发育及医源性原因造成的菌斑滞留区，都是龋齿病发生的易感条件。这些不良因素包括深窝沟、釉质发育不全、牙列不齐、阻生智齿、不良充填物、正畸固定矫治托槽、牙周炎导致的牙根外露等。

2）唾液。唾液起到调节口腔微生态环境平衡的作用，有物理清洁、抗附着、抑菌及缓冲等多种功能。唾液缓冲能力、唾液流量及唾液中氟含量是影响龋齿病发生的因素。多种原因可以造成长期唾液分泌障碍，削弱了口腔自身防御能力及对微生物环境的调节能力，形成了龋齿病的易发条件。唾液缓冲系统可调节口腔环境 pH 值，中和致龋菌所产的酸。唾液的缓冲能力越强，pH 值下降越少。常用 Dentobuff Strip 实验检测唾液的缓冲能力：大于 1 mL/min，0.7~1 mL/min 和小于 0.7 mL/min 的唾液流量分别提示低、中、高患龋风险。当因免疫、炎症或头颈部放射治疗导致唾液分泌量下降时，可引起大范围的龋齿发生。

3）口腔卫生习惯。正确的口腔保健措施可以预防龋齿病，尤以每天刷牙、使用含氟制剂和定期检查较为重要。

4）既往病史。个体过去的患龋经历、相关的全身疾病及药物的使用等，亦是龋齿病的危险因素。某些全身性疾病改变了机体的抵抗力，会增加龋易感性。低出生体重儿和早产儿，若婴幼儿时期营养状况较差或患某些疾病将影响牙釉质发育，使牙齿易于患龋；头颈部恶性肿瘤放射治疗可破坏唾液腺，导致唾液量急剧减少，削弱了唾液的缓冲保护作用；某些全身疾病需要长期用药，而使用的药物因其组成中的高碳水化合物、低 pH 值及对唾液腺功能的影响，可以损伤牙齿。例如一些抗副交感神经药物、抗高血压药物、止痛药物、抗心律失常药物、抗组胺类药物、平喘药物和利尿药物等长期使用可以造成严重口腔干燥，增加龋易感性。鉴于全身健康与龋齿病的关系，健康管理师应该全面了解个体的全身健康状况。

（3）食物因素。糖的摄入量、摄入频率与龋齿病有密切关系。含碳水化合物的致龋食物包括：食物调味剂中的蔗糖、葡萄糖及以淀粉为主要成分的主食。糖的过量和频繁摄入，及其在口腔内的滞留，助长了产酸菌的增殖，打破了口腔内微生态环境的平衡，形成了致龋的危险环境。此外，含糖食品的加工形式也与患龋率有关，如粘牙的蜜饯食品等更容易导致龋齿发生。其他如饮用酸性饮料、婴儿夜奶或奶瓶喂养时间过长等，也会增加患龋率。而使用低致龋性的木糖醇等糖代用品可降低龋齿病的发生风险。

（4）父母或家族的口腔健康状况。龋齿病常在家族之中流行，在家族成员之间以相似的形式传播。父亲或母亲如果是龋齿病易感者，他们的子女常常也是龋齿病易感者。龋齿病在家族之中流行很可能与生活习惯有关。例如，母亲在喂养婴幼儿时，口腔中的致龋微生物被传播至子女，致使其子女的龋易感性增加。

（5）社会经济因素。个体患龋情况受社会经济因素影响很大。在社会层面，社会经济因素决定了公共保健服务程度，其中包括口腔公共保健服务。在家庭层面，社会经济因素会影响家庭的经济情况、父母的受教育程度、父母的健康观念及卫生习惯等。在个体层面，前面的这些因素又影响了个体对社会所提供的口腔公共保健服务的利用程度，影响个体糖摄入量、氟化物利用程度及个人口腔卫生习惯。

2. 临床特点

（1）症状。浅龋多无主观症状，对外界的物理和化学刺激如冷、热、甜、酸刺激无明显反应。当龋损进展到中等深度时，容易形成龋洞，此时患者会对酸甜饮食敏感，对过冷、过热饮食也会产生酸痛感，也有部分患者表述为冷水刷牙或吸冷风时牙齿酸软。当龋损进展到深层形成龋洞时，食物嵌入龋洞可导致疼痛，患者对冷、热等刺激产生的疼痛感较中等深度龋齿更为剧烈。

（2）体征

1）光滑面早期龋。光滑面（包括牙合面、唇颊面）的釉质表面下脱钙表现为白垩色斑，擦干牙面唾液后可观察到白垩色斑的存在。

2）窝沟早期龋。观察窝沟颜色变黑，探针尖端稍加压力即可插入，有软感不易取出（卡针感），初步判定为龋坏。

3）邻面早期龋。牙齿邻面是容易忽略的部位，使用探针或牙线感觉有粗糙感，再辅助 X 线投射，可确定邻面早期龋的存在。

（3）辅助检查。X 线检查是监测龋齿尤其是早期龋的常用方法，适合邻面龋或充填后继发龋的发现，显示为釉质表面下或充填物周围的脱钙透影表现。

3. 健康信息收集

对龋齿病进行风险评估需要收集的信息主要包括：个人一般情况（性别、年龄等），口腔卫生情况（如每天刷牙的次数、刷牙方法、是否使用含氟制剂、是否定期洁牙及进行全面的口腔检查等），疾病家族史，生活方式（膳食习惯、膳食结构、是否饮酒、是否吸烟等），既往疾病史（出生状况如是否为低出生体重儿和早产儿、某些疾病如头颈部肿瘤史、患龋经历、药物使用等），心理社会因素（包括家庭情况、社会经济状况、文化程度等），口腔局部检查结果（如检查是否已有龋洞形成、牙面颜色、牙面是否可见明显菌斑、是否有釉质发育不全的情况等），口腔微生物群的评估，Dentobuff Strip 实验检测唾液的缓冲能力等。

三、健康风险评估

1. 龋齿病高危人群的健康风险评估

美国儿童口腔医学会 2011 年制定的 0～5 岁和 6 岁以上儿童龋齿病患病风险评估（见表 4-6-1 和表 4-6-2），根据对生物学因素、保护性因素和临床检查结果的分析，评估儿童个体患龋风险，以制订综合防龋及治疗计划，亦可作为成人龋齿病患病风险评估的参考。

表 4-6-1　0～5 岁儿童龋齿病患病风险评估

因素	高风险	中风险	保护性因素
生物学因素			
母亲/看护者有活跃性龋坏	是		
父母/看护者社会经济地位低	是		
儿童有每天 3 次以上间食或每天喝饮料的习惯	是		
儿童有含着奶嘴入睡的习惯	是		
有特殊健康需求的儿童		是	
保护性因素			
儿童有适当的氟化物应用			是
儿童每天用含氟牙膏刷牙			是
儿童有家庭牙医或定期口腔保健			是
临床检查结果			
龋坏、因龋丧失及因龋充填牙面数≥1	是		
有活跃性白垩色斑或釉质缺损	是		
变异链球菌计数高	是		
牙面可见菌斑		是	

表 4-6-2 6 岁以上儿童龋齿病患病风险评估

因素	高风险	中风险	保护性因素
生物学因素			
儿童社会经济地位低	是		
儿童有每天 3 次以上间食或每天喝饮料的习惯	是		
有特殊健康需求的儿童		是	
保护性因素			
有适当的氟化饮用水			是
有适当的氟化物应用			是
儿童每天用含氟牙膏刷牙			是
有适当的家庭防龋措施（如木糖醇、护牙素或漱口水）			是
有家庭牙医或定期口腔保健			是
临床检查结果			
因龋丧失、邻面龋或因邻面龋充填牙面数≥1	是		
有活跃性白垩色斑或釉质缺损	是		
唾液流量小	是		
有不良充填体		是	
有口内矫治器		是	

2. 龋齿病患者的健康风险评估

医生综合临床特点和 X 线片确定是否存在龋齿病。对于龋齿病患者，除了对上述相关因素进行风险评估外，还应留意是否存在新发龋齿和充填后继发龋齿。新发龋齿或继发龋齿的出现提示患者仍处于高龋齿病风险。

四、健康指导与干预

龋齿病健康指导与干预的基本原则是：①进行口腔健康教育；②控制和消除危险因素；③早期发现，早期干预；④防止龋齿病的并发症；⑤恢复功能。

1. 龋齿病高危人群的健康指导与干预

对龋齿病高危人群的主要指导与干预措施是控制及消除危险因素和口腔健康教育。

（1）定期进行口腔健康检查。为了早发现、早治疗，对于学龄前儿童，建议每

3~6个月进行定期口腔检查；对于学龄儿童，应每6个月进行口腔检查；建议成人每6~12个月进行口腔检查。当然，对于龋齿病易感者，建议缩短定期复查的时间。

（2）菌斑控制

1）机械方法。建议使用牙刷、牙膏、牙线、牙签、牙间隙刷及牙间清洁器等，最大限度地清除牙表面菌斑，同时减少对牙面的磨损及牙龈损伤。

2）化学方法。某些药物漱口水可在一定限度内减少致龋细菌的数量，但不建议作为日常口腔护理用品使用。

（3）饮食指导。蔗糖是致龋性最强的糖，而乳糖的致龋性则较弱，故需要控制糖的摄入，减少摄糖频率，且每次摄糖后注意口腔清洁。可考虑使用糖代用品（木糖醇）。

（4）增加牙抗龋力。对于以下几类龋齿病高危人群，应采取针对性措施增加牙抗龋力。

1）孕妇。对于患龋的孕妇，建议在身体耐受的前提下（通常为妊娠4~6个月）由专业人员及时干预；患有牙龈炎、牙周炎的孕妇应及时治疗，并加强口腔卫生，防止胎儿早产、低出生体重的发生。因为早产和低出生体重容易导致乳牙发育缺陷，出现釉质矿化不良和釉质发育不全，增加乳牙的龋易感性。另外，应注意孕妇的营养及全身健康，以保证胎儿全身及口腔的正常生长发育。

2）婴幼儿。家长在乳牙未萌出到恒牙胚发育期（3岁以内）应重视婴幼儿的正确喂养及补钙，保持营养和膳食均衡，促使乳牙正常发育、萌出及恒牙胚正常发育，避免牙冠钙化不全及釉质发育不全。另外，婴幼儿时期也要注意母亲及其他看护者的口腔卫生，积极治疗龋齿，避免这一时期口腔致龋菌对孩子的传播。

3）儿童及青少年。①在乳牙时期、乳牙替换及恒牙萌出时期（5~12岁），应合理使用氟化物，增加乳牙的抗龋力，促使年轻恒牙钙化完全，增加年轻恒牙的抗腐蚀能力。②对于乳磨牙和恒磨牙进行窝沟封闭，阻止菌斑滞留及降低龋齿发病率。③建立合理的饮食习惯，增强儿童咀嚼功能，促进颌骨发育，保证恒牙的正常替换，减少因替牙障碍造成的牙列不齐。加强儿童及青少年健康教育，帮助其建立良好的自我口腔保健习惯，增加口腔保健意识。④纠正伸舌、咬手指、口呼吸、偏侧咀嚼等不良口腔习惯，预防牙齿和面部发育畸形。

4）老年人。老年人由于牙龈萎缩、牙根暴露、牙间隙增大，易发生食物嵌塞，牙颈部和牙根面极易发生龋坏；加上唾液腺的衰老性变化、唾液分泌量减少、口腔自洁能力变差，可加重根面龋的进程。因此，老年人应在每日常规早晚刷牙、饭后漱口的基础上，更加注重对牙邻面间隙的清洁。

5）残疾人。由于残疾人生活自理能力降低，其口腔健康状况通常不容乐观。残疾人的口腔健康维护更需要亲属、护理人员、医疗机构及社会的相互配合和共同努力。残疾人可使用便于持握的改良牙刷或电动牙刷进行牙齿清洁，适当应用氟化物防龋。

2. 龋齿病患者的健康指导与干预

对龋齿病患者的健康指导与干预，除了上述提到的几个方面外，还应早期诊断、早期处理，发现早期龋及时充填，对龋齿病引起的牙髓炎和根尖周炎应寻求口腔专业医生的治疗，防止炎症继续发展。如牙体大面积缺损或牙齿缺失，应及时修复，恢复口腔正常功能。

五、跟踪随访

个体的患龋风险会随着时间和环境的变化而改变，因而需要跟踪随访，定期进行口腔健康检查，做到早发现、早治疗。

跟踪随访应详细了解患者的全身情况、饮食状况和口腔维护行为，仔细检查菌斑控制情况、有无新发龋，必要时拍摄 X 线片，有目的地针对具体情况进行口腔卫生指导，消除牙菌斑，维持健康卫生的口腔生态环境。

学习单元2 牙周病患者的健康管理

一、概述及流行特点

1. 概述

牙周病是指发生在牙支持组织（牙周组织）的疾病，包括仅累及牙龈组织的牙龈病和波及深层牙周组织（牙周膜、牙槽骨、牙骨质）的牙周炎两大类。牙周病是常见的口腔疾病，是引起成年人牙齿丧失的主要原因之一，也是危害牙齿和全身健康的主要口腔疾病。牙周病的早期症状不易引起重视，如不及时治疗，易造成牙周组织长期慢性感染，导致炎症反复发作，不仅损害口腔咀嚼系统的功能，还会严重影响身体健康。

2. 流行特点

（1）患病率。全球70%以上的成年人都会受到牙周病的影响。我国第四次口腔健康流行病学调查结果显示，我国12岁少年牙龈出血率是58.4%，牙石检出率为61.3%。35~44岁成年人的牙龈出血率是87.4%，牙石检出率为96.7%，深牙周袋（≥6 mm）检出率为6.9%。65~74岁老年人牙龈出血率为82.6%，牙石检出率为90.3%，深牙周袋（≥6 mm）检出率为14.7%。

（2）地区分布。牙周病在不同地区的患病情况不同，与地区经济状况有一定关系。发展中国家居民牙龈炎、牙石等的患病程度高于发达国家，农村居民牙龈炎、牙石等的患病程度高于城市居民。

（3）年龄分布。牙周病患病率随年龄增长而升高。5~6岁儿童就可能患牙龈炎，随年龄增长，部分牙龈炎逐渐发展成为牙周炎，出现牙龈炎患病率逐渐下降，但牙周炎患病率逐渐上升的情况。

（4）性别分布。多数调查结果显示男性牙周健康状况差于女性。牙周病在不同性别之间的差异与吸烟有关系，我国吸烟人群中男性远多于女性。

二、健康监测

1. 危险因素

牙周病是由多种因素引起的慢性感染性疾病，菌斑微生物是牙周病发生、发展过程中的始动因素，个体因素、行为因素和社会因素均可影响机体的防御机制，增加牙周病的患病危险。比较明确的危险因素有以下几项。

（1）口腔卫生。牙菌斑、牙石量与牙周病有极明显的正相关。口腔卫生好，即菌斑清除彻底，牙龈炎发病率低，牙周状况就好；反之，口腔内菌斑很多，牙石堆积，牙龈炎就不可避免。如果这种情况持续存在，就会引起牙周炎。

（2）性别。牙周炎患病率一般男性高于女性。女性妊娠时性激素水平的改变，可使牙龈原有的慢性炎症加重。

（3）年龄。老年人的牙周附着丧失重于年轻人，单纯的牙龈炎多见于年轻人和儿童。

（4）吸烟。吸烟是牙周病的高危因素之一，吸烟者牙周病患病率高于不吸烟者。吸烟对牙槽骨丧失、牙松动和牙周袋加深有剂量反应作用。

（5）社会经济因素。高收入和受教育程度高者，因口腔卫生意识较强，有良好的口腔保健行为，故牙周病患病率较低。

（6）全身系统性疾病。一些全身系统性疾病也是牙周病的影响因素。全身系统性疾病常伴有组织缺损和某些功能下降或机体免疫调节能力减退，使牙周组织或易于发生炎症或伤口难于修复，最终导致牙周病。糖尿病是影响牙周组织的重要危险因素，控制糖尿病的发展，可显著降低牙周病的发生风险。

（7）营养缺乏。牙周组织的代谢、修复和维持正常功能需要营养成分支持。蛋白质缺乏可使牙周结缔组织变性、牙槽骨疏松，还可造成免疫能力降低。维生素 C 与牙周组织胶原合成有关，缺乏维生素 C 会造成牙周组织创伤和愈合困难。营养不良可使牙周组织对口腔局部刺激因素的抵抗力降低，因而易患牙周病。

（8）局部刺激因素。局部刺激因素包括食物嵌塞、夜磨牙、口呼吸、正畸治疗加力不当、不良修复体、牙齿位置不正和咬合不正等，对牙周病的发生和发展起到促进作用。

（9）遗传因素。遗传因素属于不可控的危险因素，但它并不直接引起牙周病，而是增加个体对牙周病的易感性，使疾病较早发生或加重牙周病的病理过程。

（10）过去有牙周病史，且不能定期接受治疗者。患者的依从性将直接影响牙周病的发展和预后。据统计，不按时复诊者的牙周炎复发危险度是按时复诊者的近两倍。

2. 临床特点

牙周病的主要临床表现是牙龈炎症、出血、牙周袋形成、牙槽骨吸收、牙槽骨高度降低、牙齿松动、移位、咀嚼无力，严重者牙齿可自行脱落或者导致牙齿的拔除。

（1）口腔检查。通常观察牙面软垢、菌斑、牙石、牙龈出血情况、牙周袋深度、附着丧失等几个指标。

1）口腔卫生状况

①菌斑指数。菌斑指数是用于评价口腔卫生状况和衡量牙周病防治效果的常用指标，菌斑指数分级标准：0=龈缘区无菌斑；1=龈缘区的牙面有薄的菌斑，但视诊不可见，若用探针尖刮牙面可见牙菌斑；2=在龈缘或邻面可见中等量的菌斑；3=龈沟内或龈缘区及邻面有大量软垢。

②软垢指数和牙石指数。用肉眼直接观察或用口镜观察，结合使用探针划过牙面来判断软垢和牙石量。软垢指数分级标准：0=牙面上无软垢；1=软垢覆盖面积占牙

面 1/3 以下；2= 软垢覆盖面积占牙面 1/3 以上、2/3 以下；3= 软垢覆盖面积占牙面 2/3 以上。

牙石指数分级标准：0= 龈上、龈下无牙石；1= 龈上牙石覆盖面积占牙面 1/3 以下；2= 龈上牙石覆盖面积占牙面 1/3 以上、2/3 以下，或牙颈部有散在龈下牙石；3= 龈上牙石覆盖面积占牙面 2/3 以上，或牙颈部有连续而厚的龈下牙石。

2）牙龈炎症状况。牙龈炎症状况的检查指标包括牙龈的色、形、质，龈缘的位置和探诊后出血情况。健康的牙龈应是粉红色，质地坚韧、菲薄而贴合牙面；有炎症时牙龈颜色常为深红色或紫绀色，肿胀肥大，质地变软，碰触易出血。长期炎症导致牙周炎会使牙龈出现退缩，龈缘位于牙根上。牙龈指数分级标准：0= 牙龈健康；1= 牙龈轻度炎症，牙龈颜色有轻度改变并轻度水肿，探诊不出血；2= 牙龈中度炎症，牙龈色红，水肿光亮，探诊出血；3= 牙龈重度炎症，牙龈明显红肿或有溃疡，并有自动出血倾向。

3）牙周探诊。牙周探诊需要使用牙周探针检查龈袋或牙周袋的深度以及袋底附着的位置。根据袋底附着的位置区分牙龈炎和牙周炎。

（2）X 线检查。X 线检查可以提示牙周组织破坏，可通过 X 线片显示的牙槽骨高度、牙槽骨的吸收情况评估牙周炎的严重程度。

3. 健康信息收集

主要内容包括：个人一般情况（性别、年龄等）、口腔卫生情况（如每天刷牙的次数，刷牙方法，是否使用牙线、牙签、间隙刷、漱口水、药物冲洗等，是否定期洁牙及进行全面的口腔检查）、疾病家族史、生活方式（膳食、是否吸烟、是否饮酒等）、全身营养状况、既往疾病史（如牙周炎病史、心脏病、骨质疏松、高血压、糖尿病等）、心理社会因素（包括家庭情况、社会经济状况、文化程度等）及口腔局部检查（是否有食物嵌塞、夜磨牙、口呼吸、正畸治疗加力不当、不良修复体、牙齿位置不正和咬合不正等局部刺激因素）。

三、健康风险评估

1. 牙周病高危人群的健康风险评估

存在口腔卫生情况差、疾病家族史、吸烟、全身营养状况差、既往牙周炎病史、糖尿病、社会经济状况差、文化程度低等危险因素，口腔有食物嵌塞，有夜磨牙、口呼吸、正畸治疗加力不当、不良修复体、牙齿位置不正和咬合不正等局部刺激因素者为牙龈病及牙周病高危人群。

2. 牙周病患者的健康风险评估

牙周组织由健康转变为疾病状态是连续的过程，即由牙龈炎症（出血）发展为牙石沉积、牙周袋形成。有无附着丧失（指牙龈附着在牙面的最上端向牙根方向移动）是区分牙龈炎和牙周炎的重要指标。由于缺乏对牙周病的基本了解，很多具有早期症状的患者并未意识到已患牙周病，若不及时干预，可逆性的牙龈炎将发展为不可逆的牙周炎，严重牙周炎将导致牙齿的松动脱落。除了上述危险因素外，对牙龈炎和牙周炎的风险评估还应基于前述口腔检查和X线检查两个部分，如各项指数偏高或进展迅速，说明对牙周病的控制不良，预后不佳。

四、健康指导与干预

牙周病的早期预防和干预非常重要，其主要目的是消除致病的始动因子及促进疾病发展的危险因素。健康指导与干预的基本原则是：①以健康教育为基础，增强人群牙周病预防的意识，提高自我口腔保健和维护牙周健康的能力；②养成良好的口腔卫生习惯，去除致病微生物，使牙周支持组织免遭破坏；③提高个体的防御能力，保持健康的生理和心理状态；④维持牙周治疗的疗效。

1. 牙周病高危人群的健康指导与干预

（1）控制菌斑。菌斑是牙周病的主要刺激物，而且去除之后几小时内还会不断地在牙面重新形成，牙周病高危人群必须坚持每天有效去除菌斑，才能预防牙龈炎和牙周炎的发生。菌斑控制是健康指导的重中之重。

1）刷牙。刷牙是机械性去除菌斑和软垢最常用的有效方法。建议使用巴氏刷牙法，强调龈缘处菌斑的清除。

2）使用牙间清洁工具。刷牙通常只能清除口腔内50%左右的菌斑，难以消除邻面菌斑。因此，除了使用牙刷外，牙周病高危人群还需要采用一些特殊的牙间清洁工具，如牙线、牙间隙刷、牙签等，帮助去除牙间隙的菌斑和软垢。

3）合理使用漱口水。应注意，漱口不能代替刷牙，使用含某些药物的漱口水虽然能抑制菌斑的生长，但不能替代刷牙对菌斑的机械性清除作用，只能作为刷牙之外的口腔护理辅助手段。药物漱口水不建议作为日常口腔护理用品。

4）龈上洁治。龈上洁治俗称洗牙，即使用龈上洁治器械去除龈上牙石和菌斑，并抛光牙面，防止菌斑和牙石再沉积。龈上洁治是防治牙周病的措施，属于由口腔专业人员操作的非手术治疗范畴。

（2）控制局部相关危险因素

1）戒烟。将戒烟内容加入口腔健康教育中，是减少患者吸烟、保护牙周健康的有效辅助措施。

2）改善食物嵌塞。

3）改善咬合创伤，积极控制和治疗磨牙症。

4）矫治错颌畸形。

5）制作良好的口腔修复体。

（3）提高机体抵抗力。积极治疗和控制与牙周病发生有关的全身系统性疾病，如内分泌紊乱、糖尿病及遗传性疾病等。

2. 牙周病患者的健康指导与干预

对牙周病患者的健康指导与干预，除了上述提到的三个方面以外，还应注意对牙周病的早期治疗。对局限于牙龈的病变，应及时采取龈上洁治去除菌斑和牙石，控制其进一步发展。采用 X 线检查定期追踪观察牙槽骨情况。牙周炎患者应进行系统治疗，必要时由口腔医生实施龈下刮治、根面平整或牙周手术，改善牙周组织的健康状况。若牙周病发展到重度和晚期阶段，应及时修复失牙，重建功能，并通过后续对口腔健康的维护，维持其疗效，预防复发。

五、跟踪随访

牙周病患者在进行健康干预和专业治疗后，都应进行长期甚至终身的牙周检查和维护。随访再评估时，健康管理师应对患者进行全面的临床牙周检查，评估其口腔卫生情况、牙龈炎症情况、牙周探诊深度和附着水平，观察患者对菌斑控制的态度和能力。健康管理师根据随访结果，确定下一步的健康管理计划，有目的地对患者的口腔卫生习惯进行强化指导；强调牙周炎患者在经过治疗后，仍应坚持维护牙周健康，养成良好的口腔卫生习惯，定期进行专业口腔护理，防止牙周炎的复发。

关于随访间隔期，健康管理师应根据疾病的严重程度、患者的依从性、患者全身健康状况等因素综合确定。未患牙周病者一般每 6~12 个月复查一次；牙周病患者一般 3~6 个月复查一次；快速进展的牙周炎、依从性差者最好在基础治疗后每 2~3 个月复查一次,强化指导口腔卫生并专业清除牙菌斑。有以下情况者应缩短复查的时间间隔:牙石形成较快,探诊后出血部位多,深牙周袋≥6 mm,正在进行正畸治疗,吸烟,患糖尿病或有明确家族史。

总之,牙周病的防治需要定期的动态监测和及时干预。有效的健康管理,有助于将牙周病从以治疗为主的传统模式向以预防为主的模式转变。

课程 4-7 吸烟及饮酒人群的健康管理

学习内容

学习单元	课程内容	培训建议	课堂学时
(1)成瘾行为	1)成瘾行为的概念 2)成瘾行为的特征 3)成瘾行为的形成过程 4)成瘾行为的影响因素	(1)方法:讲授法、案例教学法 (2)重点:成瘾行为的特征和影响因素 (3)难点:成瘾行为的形成过程	1
(2)吸烟人群的健康管理	1)概述与流行特点 2)吸烟的危害和戒烟的益处 3)健康指导与干预	(1)方法:讲授法、案例教学法 (2)重点:吸烟的危害、健康指导与干预 (3)难点:健康指导与干预	2
(3)饮酒人群的健康管理	1)概述与流行特点 2)酒精成瘾的危险因素 3)过量饮酒的危害 4)酒精成瘾者的健康风险评估 5)饮酒的健康指导与干预	(1)方法:讲授法、案例教学法 (2)重点:过量饮酒的危害、酒精成瘾者的健康风险评估 (3)难点:饮酒的健康指导与干预	2

学习单元 1 成瘾行为

一、成瘾行为的概念

成瘾也称依赖,是指由于神经中枢经常接受某种刺激而形成的习惯,是各种生理需要以外的超乎寻常的嗜好和习惯。成瘾者不可自制地反复渴求从事某种活动或滥用某种药物,虽然明白这样做可能会带来各种不良后果,但仍然无法控制自己。一些嗜好对人体无害,甚至有益,如有人酷爱运动、读书,有人是球迷,有些人特别嗜好某种食物,有些人爱好集邮等。然而某些有害嗜好如吸毒、吸烟、酗酒、赌博、网瘾等却会导致严重的心理、生理问题,甚至危害社会,属于病态的成瘾。成瘾行为是指成瘾后出现的一系列生理、心理、行为表现。

致瘾源是一种能使易成瘾者产生强烈的欣快感和满足感的物质或行为。其中,毒品引起的欣快感强烈而持久、极易产生依赖性,称强致瘾源;烟草和酒精带来的欣快感相对弱,持续时间短暂,称弱致瘾源。本课程重点探讨吸烟和酒精成瘾行为。

二、成瘾行为的特征

成瘾行为有两个重要特征。①已成为成瘾者生命活动中的必需部分,从健康的三维角度,可以观察到强烈的生理、心理、社会性依赖。②一旦终止致瘾源的使用,将出现戒断症状;一旦恢复成瘾行为,戒断症状将会消失,同时产生欣快感。

1. 生理、心理和社会性依赖

(1)生理依赖。生理依赖又称躯体依赖,是反复使用致瘾源所形成的一种适应状态,表现为耐受性增加,停止或减少致瘾源后出现戒断症状。例如,导致烟草成瘾的致瘾源是烟草中的尼古丁:①尼古丁通常只需几秒钟就可进入大脑,让人产生愉悦感;②尼古丁在体内停留时间很短,很快就会被排出体外;③当突然停止使用烟草,或体内尼古丁含量下降时,机体就会出现一系列的戒断症状。尼古丁的成瘾性导致吸烟者无法停止吸烟,会强化吸烟者的吸烟行为,并使吸烟者不愿放弃他们的习惯。

(2)心理依赖。心理依赖又称精神依赖。致瘾源会使人产生一种特殊的欣快感,在精神上驱使成瘾者表现为一种定期的、连续的致瘾源渴求和强迫使用行为,以获得心理上的满足和避免精神上的不适。随着成瘾者对致瘾源的不断重复接触,成瘾行为逐渐整合到心理活动中,成为完成感知、思维、想象等心理过程的关键因素。例如,吸烟者会将吸烟作为一种心理应对方式,当感到有压力、无聊、孤独或生气时,经常会用吸烟来缓解这些不良情绪。

(3)社会性依赖。社会性依赖是指成瘾者一旦进入某种社会环境或某种状态,就会出现该成瘾行为。烟草在当今社会扮演着一个非常重要的角色,在我国,吸烟通常被认为是拓展及维护人际交往关系的重要交往方式之一。在进行戒烟干预时,健康管理师应考虑到这些因素对吸烟行为的影响。

2. 戒断症状

成瘾者一旦终止或减少致瘾源的使用,就会出现心理和生理症状,表现为空虚、无聊、无助、不安等心理反应,同时会出现流涎、恶心等异常躯体症状。烟、酒成瘾后各有其特异戒断症状。尼古丁戒断症状在停止吸烟几小时之内就会出现,并在戒烟后的前几周最为严重,强烈的吸烟渴求可能会在之后的几个月甚至几年之内再现。

三、成瘾行为的形成过程

1. 诱导阶段

个体与致瘾源偶尔接触,初步尝到"甜头",如吸烟后产生的各种愉悦感,并在大脑皮质中留下强烈的记忆。这些感觉对接触者有强大的吸引力,导致其希望不断地尝试体会。此阶段如终止接触致瘾源,一般不会有明显的戒断症状。

2. 形成阶段

在内、外环境的共同作用下,尚未成瘾的行为不断重复,直到个体对其产生依赖。戒断症状带来的痛苦会对成瘾行为起正反馈作用,使行为程度不断加剧。初期成瘾者常有羞耻感、畏惧感和自责心理,此时若及时矫治,成瘾行为尚容易戒断。但当依赖已经建立时,矫治难度将增加。不成功的戒断次数越多,矫治难度越大。

3. 巩固阶段

此时成瘾行为已经巩固，并整合为生命活动的一部分。成瘾者在此阶段对各种促使其戒断的措施有强烈的心理抵抗，发作时宁可不吃、不喝、不睡，甚至明知后果严重，也要接触致瘾源。

4. 衰竭阶段

这一阶段成瘾行为已使成瘾者的躯体和心理受到严重损害，社会功能也发生不同程度的缺失，如酒精依赖者出现酒精性肝硬化、长期吸烟者罹患肺癌等。

不同致瘾源和不同类型成瘾行为在上述阶段的表现各异，个体间差异也很大。但通常来说，吸烟者的诱导阶段历时较长，有的初吸时呛咳不止，没有明显的欣快感。有研究表明，青少年尝试致瘾源后留在大脑皮质中的记忆十分深刻，对成年后的成瘾行为发展有较大影响。

四、成瘾行为的影响因素

1. 个人因素

人格特征是导致成瘾行为的内在因素。面对同样的致瘾源，并非所有人都会成瘾。人群中有一部分人被认为是"易成瘾者"，他们具有以下人格特征。①被动依赖。有从众心理，凡事无主见，行为随大溜，对不良事物缺乏批判性态度。②过度敏感。与人交往的过程中过度紧张、焦虑。③性格内向。有内心矛盾冲突时，既不与人交流，也没有积极的解脱方式，对外界耐受性差、适应不良。④高级意向减退或不稳定。意志薄弱，缺乏对诱惑的抵抗力。⑤情绪不稳定且冲动。易有冲动行为，争强好胜，易激惹，易在别人调唆、激将下接受致瘾源。

2. 外部因素

（1）社会因素。不良社会因素，如暴力、凶杀、种族歧视、失业、拜金主义等，易引起人们对现实生活的惶惑和厌倦，如有人借酗酒来消除烦恼、空虚、胆怯、失败等心理感受，有人借吸烟来调节情绪、提高工作效率。在上述社会因素的影响下，易成瘾者往往希望借助成瘾行为获得暂时的内心安宁。

（2）文化因素。一些风俗习惯也对成瘾行为起到了促进作用。例如，在我国社会生活中，烟和酒往往在人际交往中扮演着"润滑剂"的角色，具有广泛的社会文化认同。又如，受传统习俗影响，敬烟、敬酒作为礼貌待客的方式，甚至成为喜庆活动和礼仪场所的重要组成部分。许多人明知吸烟、饮酒有害健康，但在一定的社交场合仍不得不参与其中。时间一长，自然而然地就将其整合到自己的日常行为模式中。

（3）传播媒介。媒体宣传与广告效应在成瘾行为形成中起到了不可低估的作用。例如，影视人物借助吸烟、饮酒表现一定的复杂心理活动、人物的个性、社会形象、风度、仪表等，这些宣传对受众的行为会造成潜移默化的影响，促进模仿行为的发生。

（4）环境因素。工作环境和生活环境广泛存在的吸烟、饮酒现象，其致成瘾作用对具有强烈认同感的成员来说比外界影响更大。许多青少年的吸烟行为就源自对同龄小伙伴的模仿。

家庭环境对成瘾行为的形成也有非常重要的影响作用。吸烟和酗酒行为都有"家庭集聚现象"，即家庭成员在某相关行为上的相似程度显著大于非家庭成员。有调查发现，吸烟家庭（特指父母为吸烟者）孩子的吸烟率比非吸烟家庭孩子高 1.5 倍；若家中年长的兄弟姐妹也吸烟，吸烟率还将增加 1 倍。这一现象的产生并不取决于父母对吸烟的态度，而在于他们的"榜样"行为迎合了青少年强烈的好奇心理，并引发其探究行为。同时，家庭成员的共同遗传基因，也可以解释成瘾行为的家庭聚集性。

学习单元 2　吸烟人群的健康管理

一、概述与流行特点

吸烟包括主动吸烟和被动吸烟。主动吸烟是指直接从点燃的烟草或其他烟草制品吸入烟雾，通常将主动吸烟的人称为吸烟者。被动吸烟也称非自愿吸烟、吸二手烟，是指生活和工作在吸烟者周围的人们，不自觉地吸进烟雾尘粒和各种有毒物质。

吸烟已经被 WHO 确认为一种慢性成瘾性疾病，同时也是多种慢性病的重要危险因素。调查显示，我国现有约 3.5 亿吸烟者，占世界烟民总数的三分之一，此外还有 9 亿多的被动吸烟者。我国 15 岁以上人群吸烟率为 28.1%，男性和女性吸烟率分别为 52.9% 和 2.4%；工作场所的二手烟暴露率为 54.3%。我国每年因吸烟死亡人数超过 100 万，约占全球因吸烟死亡人数的五分之一。如果对现状不加以控制，到 2030 年，我国每年因吸烟死亡的人数将超过 300 万。其中，每年因被动吸烟死亡的人数达 10 万人。

为了保护人民身体健康，减少吸烟危害，各国政府对控烟工作十分重视，采取了一系列措施，提倡全人群不吸烟、戒烟，减少被动吸烟，并重视从小学生开始进行吸烟有害健康的宣传教育。

二、吸烟的危害和戒烟的益处

1. 吸烟的危害

香烟烟雾中，92% 为气体，如一氧化碳、氢氰酸及氨等；8% 为颗粒物，这些颗粒物统称焦油，内含尼古丁、多环芳香烃、苯并芘及 β- 萘胺等，已被证实的致癌物质约 40 余种。吸烟的危害主要有以下几方面。

（1）成瘾性。尼古丁是高度成瘾性物质，其成瘾性仅次于海洛因。尼古丁通常只需几秒钟就可进入大脑，让人产生愉悦感。尼古丁在体内停留的时间很短，很快就会被排出体外。当突然停止使用烟草，或体内的尼古丁含量逐渐下降时，机体会出现一系列的戒断症状。

（2）致癌性。吸烟是肺癌的重要危险因素之一，烟草中的焦油是引起肺癌和喉癌的主要原因。吸烟者患肺癌的危险性是不吸烟者的 13 倍；如果每日吸烟量在 35 支以上，则患肺癌的危险性比不吸烟者高 45 倍。吸烟者喉癌发病率较不吸烟者高十几倍。此外，吸烟与唇癌、舌癌、口腔癌、食管癌、胃癌、结肠癌、胰腺癌等的发生都有一定关系。烟雾中的致癌物质能通过胎盘影响胎儿，致使其子代的癌症发病率显著增加。

（3）对心脑血管系统的影响。吸烟会造成体内二氧化碳潴留，致使组织和血管壁缺氧，血管内膜受损，导致动脉硬化；同时，尼古丁可引发血管收缩、心跳加快，使血压升高，引起冠状动脉痉挛，加重动脉硬化，诱发心绞痛和心肌梗死。吸烟是心脑血管疾病的危险因素之一，吸烟者的冠心病、高血压病、脑血管病及周围血管病的发病率均明显升高。统计资料表明，吸烟者与不吸烟者相比，冠心病发病率高 3.5 倍，冠心病病死率高 6 倍，心肌梗死发病率高 2~6 倍；病理解剖也发现，吸烟者较不吸烟者冠状动脉粥样硬化病变广泛而严重。吸烟者发生中风的危险是不吸烟者的 2~3.5

倍；如果吸烟和高血压同时存在，中风的危险性会升高近20倍。

（4）对呼吸系统的影响。吸烟是慢性支气管炎、阻塞性肺气肿和慢性阻塞性肺疾病的主要危险因素之一。吸烟还是哮喘恶化和发作的常见诱因。研究发现，长期吸烟可使支气管黏膜的纤毛受损、变短，影响纤毛的清除功能。此外，黏膜下腺体增生、肥大，黏液分泌增多，容易阻塞细支气管。

（5）对消化系统的影响。吸烟可引起胃酸分泌增加，并能抑制胰腺分泌碳酸氢钠，致使十二指肠酸负荷增加，容易诱发溃疡。烟草中的尼古丁可使幽门括约肌张力降低，使胆汁易于返流，从而削弱胃、十二指肠黏膜的防御因子，促使慢性炎症及溃疡发生，并使原有溃疡延迟愈合。此外，吸烟可降低食管下段括约肌张力，易造成返流性食管炎。

（6）对妇女的危害。吸烟对妇女的危害更甚于男性。吸烟可使妇女雌激素水平低下，引起月经紊乱、受孕困难、宫外孕、骨质疏松及更年期提前。吸烟的妇女如果正在使用口服避孕药，会增加心脏疾病和下肢静脉血栓形成的风险。孕妇吸烟会使新生儿发生猝死综合征的风险增加4.86倍，还容易导致新生儿和婴幼儿免疫功能降低。吸烟孕妇的胎儿易发生早产和体重不足，未来发生肥胖的风险也更高。

（7）引起性功能障碍。吸烟还可以导致男性性功能障碍，在阳痿患者中，吸烟人数比例显著高于同年龄段的正常人群。吸烟可导致男性精子数量减少，并且易造成精子质量缺损，进而影响生殖能力。

（8）被动吸烟的危害。被动吸烟者所吸入的有害物质浓度并不比吸烟者低。吸烟者吐出的冷烟雾中，焦油含量比吸烟者吸入的热烟雾中的焦油含量多1倍，苯并芘多2倍，一氧化碳多4倍。有学者分析5 000多名孕妇后发现，当丈夫每天吸烟10支以上时，其胎儿产前死亡率增加65%；吸烟越多，胎儿产前死亡率越高；同时，被动吸烟孕妇的婴儿致畸率明显增高。调查显示，吸烟家庭16岁以下的儿童呼吸道疾病的发生率高于不吸烟家庭。

2. 戒烟的益处

戒烟后，吸烟者的体内器官会发生一系列有益变化。研究显示，戒烟8 h左右血液中一氧化碳的含量降低到正常水平，血液中氧的含量增至正常水平；戒烟72 h左右支气管不再痉挛，呼吸大为舒畅，肺活量增加；戒烟48 h左右嗅觉和味觉对外界物质敏感性增强；戒烟2周至1个月，肺功能改善30%；戒烟1~9个月，疲劳、咳嗽、鼻黏膜充血、呼吸困难等症状、体征减轻，气管和支气管黏膜上的纤毛再生，处理黏液的能力增强，痰液分泌量减少。戒烟5年后，吸烟者肺癌死亡率下降，近于不吸烟者的肺癌死亡率，口腔、呼吸道、食管等癌症发生率降到吸烟者发病率的一半，冠状动脉硬化的危险与不吸烟者相同，心肌梗死的发病率几乎与不吸烟者的发病率持平；戒烟10年后，吸烟者肺癌的发生率降至不吸烟者的水平，口腔、呼吸道、食管、膀胱、肾、胰腺等癌症发病率明显下降。因此，任何时间戒烟都不算晚。如果吸烟者能在35岁以前戒烟，其死于烟草相关疾病的危险性会明显下降，几乎与不吸烟者相近。

三、健康指导与干预

1. 吸烟人群的干预原则

（1）以个体为中心，强调干预对象的健康责任。

（2）以健康为中心，强调预防为主。工作重心应放在预防不吸烟者开始吸烟上。

（3）形式多样，强调综合干预。

2. 吸烟人群的健康指导与干预措施

（1）针对群体的烟草干预措施

1）"拒吸第一支烟"。宣传"拒吸第一支烟"对控制吸烟率是最为重要的，重点干预人群是青少年人群。许多研究发现，诱发青少年吸烟的主要原因是环境的影响，如烟草的易获得性、对成年人吸烟的模仿、为获得社会认可和社交需求、广告或名人在文艺影视作品中的示范效应等。除了在政策层面严格执行烟草销售环节相关的法律法规以减少青少年对烟草的获得途径外，重点是对在校学生开展有关吸烟有害健康的教育并进行拒绝烟草技能的培训，鼓励学校教职员工不吸烟，起到模范带头作用。

2）加强健康教育，普及烟草危害知识。健康管理师可充分利用广播、电视、报纸、杂志、黑板报、画廊等，在不同场合、以不同方式、对不同人群开展吸烟和被动吸烟危害健康的知识普及教育，驳斥"吸烟是社交的润滑剂""吸烟能彰显男子汉的风度""吸烟能提高工作效率"等错误观点，特别要使青少年了解吸烟除了会对身体的生长发育造成不良影响外，烟草的成瘾作用还会对吸烟者今后一生产生一系列严重影响。健康管理师在宣传烟草危害性的同时，还要特别向吸烟者强调戒烟的益处，以及有效的戒烟方法和产品。

3）限制吸烟和劝阻吸烟。吸烟者对烟草已经产生一定的依赖性，且往往对吸烟危害健康的认识不足，甚至有所怀疑。对这部分人群干预的重点是在烟草法制化管理的基础上，强化宣传吸烟与疾病的关系，让每一个吸烟者都认识到吸烟不仅危害本人健康，对被动吸烟者也会造成危害，提高烟草危害健康知识的知晓率，促进行为改变，并教育吸烟者自觉遵守国家有关控烟的法律法规，不在家庭、学校及公共场所吸烟，逐步减少吸烟量，并最终戒烟。不吸烟者则有权利和责任劝阻吸烟者在公共场所吸烟，规劝吸烟的家人、朋友、亲戚和同事戒烟。

4）研究和推广有效的戒烟方法和戒烟产品。健康管理师可针对医务人员开展戒烟技能的培训，再由他们通过戒烟门诊等途径把有效的戒烟方法传授给患者和其他服务对象。

5）建立居民行为危险因素监测系统。居民行为危险因素监测系统可及时了解居民对吸烟危害健康知识的掌握情况，以及态度和行为情况，并在采取相应干预措施后进行效果评价，为进一步开展健康管理工作提供依据。

（2）针对个体吸烟者的干预措施。戒烟干预之前，健康管理师应该与戒烟者建立一种良好的互信关系，真诚关注他们当前所面临的吸烟问题。在干预过程中，健康管理师要更多地采用正面而乐观的语言，避免使用消极或歧视语言；关注戒烟者本人，而非他们呈现出来的问题；注意在交流过程中对戒烟者的身心健康表示关爱，而非片面地追求纯粹的戒烟理论。健康管理师陪伴戒烟者共同克服戒烟过程中遇到的困难和障碍。在每一次干预实施过程中，健康管理师应尽可能为吸烟者提供明确的、有针对性的戒烟建议，评估他们的戒烟意愿，为他们提供行为支持，并根据需要将他们转诊到专业的戒烟门诊进行强化干预，或者通过建立专业的戒烟团队进行强化干预。

1）自我戒烟法。自我戒烟法大致可分为以下几个阶段。

第一阶段：准备阶段

①作出戒烟决定，牢记戒烟的理由。了解关于吸烟的医学知识，如吸烟和被动吸烟会危害人体健康，吸烟有成瘾性等；了解戒烟是考验一个人的毅力和信念的过程，必须树立一定要戒烟成功的信心。②制订详细的戒烟计划（通常为1~3个月）。③记录1周的吸烟行为，了解自己的吸烟习惯和对每支烟的需求程度，一旦开始戒烟，要知道哪些烟可以轻易避免，哪些烟需要努力去克服。④保持愉快的心情和良好的精神状态，这样才能更好地投入戒烟行动当中。⑤寻求家人、朋友和同事的支持和鼓励，增加戒烟的成功率。

第二阶段：行动阶段

①签署戒烟承诺书。②创造良好的戒烟环境，如丢弃所有的香烟、打火机和烟具，清洗牙齿和带有烟味的衣服等。③做好戒烟日记。④按计划逐步减少吸烟量。不要奢

望一天就能戒烟成功，应采用台阶法，有计划地减少吸烟量，延长吸烟间隔时间，淡化戒断症状，减轻不适感。假如戒烟之前的吸烟量是一天20支，在戒烟的第1周每天不超过15支，第2周每天不超过10支，第3周每天不超过7支，第4周每天不超过5支，第5周每天不超过3支，第6周每天不超过1支，第7周完全不抽烟。⑤应对戒断症状。

第三阶段：维持阶段

尽量避免和吸烟的人在一起；减少自己的空闲时间；积极参加体育运动和对健康有益的公益活动；多想自己戒烟的理由，以坚定戒烟的信念；调整膳食，适当多吃蔬菜和水果；必要时向健康管理师或戒烟门诊咨询。

如果完全停止吸烟已经超过4周，表明戒烟已经进入维持期，此时千万不要放松警惕，再吸一支烟的行为经常会导致复吸。拒绝第一支烟远比拒绝第二支烟容易。防止复吸的小窍门有：①将所有可能诱使自己复吸的环境列出来，提前想好应对方法。②养成让手闲不住的习惯，如弹吉他、握健身球、绘画等。③在家和办公室张贴"禁止吸烟"的标识提醒自己。④尽量去禁烟的场所。⑤将戒烟的好处告诉吸烟的朋友，鼓励他们一起戒烟。⑥定期对自己能维持戒烟状态给予奖励。⑦参加体育运动，运动能促进身体分泌内啡肽，改善情绪。⑧偶尔复吸别紧张，分析复吸的原因，想好对策，避免因为同样的诱因导致再次复吸。戒烟不是容易的过程，需要坚定的毅力、适当的技巧和专业人员的指导。

第四阶段：随访阶段

随访的主要目的是了解吸烟者是否仍然在继续戒烟，对其在戒烟过程中所做的各种尝试给予肯定；对维持戒烟者表示祝贺，并鼓励他们继续坚持。通常认为，连续戒烟2年以上才能称为戒烟成功。复吸现象很常见，因此不应该被认为是一种失败，健康管理师更不能指责复吸者没有足够的意志力，应该帮助复吸者回顾戒烟的好处，并鼓励他们重新开始戒烟。

戒断症状在戒烟后的前3周，尤其是第1周最为严重，在随后的几个月仍有可能再现。通常推荐最佳的随访计划应安排在开始戒烟后1周、1个月和3个月，由戒烟者选择、确定一个具体的随访时间。随访的方式可以采用电话或当面访视，并建议使用提醒工具以确保随访按计划进行。

2）5A戒烟干预模型。WHO还提供了一个简洁的建议——5A戒烟干预模型（见图4-7-1），供健康管理师在任何地点对任何吸烟者使用。这个建议包括5个行动步骤以帮助吸烟者戒烟。

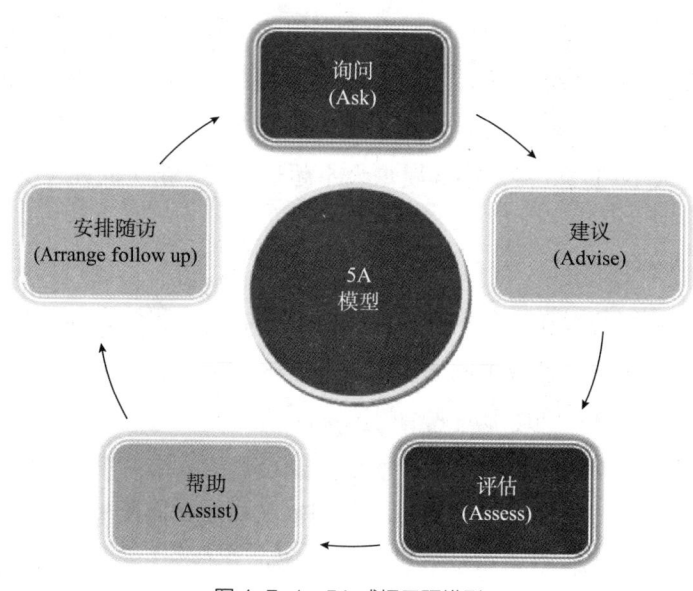

图 4-7-1　5A 戒烟干预模型

步骤一：询问（吸烟情况）

在初次见面时，健康管理师询问吸烟者的烟草使用情况，主要目的是了解吸烟者的吸烟年限、烟草使用量、是否尝试过戒烟（至少维持一天，一支烟不抽）、尝试戒烟的次数、最长戒烟维持时间、曾经采用的戒烟方法及复吸的原因。不管吸烟者以往采取过何种戒烟尝试，健康管理师都应该对他们所做出的尝试给予鼓励。

步骤二：建议（戒烟）

健康管理师应以清晰、强烈且个性化的方式建议吸烟者戒烟。健康管理师应该从吸烟者的身体健康状况等实际情况出发，并根据吸烟者戒烟意愿的不同给予清晰、强烈且有针对性的戒烟建议，根据需要进行简短的动机干预。

健康管理师应该向吸烟者强调吸烟与其健康的相关性，同时告知吸烟的危害和戒烟的好处，告知戒烟过程可能遇到的困难和障碍，并在每次与吸烟者接触时反复重申戒烟建议，即采用 5R 模型：强调健康相关性（relevance），告知吸烟的危害（risk），告知戒烟的好处（rewards），告知可能遇到的困难和障碍（roadblocks），在每次接触时反复重申建议（repetition）。最终吸烟者能够根据健康管理师给予的这些建议，在权衡利弊之后，做出正确的选择。

戒烟过程中遇到的各种障碍都有可能影响吸烟者的戒烟意愿。健康管理师应告知他们可能遇到的障碍，并帮助他们克服，这样会更有效地增加他们戒烟的意愿和成功戒烟的可能性。典型的戒烟障碍包括戒断症状、体重增加，以及吸烟所带来的愉悦感。健康管理师对吸烟者每实施一次干预，都应当提出一次戒烟建议，反复重申戒烟建议可显著提高吸烟者的戒烟成功率。只要健康管理师表现出对吸烟者的尊重，并真心诚意地提供建议，大部分吸烟者都会愿意倾听。

步骤三：评估（戒烟意愿）

评估的主要任务是确定吸烟者的戒烟意愿，并根据需要来评估吸烟者的尼古丁依赖程度。健康管理师根据吸烟者对以下问题的回答来判断其戒烟意愿。

问题：您是否打算在未来一个月内开始戒烟？

如果吸烟者回答"是"，说明吸烟者准备戒烟；反之，说明吸烟者尚未准备好戒烟。

健康管理师可根据国际通用的尼古丁依赖检验量表（FTND）来评估吸烟者尼古丁依赖程度的大小，见表4-7-1。该量表的分值范围是0～10分。不同分值代表的依赖程度分别是：0～2分，极低；3～4分，低；5分，中度；6～7分，高；8～10分，极高。当FTND得分≥6分时，通常认为该吸烟者对尼古丁高度依赖，这些吸烟者在戒烟过程中，戒断症状会比较明显，复吸的可能性比较大。

表4-7-1　尼古丁依赖检验量表（FTND）

问题	答案	分值
①您早晨起来后多长时间吸第一支烟？	5 min 以内	3
	6～30 min	2
	31～60 min	1
	60 min 后	0
②您是否在禁烟场所很难控制吸烟的需求？	是	1
	否	0
③您最不愿意放弃哪一支烟？	早晨第一支	1
	其他	0
④您每天吸多少支烟？	10支或以下	0
	11～20支	1
	21～30支	2
	31支或更多	3
⑤您卧病在床时仍旧吸烟吗？	是	1
	否	0
⑥您早晨醒来后第一个小时是否比其他时间吸烟多？	是	1
	否	0

步骤四：帮助（戒烟）

健康管理师应在戒烟过程中对吸烟者予以行为支持和帮助。①对于准备戒烟者，健康管理师主要帮助他们制订一份简单的戒烟计划，并提供一些自助材料。②对于尚未决定戒烟者，健康管理师需要做的主要是提供自助材料，根据前面提到的5R模型对吸烟者进行简短的动机干预，并鼓励吸烟者今后考虑戒烟。

步骤五：安排随访（防止复吸）

在吸烟者开始戒烟后，健康管理师应根据计划安排随访。随访的主要目的是了解吸烟者在采取戒烟行动后是否仍在坚持戒烟，并对戒烟过程中出现的戒断症状予以指导和帮助，以防复吸。健康管理师应根据戒烟状态提供支持与鼓励。①针对维持戒烟者：祝贺并鼓励他们继续坚持。②针对复吸者：对他们的戒烟尝试给予肯定，并鼓励他们重新开始戒烟。

在时间不够充裕，或尚不具备完成所有步骤的能力时，健康管理师必须完成的3个步骤是询问、建议和转诊。前2个步骤与5A模型相同，步骤三是根据吸烟者戒烟意愿的不同，也就是对准备戒烟者和尚未决定戒烟者分别给予不同的转诊方向，以寻求更加专业和个性化的戒烟指导。

3）戒烟干预过程常见问题的健康管理

①戒烟支持。由于烟草的高度成瘾性，吸烟者通常需要外界的帮助和支持才能成功戒除烟瘾。该支持不仅来自专业人士，更密切且更直接的关怀来自家人、朋友和同事。除了这些社会支持以外，还需要有一定的环境支持，因为任何与吸烟相关场景和物质都可能让吸烟者在戒烟一段时间后重新燃起对吸烟的记忆。营造戒烟环境需要家人、朋友和同事的共同努力，也需要吸烟者采取切实的行动来维持，如清除家庭、工作场所中的烟具等。

②戒烟障碍。戒烟过程中可能遇到的困难和障碍，不仅包括各种戒断症状，还包括一些心理上的障碍如缺乏信心、同伴压力等，以及社会交往时所承受的环境压力。戒烟过程中遇到的各种障碍都有可能影响吸烟者的戒烟意愿，健康管理师应告知可能遇到的障碍，并帮助他们克服，这样会更有效地增加吸烟者的戒烟意愿和成功戒烟的可能性。

③应对戒断症状。戒断症状是戒烟过程中最主要的障碍，可表现为紧张、易怒、挫折感、焦虑、抑郁、失眠等，主要的应对方法有：打电话给亲朋好友；和他人一起看电影、逛街或参观展览；晚上不喝咖啡，睡前可在床上阅读，保持10~15 min的安静时间；多参加体育锻炼；心理暗示，如默念自己的戒烟决心，告诉自己戒烟带来的好处如"我变得更健康了""血压正常了""呼吸通畅了"等。为了更好地应对戒断症

状，戒烟者要正确地认识戒断症状：戒断症状最强烈的时间通常只有 3~5 min，之后会逐渐减弱；戒断症状在停止吸烟后几个小时之内就会出现；戒烟后的前 3 周，尤其是第 1 周戒断症状最为严重；通常 2~3 周后，所有的戒断症状均基本消失，如果戒断症状持续 3 周以上，则需要向医生咨询或采用戒烟药物来缓解。

④体重增加的处理。体重增加是戒烟后的常见表现，主要与戒烟后味觉得到改善、食欲增加、胃肠吸收功能恢复有关，或为替代吸烟而吃了过多零食。所以，戒烟后体重一般会增加 2~3 kg。戒烟者只要在戒烟的过程中坚持适量运动及合理饮食，就不会导致体重过度增加。

4）戒烟药物。WHO 推荐的一线戒烟药物包括：①尼古丁替代制品，具体形式有尼古丁贴片、口香糖和鼻黏膜喷雾剂；②处方药，如安非他酮和伐尼克兰。

尼古丁替代治疗一般使用的是非处方药，而其他药物治疗则需要医生开具处方。需要强调的是，以上所有药物的使用均应始终与行为改变、心理辅助支持和干预相结合。

学习单元 3　饮酒人群的健康管理

一、概述与流行特点

酒是世界上使用最为广泛的成瘾性物质，渗透于日常生活、社会经济、文化活动之中。酒精成瘾症又叫作酒精依赖，长期饮酒可产生酒精滥用或酒精依赖，并伴发多种精神损害、躯体损害和社会损害，给个体、家人、社会带来严重不良影响。一次大量饮酒可造成急性酒精中毒，甚至引起死亡。

据 2004 年 WHO 报道，全球饮酒者约 20 亿人，其中约有 1.4 亿人属于酒精依赖者。2016 年，全球范围内约有 300 万人因饮酒导致死亡。15~49 岁人群中，3.8% 的女性死亡和 12.2% 的男性死亡与饮酒有关，饮酒相关死亡原因主要是结核病、交通事故和自我伤害。50 岁以上人群中，恶性肿瘤是饮酒相关死亡的主要原因之一，癌症风险与饮酒量及饮酒年数呈剂量反应关系，饮酒时间越长，饮酒量越大，癌症风险越高，主要导致食管癌、肝癌、乳腺癌等。饮酒也是母婴疾病、营养性疾病、非传染性疾病及伤残死亡的主要危险因素。酒精依赖及其相关问题是仅次于心血管疾病、肿瘤，位居第三的全球性公共卫生问题。

二、酒精成瘾的危险因素

1. 生物学因素

酒精成瘾有家族聚集性，研究证实，有血缘关系的家庭成员中酒精成瘾的患病率高于一般人群，遗传因素在酒精成瘾病因学中占有重要的地位。分子遗传学研究揭示其作用机制可能包括酒精代谢或酒精对中枢神经系统的作用等生化过程，也可能包括人格等方面的心理机制。

2. 心理因素

烦恼、苦闷、孤独、紧张、焦虑、忧愁、抑郁等负面情绪是酒精成瘾的重要动因，多数人的饮酒动机常常是借酒消愁，结果举杯消愁愁更愁。另外，酒精成瘾者往往有羞怯、内向、孤独、活动过多、急躁、易激惹、焦虑、过度敏感等人格倾向特征。

3. 社会文化环境因素

任何程度的饮酒者都被认为是酒精依赖的潜在人群。我国自古就崇尚饮酒文化，人们在日常生活、婚丧嫁娶、年节团聚等情境中都离不开酒，人们习惯以酒佐餐，席间劝酒更是促进了饮酒行为。另外，随着经济的发展，酒的易获得性在酒精成瘾中起了重要的作用。调查显示，长期生活在寒冷和潮湿地区的人群及从事重体力劳动者酒精成瘾的患病率最高，其饮酒原因大多是借酒抗寒、解乏、助眠等。

三、过量饮酒的危害

1. 急性酒精中毒

一次饮酒过量可引起急性酒精中毒，表现为专注力下降，过度兴奋，语无伦次，情感爆发，哭笑无常；严重一些的表现为语言不清，意识模糊，步态蹒跚，大小便失禁；更严重的表现为昏迷、面色苍白、瞳孔散大、体温下降、心动过缓，甚至导致死亡，须及时救治。一般人的酒精致死量为 5~8 g/kg，根据体重和个体差异，相当于

250～500 g 酒精。

2. 慢性酒精中毒

长期过量饮酒主要导致以下损伤。

（1）对机体营养的影响。酒是纯能量物质，在体内可分解产生能量，含有有限的营养素。因此，长期大量饮酒可导致机体其他营养缺乏；过量饮酒还影响脂肪代谢，使血清中甘油三酯含量增高。长期过量饮酒使矿物质代谢发生显著变化，如血清中钙和磷酸盐水平降低和镁缺乏，增加骨质疏松症的发生风险。

（2）对脏器的损伤。摄入体内的酒精主要依赖肝脏进行氧化分解，长期酗酒者肝脏负担加重，使肝细胞受损变性、坏死、纤维组织增生，引起酒精性脂肪肝，甚至酒精性肝硬化。长期大量饮酒者，90%发展成酒精性肝硬化。酗酒还影响消化吸收功能，可引起急性胰腺炎。

酒精为亲神经系统的物质。如果长期饮酒，酒精可以损害神经系统，导致脑萎缩、记忆障碍、智力下降等。过量饮酒还可影响人的判断能力，导致人格障碍；还会引起韦尼克脑病，表现为眼肌麻痹、精神意识障碍和共济失调。研究发现，酒精可以损伤海马，影响人的记忆力，适度饮酒及过量饮酒均与海马萎缩风险升高相关，且饮酒量越大，风险越高；同时，更多的饮酒量还与认知衰退风险增加相关。

（3）对生殖系统的损害。即使孕妇仅摄入少量酒精，都会对胎儿造成影响。酒精可使精子畸形，引起精子和卵子的基因突变，导致胎儿智力发育差、先天性缺陷、生长缓慢等。若母亲为饮酒者，其后代出现儿童行为问题的风险将增加。怀孕早期饮酒的危险程度最高。

（4）其他。饮酒与吸烟、打架、使用违禁药品、参与赌博、通宵娱乐、醉酒闹事等行为呈正相关。

3. 酒精戒断综合征

长期酗酒者一旦停止饮酒，一般会在 12～48 h 后出现一系列戒断症状和体征。

（1）轻度戒断综合征。表现为坐立不安、出汗、心动过速、震颤、恶心、呕吐、易激动等。

（2）戒酒性震颤。戒酒性震颤是酒精戒断综合征最常见的症状，伴有易激惹和胃肠道症状，特别是恶心和呕吐。这些症状常见于连续数天嗜酒后突然禁酒时，于禁酒后 24～36 h 达到高峰，早晨较明显。恢复饮酒可很快缓解症状，再次停止饮酒后症状复发且加重。症状持续时间有个体差异，通常持续 2 周。

全身性震颤是本病最明显的特征，是一种快速、轻重不一、在安静环境下减轻而在运动和情绪紧张时加重的震颤。震颤可很剧烈，以致患者不能自行站立，发音不清，甚至不能自己进食。有时震颤无明显的客观表现，仅患者主诉有"体内震颤"感。

戒酒性震颤患者往往伴有特征性的临床表现：面部潮红、结膜充血、心动过速、厌食、恶心、干呕等。患者完全清醒，易受惊吓，失眠，注意力不集中，不愿回答问题，对粗暴或威胁的方式可能有反应。患者也可能有轻度的时间定向障碍，对饮酒期之后几天的事件无记忆，但无明显的意识混乱，对周围环境和自己的病情有良好的认识。数天后，面部潮红、厌食、心动过速、震颤等症状可明显缓解，但过分警觉、易受惊吓、运动性震颤等症状可持续一周或更长时间，不安的感觉会持续10~14天。

（3）酒精性幻觉症。酒精性幻觉症的表现为：尽管患者感觉如定向力正常，但有幻听，突然停止饮酒或减量后24 h内常出现大量鲜明的幻觉。幻听的性质可以是无结构的声音，如蜜蜂"嗡嗡"叫、铃声、枪击声或敲打声，或是音乐样的，但最常见的是人类的声音。幻听的声音可直接与患者"对话"，但更常见的是与第三者"谈论"患者。在大多数情况下，幻听的声音是恶意的、指责或恐吓性的，严重干扰患者的正常生活。对患者而言，幻听的声音是极其真实的。听幻觉（或视幻觉）的另一个特点是患者不能区分梦境和真实情景，对幻觉和现实混淆不清。患者会对幻觉内容产生相应反应，可能为保护自己而报警或做出反抗行为，甚至可能企图自杀以逃避幻听到的声音的恐吓。幻觉持续时间不等，可以是暂时性的，或在数天内间歇性复发，个别情况下可持续数周或数月。随着病情好转，患者开始怀疑其幻觉的真实性，愿意对他人讲述幻觉并怀疑自己是否神志清楚，能够认识到自己所听到的声音是想象出来的，如果患者能够回忆起精神障碍发作时异常的思想内容，说明其精神状态已经完全恢复。

（4）戒断性癫痫发作。戒断性癫痫发作是酒精戒断过程中（长期慢性酗酒中毒后相对或绝对禁酒）较常见的症状，90%以上的戒断性癫痫发作发生在停止饮酒后7~48 h，且13~14 h是发生的高峰时间。在抽搐活动期，脑电图多不正常，但数天后可恢复。戒断性癫痫发作可表现为一次性发作，但多数情况为突发的2~6次发作，有时更多。

（5）震颤性谵妄。震颤性谵妄是最严重的、可导致死亡的酒精性疾病状态，是在慢性酒精中毒基础上出现的一种急性脑病综合征，多发于持续大量饮酒的酒精依赖者，可由外伤、感染等一些降低机体抵抗力的因素所促发。震颤性谵妄常于戒酒或减量后3~5天突然发病，主要表现为严重的意识模糊、定向力丧失、生动的妄想和幻觉，伴有震颤、焦虑不安、失眠和交感神经活动亢进，如瞳孔扩大、发热、呼吸和心跳增快、血压增高或降低、大汗淋漓等。

大多数患者出现的震颤性谵妄呈自限性病程，经过几天的躁动和不眠之后，常以进入睡眠状态而告终，醒后神志清楚、安静、疲乏，对震颤性谵妄阶段发生的事件完全无记忆。少见情况下震颤性谵妄状态逐渐消退。如果震颤性谵妄是一次性发作，80%的患者持续不超过72 h。少见情况可有一次或多次复发，数次程度不同的震颤性谵妄发作以相对清醒期间隔开，整个过程持续数天，偶尔可持续4~5周。

有部分病例出现震颤性谵妄后不能完全恢复，一旦发生并发症则病死率会明显升高，患者常死于高热、肺炎或心力衰竭等，或突然死亡而不能确定其病因。

四、酒精成瘾者的健康风险评估

1. 酒精滥用的健康风险评估

酒精滥用是指平均饮酒量超过公认的安全界限，虽未达到酒精成瘾的程度，但已经对精神和躯体健康造成损害，或因饮酒对家庭、工作、他人造成了不良影响。酒精滥用者常因饮酒受到他人的抱怨或批评，导致各种不良后果。

2. 酒精依赖的健康风险评估

酒精依赖是指长期反复过量饮酒所引起的一种特殊心理状态，表现为对酒的渴求和经常需要饮酒的强迫性体验。酒精依赖者停止饮酒后往往出现戒断症状，恢复饮酒则症状迅速消失。酒精依赖具有以下特点。

（1）精神依赖性和强迫性饮酒体验。酒精依赖者恐惧戒断症状，不能停止饮酒，一旦停止饮酒则出现强烈的饮酒渴求，难以控制地寻求饮酒行为。

（2）躯体依赖性。当酒精依赖者停止饮酒或减少饮酒量导致体内酒精浓度下降时，则出现戒断综合征。戒断症状常为躯体不适、坐立不安、焦虑、不愉快、抑郁，同时伴有恶心、呕吐、食欲差、恶寒、出汗、心悸、血压增高等，还可有噩梦、睡眠浅、入睡困难等睡眠障碍，一旦恢复饮酒，戒断症状将会消失，同时产生欣快感。

（3）耐受性。为了得到期待的饮酒效果，酒精依赖者会不断增加饮酒量。

（4）有固定的饮酒模式。酒精依赖者必须定时饮酒，以避免或解除戒断症状的出现。

（5）其他表现。酒精依赖者的生活模式以饮酒为中心，不顾及事业、家庭和社交活动。

酒精依赖评估表见表4-7-2。

表 4-7-2　酒精依赖评估表

问题	是	否
1. 社交饮酒时您是否主动要求别人多给您倒酒？		
2. 您是否有时想自己多喝酒而让别人少喝些酒？		
3. 您独处时是否有时想自己喝上几杯？		
4. 您是否有过因喝酒而与别人发生争吵，或争吵后要喝上 1 杯？		
5. 您是否清晨一起床就想喝酒？		
6. 您是否在每天特定的时间，如下班后或睡觉前都要喝些酒？		
7. 您是否因喝酒而耽误过大事，如在工作、学习上因喝酒出过大问题？		
8. 在别人说您喝酒过量时，您是否对此并不感到内疚？		
9. 您是否在遇到难事时，自然而然地借酒消愁？		
10. 假如停止饮酒，您是否会觉得身体不自在、没劲或心里不踏实？		
11. 您是否曾有晚上喝酒，次晨醒来将前晚事情全部忘记的经历？		

以上问题中如果没有或仅有 1 个回答为"是"，意味着没有酒精依赖；如果有 2 个问题回答为"是"，意味着存在酒精依赖的可能；如果有 3 个或 3 个以上问题回答为"是"，则应该采取戒酒措施或进行专业的咨询或就诊。

五、饮酒的健康指导与干预

1. 戒酒指导

（1）对于酒精成瘾者，可参照戒烟指导的方法进行戒酒干预。

（2）预防酒精戒断综合征。酒精成瘾者可递减饮酒量；或替换为程度较弱的代用品，并逐渐减少代用品用量，直至停用代用品。

（3）戒断症状重者应住院进行戒酒治疗。

2. 适量饮酒的推荐剂量

中国营养学会建议的成年人适量饮酒的限量值是：成年男性一天饮用的酒精量不超过 25 g，相当于啤酒 750 mL，或葡萄酒 250 mL，或 38° 的白酒 75 g，或高度白酒 50 g；成年女性一天饮用的酒精量不超过 15 g，相当于啤酒 450 mL，或葡萄酒 150 mL，或 38° 的白酒 50 g。

葡萄酒中含有多种植物活性物质，对预防心血管疾病及延缓衰老有一定作用。然而，到目前为止，适量饮酒对心血管系统的保护作用及保护机制尚待证实，因此不建议任何人出于预防心血管疾病的目的而饮酒。

3. 不适宜饮酒的人群

适量饮酒与健康的关系受诸多个体因素的影响，如年龄、性别、遗传、酒精敏感性、生活方式、代谢状况等。

妇女在怀孕期间，即使是适量饮酒也可能会对胎儿发育带来不良后果，酗酒更会导致胎儿畸形及智力障碍。研究表明，酒精会影响胎儿大脑各个阶段的发育。例如，孕妇在胚胎形成初期大量饮酒可引起新生儿畸形，在怀孕后期大量饮酒可造成胎儿大脑特定区域出现功能性缺陷。

儿童正处于生长发育阶段，各脏器功能还不完善，此时酒精对机体的损害甚为严重。儿童即使饮少量的酒，其注意力、记忆力也会有所下降，思维将变得迟缓。特别是儿童对酒精的代谢能力低，饮酒过量轻者会头痛，重者会昏迷甚至死亡。

在特定的场合，有些人即使饮用适量的酒也会造成不良后果，如开车、操纵机器或从事其他需要集中注意力的活动，均不可饮酒。有的人对酒精过敏，摄入微量酒精就会出现头晕、恶心、出冷汗等明显的不良症状。

因此，青少年、准备怀孕的妇女、孕妇和哺乳期妇女、正在服用可能会与酒精产生作用的药物的人、患有某些疾病（如高甘油三酯血症、胰腺炎、肝脏疾病等）及对酒精过敏的人都不应饮酒。血尿酸过高的人不宜大量喝啤酒，以减少痛风发作的风险。

（赵　炜　王彩霞　马远珠　宁　静　曾华松　吕　霄　吕永恒

刘晓荣　武　丽　夏建红　柯海劲　董海鹏）

模块 5 紧急救护知识

✓ 课程 紧急救护知识

课程设置

课程	学习单元	课堂学时
☞ 紧急救护知识	心搏骤停的紧急救护	4

课程　紧急救护知识

学习内容

学习单元	课程内容	培训建议	课堂学时
心搏骤停的紧急救护	1）心搏骤停和心肺复苏概述 2）心搏骤停前期的预防、预识和预警 3）心肺复苏基本技能	（1）方法：讲授法、案例教学法、演示法、实训法 （2）重点与难点：心搏骤停前期的预防、预识和预警；心搏骤停的判断；心肺复苏的基本步骤，心肺复苏的有效指标和终止抢救的标准	4

■ 学习单元　心搏骤停的紧急救护

一、心搏骤停和心肺复苏概述

心搏骤停是指心脏泵血功能机械活动的突然停止，造成全身血液循环中断、呼吸停止和意识丧失。常见的引发心搏骤停的心律失常类型包括心室纤颤、无脉性室性心动过速、心室停顿及无脉性电活动等。心搏骤停常常是心源性猝死的直接首要因素。心搏骤停发作突然，约 6~10 s 即可出现意识丧失，如在发作后 4~6 min 的黄金时段实施救治可存活，贻误最佳救治时机者将出现生物学死亡，且罕见自发逆转者。

在我国，心血管疾病患者人数已接近 3 亿，心血管疾病已成为我国居民死亡的首要原因，且死亡率呈逐年增长的趋势。近年来，我国心搏骤停的发生率也明显增加，并成为青壮年人群的主要杀手。目前，我国每年约有 50 余万人发生心搏骤停，发病率已接近发达国家水平，但整体抢救水平远低于发达国家和地区，心搏骤停患者神经功能良好的出院生存率仅为 1% 左右。

心肺复苏（CPR）是应对心搏骤停，形成暂时的人工循环与人工呼吸，以期恢复心脏自主循环、自主呼吸和意识的挽救生命的技术。

二、心搏骤停前期的预防、预识和预警

心搏骤停前期是指患者未发生心搏骤停前的时段。狭义的理解是指发生心搏骤停前极短暂的先兆症状时间，往往只有数分钟至数小时。这期间从个人到家庭、再到社区和医疗卫生服务系统乃至整个社会，每个相关要素都会成为决定心搏骤停患者生存与否的关键。心搏骤停往往猝然发生，抢救过程中任何失误和延误均可导致不良预后，因此，在心搏骤停发生之前应强调"三预"方针：预防、预识和预警。

1. 心搏骤停前期的预防

心搏骤停前期预防首要是应该建立相对全面的综合预防体系。该综合预防体系包括：组建专家委员会并制定相应的方案；相关部门配备防治器材；普及相关知识，培训志愿者；筛选心搏骤停前期高危患者，评估其风险后及时采取干预措施。该综合体系应为涵盖从个人到家庭，从社区到社会，从医院到整个医疗服务体系，从救护到医疗，从群体到个人，从健康个体到冠心病患者的多维立体预防体系；建立"家庭初级预防、社区中级预防、医院高级预防"的三位一体院外心搏骤停预防急救新模式。

（1）心搏骤停前期的家庭预防。对于每个家庭来说，每个年龄段的成员都有出现猝死的风险和可能。婴幼儿缺乏自我保护能力，容易因为各种意外和环境因素导致心搏骤停。冬季容易发生的婴儿猝死综合征、气道异物窒息等都是婴幼儿出现心搏骤停的常见原因。儿童心搏骤停多由感染、癫痫、各种意外、哮喘或先天性心脏病等引起。各种意外、毒物接触、过劳猝死、激动猝死、房事猝死等都可能是导致成年人心搏骤

停的原因。对于成年人，尤其是中老年人，发生心搏骤停的首要病因还是冠心病等各种心血管疾病。

心搏骤停前期的家庭预防措施主要包括：

1）应该树立健康、和谐的家庭文化，彼此关心健康问题；定期进行健康体检，掌握个人健康状况；及时就医，相互督促规范治疗；积极配合社区慢性病的管理。

2）家庭中的每一个成员都应知晓不同年龄段的家庭成员可能出现的心搏骤停高危因素，采取措施避免和预防其可能受到的伤害和意外。家庭成员要掌握哈姆立克手法，能够为气道阻塞（食物嵌顿或窒息）的家庭成员进行现场急救。

3）家庭成员要学会正确启动急诊医疗服务体系（EMSS），正确拨打急救电话120，学会启动、利用当地社区或单位的辅助应急救护资源。

4）家庭成员要掌握正确的CPR技术，学会自动体外除颤仪（AED）的使用，最好是参加规范的CPR技术学习班（医疗机构、社区或各种公益组织开办），在专业人员的指导下掌握正确的CPR技术，也可以利用网络、视频等形式开展自学。

5）家庭成员要根据其他成员的健康和疾病状况掌握特殊的健康监测和急救知识，如监测体温、血糖和血压，应用家庭远程生命监测装置等。

6）家庭应该配备适当的急救装备，以防万一。例如，建立家庭急救信息卡，包括家庭具体住址及附近地标建筑、联系人电话、家庭主要成员既往慢性病史、药敏史等，放置于固定电话旁或固定位置，便于拨打急救电话时迅速、准确地提供相关信息；设立家庭急救药箱，配备常用急救物品（乙醇、方纱、绷带、手套等）和慢性病家庭成员可能需要的急救药品（如硝酸甘油、卡托普利、安宫牛黄丸、止喘药等）；特殊的抢救设备，如AED、制氧机等。

（2）心搏骤停前期的社区预防。院外心搏骤停患者的存活依赖于社区内各种相互支持的要素，即旁观者第一时间识别心搏骤停，呼救，启动EMSS，立即实施CPR并及早电除颤，直到EMSS专业急救人员到达、接手，并将患者快速转运至医院急诊科或导管室，之后转入重症加强治疗病房（ICU）进行复苏后治疗。理想情况下，所有院外心搏骤停患者都应该接受旁观者CPR和除颤，否则等到专业急救人员到达后才实施CPR和除颤，患者存活的概率极低。因此，秉承"三分提高、七分普及"的"三七"理念，在社区建立完整、有效的预防体系是院外心搏骤停防治的关键。

理想的社区心搏骤停预防体系建设应包括以下几个方面。①科普：全面、全员宣传动员，应该利用全媒体普及院外心搏骤停的科学性和相关知识，提高居民健康和急救意识，营造互助和谐、关爱生命的文化氛围。②培训：开展形式多样、群众喜闻乐见、讲求实效的CPR普及培训。③人员：经过培训的各类社会人员都是第一反应者的最佳人选，培训人员的数量越大，第一反应者CPR的比例就会越高。④装备：在心搏骤停高发的公共场所应该实施公众除颤计划，在公共场所如机场、火车站、地铁、商场等设置AED，便于第一反应者能够快速获得设备并实施除颤。另外，还需要建立急救预案、同步加快制定相关的配套法律法规等。

2. 心搏骤停前期的预识

心搏骤停前期预识是指针对可能发生心搏骤停的高危患者进行预先性识别，及时采取可能的干预措施，预防心搏骤停或及早启动CPR流程。对院外心搏骤停的预识包括2个方面：对可能发生心搏骤停的高危患者进行溯源性预识，对院外心搏骤停患者发作前的即时性预识。

（1）心搏骤停前期的溯源性预识。溯源性预识就是要抓住心搏骤停的病原和病因，明确高危患者存在的危险因素，采取有针对性的预防措施。成人院外心搏骤停多为心源性心搏骤停，心血管疾病是心搏骤停最常见且最重要的原因，其中以冠心病最为常见，尤其是急性心肌梗死的早期。

因此，对冠心病患者实施积极、有效的一级和二级预防措施意义重大。规范使用药物，及时行冠状动脉造影及经皮冠脉腔内成形术或冠脉旁路移植术，适时进行射频消融治疗，使用埋藏式心脏复律除颤器能够预防和（或）减少心搏骤停的发生。此外，应高度重视有心源性猝死家族史、既往有心搏骤停发作史的患者，采取必要的防护措施。

（2）心搏骤停前期的即时性预识。部分患者在发生心搏骤停前有数天或数周，甚至数月的前驱症状，如心绞痛、气急或心悸的加重，易于疲劳，及其他主诉。但这些症状无特异性，并非心源性猝死所特有。前驱症状仅提示有发生心血管疾病的危险，而不能预测心脏性猝死的发生；然而，也有部分患者可无前驱症状，瞬间发生心搏骤停。如此时患者能够意识到发生心搏骤停的风险而尽早就医、诊治，有可能避免恶性事件的发生。

部分心搏骤停患者从心血管状态出现急剧变化到心搏骤停发生前的时间为瞬间至持续1 h不等；由于猝死的病因不同，发病期的临床表现也各异；典型的表现包括严重胸痛、急性呼吸困难、突然心悸、持续心动过速或头晕目眩等。若心搏骤停瞬间发生，事先无预兆，则大部分是心源性的，在猝死前数小时或数分钟内常有心电活动的改变。此时尽快启动急救反应系统，采取一定的自救措施（休息、平卧、含服硝酸甘油等急救药物），或许能够争取部分宝贵的院前急救时间。

3. 心搏骤停前期的预警

心搏骤停前期预警是基于循证医学为依据的易发生心搏骤停的病症，基于现代医学检测筛查的高危个体，通过现代医学大数据分析而得出的预警模式。通过有效、规范的实施对可能发生心搏骤停的个体"精准定位"，发出预先警告信息，达到防患未然的目的。心搏骤停前期预警包括机体预警、心理预警、仪器预警等。

三、心肺复苏基本技能

1. 成人标准 CPR

（1）心搏骤停的判断

1）判断患者意识。只要发病地点不存在危险并适合，应就地抢救心搏骤停患者。施救者在患者身旁快速判断有无损伤和反应，可轻拍或摇动患者，并大声呼叫"您怎么了"。如果患者有头颈部创伤或怀疑有颈部损伤，要避免造成脊髓损伤，对患者不适当地搬动可能造成截瘫。

2）判断患者呼吸和脉搏。患者心脏停跳后会出现呼吸减慢、停止，甚至出现濒死叹气样呼吸，而部分心搏骤停的原因正是呼吸停止或窒息。因此，一旦患者呼吸异常（停止、过缓或叹气样呼吸），即可认定出现心搏骤停，应该立即予以 CPR。通常，施救者可以通过直接观察胸廓的起伏来确定患者呼吸状况，也可以通过患者鼻、口部有无气流或是否在光滑表面产生雾气等方法来判断。对于经过培训的医务人员，建议判断呼吸的同时应该判断患者循环征象如颈动脉搏动。检查颈动脉搏动时，患者头后仰，医务人员找到甲状软骨，于甲状软骨外侧 0.5~1.0 cm 处、气管与胸锁乳突肌间沟内可触及颈动脉。同时判断呼吸、脉搏的时间限定为 5~10 s。非医务人员只判断呼吸即可。

（2）启动 EMSS。对于第一反应者来说，如发现患者无反应、无意识及无呼吸，只有 1 人在现场时，要先拨打急救电话 120，启动 EMSS，目的是求救于专业急救人员。现场有其他人在场时，第一反应者应该指定现场某人拨打急救电话，获取 AED，自己马上开始实施 CPR。

（3）实施高质量的 CPR

1）人工胸外按压

①胸外按压技术标准。CPR 时为保证组织器官的血流灌注，必须实施有效的胸

外按压。有效的胸外按压必须快速、有力。按压频率：100~120次/分，按压深度：成人不少于5 cm，但不超过6 cm；每次按压后胸廓完全回复，按压与放松比大致相等。胸外按压应尽量避免中断，按压分数（即胸外按压时间占整个CPR时间的比例）应≥60%。在建立人工气道前，成人单人CPR或双人CPR，按压/通气比都为30∶2，建立高级气道（如气管插管）以后，按压与通气可能不同步，通气频率为10次/分。

②胸外按压实施标准：患者应仰卧平躺于硬质平面，施救者位于其右侧。若胸外按压在床上进行，应在患者背部垫以硬板。按压部位在胸骨下半段，按压点位于双乳头连线中点。将一只手的掌根部置于按压部位，另一只手的掌根部叠放其上，双手手指紧扣，以掌根部为着力点进行按压。身体稍前倾，使肩、肘、腕位于同一轴线上，与患者身体平面垂直。用上身重力按压，按压与放松时间相同。每次按压后胸廓完全回复，但放松时手掌不离开胸壁。按压暂停间隙施救者不可双手倚靠患者。仅胸外按压的CPR是指，如果旁观者未经过CPR培训，则应进行单纯胸外按压CPR，即仅为成人患者进行胸外按压并强调在胸部中央用力快速按压。施救者应继续实施单纯胸外按压CPR，直到急救人员或其他相关施救者已接管患者。所有经过培训的非专业施救者应至少为心搏骤停患者进行胸外按压。另外，如果经过培训的非专业施救者有能力进行人工呼吸，应按照按压∶人工呼吸为30∶2的频率进行。单纯胸外按压（仅按压）CPR对于未经培训的施救者来说更容易实施，而且更便于调度员通过电话进行指导。对于心脏病因导致的心搏骤停，单纯胸外按压CPR与同时进行胸外按压和人工呼吸CPR的存活率相近。

2）开放气道。如果患者无反应，施救者应判断患者有无呼吸或是否异常呼吸，使患者取复苏体位（仰卧位），先行30次胸外按压，再开放气道。如患者无颈部创伤，可以采用仰头抬颏法或托颌法，开放气道。因托颌法难以学习，故不推荐非专业人员采用。专业急救人员对怀疑有颈椎脊髓损伤的患者，应避免对其头颈部的延伸，可使用托颌法。

①仰头抬颏法。急救人员将一只手放在患者前额，用手掌把额头用力向后推，使头部向后仰，完成仰头动作；另一只手的手指放在下颌骨处，向上抬颏，使牙关紧闭、下颌向上抬动，勿用力压迫下颌部软组织，以免造成气道梗阻，也不要用拇指抬下颏。气道开放后有利于患者自主呼吸，也便于CPR时进行口对口人工呼吸。如果患者假牙松动，应取下，以防其脱落阻塞气道。

②托颌法。急救人员把手放置于患者头部两侧，肘部支撑在患者所躺的平面上，托紧下颌角，用力向上托下颌，如患者紧闭双唇，可用拇指把口唇分开。如果需要行口对口人工呼吸，则将下颌持续上托，用面颊贴紧患者的鼻孔。此法效果肯定，但费

力，有一定技术难度。对于怀疑有头、颈部创伤患者，此法更安全，不会因颈部活动而加重损伤。

3）人工通气。采用人工呼吸时，急救人员每次通气必须使患者的肺脏膨胀充分，可见胸廓上抬即可，切忌过度通气。在建立高级气道后，实施连续通气的频率统一为10次/分。

口对口人工呼吸是一种快捷有效的通气方法，呼出气体中的氧气足以满足患者需求。人工呼吸时，要确保气道通畅，急救人员捏住患者的鼻孔，防止漏气，用口把患者的口完全罩住，呈密封状，缓慢吹气，每次吹气应持续1 s以上，确保通气时可见胸廓起伏。口对口人工呼吸常会导致患者胃胀气，并可能出现严重合并症，如胃内容物反流导致误吸或吸入性肺炎、胃内压升高后膈肌上抬而限制肺的运动等。所以急救人员应缓慢吹气，不可过快或过度用力，减少吹气量及气道压峰值水平，有助于减低食管内压，减少胃胀气的发生。对于大多数未建立人工气道的成年人，推荐约500~600 mL潮气量，既可降低胃胀气危险，又可提供足够的氧合。

但应该强调，在人工通气时应该使用个人保护装置（如面膜、带单向阀的通气面罩、球囊面罩等）对急救人员实施保护。

（4）电除颤。大多数成年人突发非创伤性心搏骤停的原因是心室纤颤，电除颤是救治心室纤颤最为有效的方法。早期电除颤是心搏骤停患者复苏成功的关键之一。心律分析证实为心室纤颤/无脉性室性心动过速，应立即行电除颤，之后做5组CPR，再检查心律，必要时再次除颤。

AED能够自动识别可除颤心律，适用于各种类型的施救者使用。如果施救者目睹发生院外心搏骤停且现场有AED，应从胸外按压开始CPR，并尽快使用AED。

2. 儿童和婴儿CPR

本模块界定儿童的年龄为1周岁至青春期，婴儿则是指出生后至年满1周岁的孩子。不同于成年人患者，儿童和婴儿患者出现心搏骤停多由于各种意外和非心脏原因（特别是窒息）。因此，注重预防是儿童和婴儿CPR的首要原则。在CPR实施过程中，相对于成年人，对儿童和婴儿的复苏应该更加重视人工通气的重要性，不建议对儿童实施单纯胸外按压的复苏策略。此外，对年轻患者，包括儿童和婴儿，应该延长CPR的时间，不轻易终止CPR。

儿童CPR标准的操作流程与成年人CPR大致相同，主要的差别是胸外按压的深度，儿童应控制在5 cm左右，在实施双人儿童CPR时，按压/通气比例应该为15∶2。高质量CPR的标准与成年人CPR相同。为婴儿实施CPR时，判断患儿意识采用拍打足底的方法，胸外按压时采用二指垂直按压（单人）或双拇指环抱法（双人），按压深度约为 4 cm，按压/通气比与儿童一致。

3. 心肺复苏的有效指标

心肺复苏最有效的指标是患者恢复意识。心搏恢复可表现为：

（1）颈动脉搏动。按压有效时，每按压一次可触摸到颈动脉一次搏动，若中止按压搏动亦消失，则应继续进行胸外按压，如果停止按压后脉搏仍然存在，说明患者心搏已恢复。

（2）面色（口唇）好转。复苏有效时，面色由紫绀转为红润，若变为灰白，则说明复苏无效。

（3）其他。复苏有效时，可出现自主呼吸，或瞳孔由大变小并有对光反射，甚至有眼球活动及四肢抽动。

4. 终止抢救的标准

现场 CPR 应坚持不间断地进行，不可轻易作出停止复苏的决定。患者符合下列条件时，现场急救人员方可考虑终止复苏。

（1）患者呼吸和循环已有效恢复。

（2）无心搏和自主呼吸，CPR 持续 30 min 以上。

（3）有专业人员接手承担复苏。

（吕永恒　韦莉萍）

参考文献

［1］陈君石，黄建始．健康管理师［M］．北京：中国协和医科大学出版社，2007．

［2］王陇德．健康管理师 国家职业资格三级［M］．2版．北京：人民卫生出版社，2019．

［3］郭清．健康管理学［M］．北京：人民卫生出版社，2015．

［4］中华医学会健康管理学分会，中华健康管理学杂志编委会．健康体检基本项目专家共识［J］．中华健康管理学杂志，2014（2）：81-90．

［5］邹宇华，邓冰．社会医学［M］．北京：科学出版社，2008．

［6］李鲁．社会医学［M］．4版．北京：人民卫生出版社，2012．

［7］韦莉萍．健康管理师［M］．广州：广东高等教育出版社，2013．

［8］郭明贤，罗羽．健康教育学［M］．北京：人民军医出版社，2004．

［9］吕姿之．健康教育与健康促进［M］．2版．北京：北京医科大学出版社，2002．

［10］韦莉萍．公共营养师［M］．广州：广东经济出版社，2008．

［11］杨月欣，王光亚，潘兴昌．中国食物成分表2002［M］．北京：北京大学医学出版社，2002．

［12］葛可佑．中国营养师培训教材［M］．北京：人民卫生出版社，2005．

［13］中国营养学会编．中国居民膳食营养素参考摄入量（2013版）．北京：科学出版社，2015．

［14］中国营养学会编．中国居民膳食指南 2016版［M］．北京：人民卫生出版社，2016．

［15］张勇．运动与能量消耗和底物代谢特征研究进展［J］．中国运动医学杂志，2010，29（6）：722-725．

［16］张蕴琨．运动营养学［M］．桂林：广西师范大学出版社，2005．

［17］邓树勋，王健，乔德才．运动生理学［M］．北京：高等教育出版社，2005．

［18］郭甜，尹晓峰，杨圣韬．《2008美国体力活动指南》简介［J］．体育科研，2011，32（1）：10-15．

［19］国家体育总局．国民体质测定标准手册（成年人部分）［M］．北京：人民体育出版社，2003．

[20] 曲绵域. 实用运动医学[M]. 3版. 北京：北京大学医学出版社，2003.

[21] 邢慧娴，杨功焕. 身体活动的测量与评价[J]. 中国自然医学，2010，12（2）：148-150.

[22] 李文川. 身体活动干预与老年人健康促进研究进展[J]. 中国体育科技，2010，46（6）：129-136.

[23] 王付曼，赵景波，杨利婷，等. 社区居民吸烟、饮酒与糖尿病关系的研究[J]. 中华疾病控制杂志，2008，12（2）：103-104.

[24] 王立祥，孟庆义，余涛，等. 2016中国心肺复苏专家共识[J]. 中华灾害救援医学，2017，5（1）：1-23.

附录

附表 1　不同身体活动的强度和能量消耗

活动类型	身体活动性质	代谢当量/METs	kJ/h/kg（kcal/h/kg）
自行车	山地车	8.5	35（8.3）
	<16 km/h，一般，休闲，上班	4.0	17（4.0）
	16~19 km/h，休闲，慢，轻度用力	6.0	25（5.9）
	19.1~22.4 km/h，休闲，中度用力	8.0	33（7.8）
	22.5~25.5 km/h，比赛或休闲，快，重度用力	10.0	42（10.0）
	25.6~30.5 km/h，非选拔比赛（或 >30.5 km/h，选拔赛），很快，一般比赛	12.0	50（11.9）
	>30.5 km/h，比赛，非选拔赛	16.5	67（15.9）
	独轮脚踏车	5.0	21（5.0）
健身房锻炼	自行车测功器，一般	5.0	21（5.0）
	自行车测功器，50 W，很轻度用力	3.0	13（3.1）
	自行车测功器，100 W，轻度用力	5.5	23（5.5）
	自行车测功器，150 W，中度用力	7.0	29（6.9）
	自行车测功器，200 W，重度用力	10.5	44（10.5）
	自行车测功器，250 W，很重度用力	12.5	52（12.4）
	健美操（如俯卧撑、引体向上、仰卧起坐），大强度，重度用力	8.0	33（7.8）
	健身操，家庭锻炼，轻或中等强度，一般（如背部练习），上下楼	4.5	19（4.7）
	综合循环训练，一般	8.0	33（7.8）
	举重（无级别），奋力举或健美，重度用力	6.0	25（5.9）

续表

活动类型	身体活动性质	代谢当量/METs	kJ/h/kg (kcal/h/kg)
健身房锻炼	健身俱乐部运动，一般	5.5	23 (5.5)
	蹬踏机，一般	6.0	25 (5.9)
	划船机，一般	9.5	40 (9.5)
	瘦身操	6.0	25 (5.9)
	伸展，瑜伽，气功	4.0	17 (4.0)
	有氧运动课程教练，同时参加练习	3.0	13 (3.1)
	水中有氧运动，水中健身操	4.0	17 (4.0)
	举重（无级别），轻度或中等用力，低负荷，一般	3.0	13 (3.1)
舞蹈	有氧，芭蕾，现代舞，双人舞	6.0	25 (5.9)
	有氧，一般舞蹈	6.0	25 (5.9)
	有氧，柔和	5.0	21 (5.0)
	有氧，剧烈	7.0	29 (6.9)
	舞厅，快（如迪斯科、民间舞、方步舞）	5.5	23 (5.5)
	舞厅，慢（如华尔兹，狐步舞，慢速舞蹈）	3.0	13 (3.1)
跑步	走跑结合（慢跑时间少于 10 min）	6.0	25 (5.9)
	慢跑，一般	7.0	29 (6.9)
	8 km/h（7.5 min/km）	8.0	33 (7.8)
	9.6 km/h（6.25 min/km）	10.0	42 (10.0)
	10.8 km/h（5.6 min/km）	11.0	46 (10.9)
	11.3 km/h（5.3 min/km）	11.5	48 (11.1)
	12 km/h（5.0 min/km）	12.5	52 (12.4)
	12.8 km/h（4.7 min/km）	13.5	56 (13.3)
	13.8 km/h（4.3 min/km）	14.0	59 (14.0)
	14.5 km/h（4.1 min/km）	15.0	63 (15.0)
	16.1 km/h（3.7 min/km）	16.0	67 (15.9)

续表

活动类型	身体活动性质	代谢当量/METs	kJ/h/kg（kcal/h/kg）
跑步	17.5 km/h（3.4 min/km）	18.0	75（17.8）
	跑，越野	9.0	38（9.0）
	跑，一般	8.0	33（7.8）
	跑，原地	8.0	33（7.8）
	跑，上楼	15.0	63（15.0）
	跑，田径场，集体	10.0	42（10.0）
	跑，训练，推轮椅，轮椅马拉松	8.0	33（7.8）
	跑，推轮椅，一般	3.0	13（3.1）
体育运动	射箭（非狩猎）	3.5	15（3.6）
	羽毛球，比赛	7.0	29（6.9）
	羽毛球，群体，单打或双打，一般	4.5	19（4.5）
	篮球，比赛	8.0	33（7.8）
	篮球，非比赛，一般	6.0	25（5.9）
	篮球，带球，裁判	7.0	29（6.9）
	篮球，投篮	4.5	19（4.5）
	篮球，轮椅	6.5	27（6.4）
	台球	2.5	10（2.4）
	保龄球	3.0	13（3.1）
	拳击，台上，一般	12.0	50（11.9）
	拳击，吊袋攻击训练	6.0	25（5.9）
	拳击，示范	9	38（9.0）
	儿童游戏，跳房子，躲避球，游乐场装置，绳球	5.0	21（5.0）
	教练，橄榄球，足球，篮球，棒球，游泳	4.0	17（4.0）
	板球（击球，投球）	5.0	21（5.0）
	剑术	6.0	25（5.9）

续表

活动类型	身体活动性质	代谢当量/METs	kJ/h/kg (kcal/h/kg)
体育运动	飞盘,决赛	3.0	13(3.1)
	高尔夫球,一般	3.5	15(3.6)
	高尔夫球,携带球棒	4.5	19(4.5)
	高尔夫球,微型场地,驱车范围内	5.5	23(5.5)
	携带球棒	3.0	13(3.1)
	高尔夫球,拉杆	5.0	21(5.0)
	高尔夫球,使用动力车	3.5	15(3.6)
	体操,一般	4.0	17(4.0)
	手球,比赛	12.0	50(11.9)
	手球,团队	8.0	33(7.8)
	曲棍球	8.0	33(7.8)
	冰球	8.0	33(7.8)
	柔道,柔术,空手道,踢击,跆拳道	10.0	42(10.0)
	儿童足球游戏(按棒球规则进行的)	7.0	29(6.9)
	定向越野比赛	9.0	38(9.0)
	攀岩,上行	11.0	46(10.9)
	攀岩,下行	8.0	33(7.8)
	跳绳,快	12.0	50(11.9)
	跳绳,中速,一般	10.0	42(10.0)
	跳绳,慢	8.0	33(7.8)
	滚轴滑板	5.0	21(5.0)
	轮滑旱冰	7.0	29(6.9)
	跑道滑冰,16 km/h	7.5	31(7.4)
	跑道滑冰,18 km/h	8.5	35(8.3)
	跑道滑冰,19 km/h	10.0	42(10.0)

续表

活动类型	身体活动性质	代谢当量/METs	kJ/h/kg（kcal/h/kg）
体育运动	轮滑旱冰，16 km/h，无坡度	8.0	33（7.8）
	轮滑旱冰，18 km/h，无坡度	10.0	42（10.0）
	轮滑旱冰，19 km/h，无坡度	11.0	46（10.9）
	轮滑旱冰，14.5 km/h，6% 坡度	12.0	50（11.9）
	足球，比赛	10.0	42（10.0）
	足球，休闲，一般	7.0	29（6.9）
	壁球	12.0	50（11.9）
	乒乓球	4.0	17（4.0）
	太极	4.0	17（4.0）
	网球，一般	7.0	29（6.9）
	网球，双打	6.0	25（5.9）
	网球，单打	8.0	33（7.8）
	排球，体育馆内比赛	4.0	17（4.0）
	排球，非比赛，6~9 人队，一般	3.0	13（3.1）
	排球，沙滩	8.0	33（7.8）
	摔跤（一场比赛 5 min）	6.0	25（5.9）
步行	0.5~7 kg 负重上楼	5.0	21（5.0）
	7.5~10.5 kg 负重上楼	6.0	25（5.9）
	11~22 kg 负重上楼	8.0	33（7.8）
	22.5~34 kg 负重上楼	10.0	42（10.0）
	>34 kg 负重上楼	12.0	50（11.9）
	0~4 kg 负重爬山	7.0	29（6.9）
	4.5~9 kg 负重爬山	7.5	31（7.4）
	9.5~19 kg 负重爬山	8.0	33（7.8）
	>19 kg 负重爬山	9.0	38（9.0）

续表

活动类型	身体活动性质	代谢当量/METs	kJ/h/kg (kcal/h/kg)
步行	下楼	3.0	13（3.1）
	徒步越野旅行	6.0	25（5.9）
	爬山或蹬岩	8.0	33（7.8）
	上楼，使用或爬上梯子	8.0	33（7.8）
	使用拐杖	4.0	17（4.0）
	水平地面，<3 km/h，散步，家中走动，很慢	2.0	8（1.9）
	3 km/h，硬表面	2.5	10（2.4）
	4 km/h，硬表面	3.0	13（3.1）
	4 km/h，下山	3.0	13（3.1）
	5 km/h，水平地面，中速，硬表面	3.5	15（3.6）
	5.5 km/h，水平地面，快速，硬表面	4.0	17（4.0）
	5.5 km/h，上山	6.0	25（5.9）
	6 km/h，水平地面，硬表面，很快	4.0	17（4.0）
	7 km/h，水平地面，硬表面，很快	4.5	19（4.5）
	消遣，工间休息，遛狗	3.5	15（3.6）
	草地上	5.0	21（5.0）
	上班或上学	4.0	17（4.0）
水上活动	自由式游泳，快，重度用力	10.0	42（10.0）
	自由式游泳，慢，中等或轻度用力	8.0	33（7.8）
	仰泳，一般速度	8.0	33（7.8）
	蛙泳，一般速度	10.0	42（10.0）
	蝶泳，一般速度	11.0	46（10.9）
	爬泳，快（75 m/min），重度用力	11.0	46（10.9）
	爬泳，慢（50 m/min），中等或轻度用力	8.0	33（7.8）
	游泳，休闲，非训练，一般速度	6.0	25（5.9）

续表

活动类型	身体活动性质	代谢当量/METs	kJ/h/kg (kcal/h/kg)
水上活动	游泳，侧泳，一般速度	8.0	33（7.8）
	游泳，踩水，快，重度用力	10.0	42（10.0）
	游泳，踩水，中等用力，一般	4.0	17（4.0）
	游泳，水下，1.5 km/h	7.0	29（6.9）
家庭活动	清扫地毯，清扫地板	2.5	10（2.4）
	打扫卫生，重或较重，重度用力（如洗汽车）	4.5	19（4.5）
	打扫卫生，房子或小屋，一般	3.5	15（3.6）
	洗盘子，站立或一般（不分站立/走动）	2.3	9（2.1）
	做饭，站立或一般（不分站立/走动）	2.5	10（2.4）
	安排就餐，布置餐桌（走动或站立）	2.5	10（2.4）
	搬运杂物上楼	8.0	33（7.8）
	采购非日用杂品，走动	2.3	9（2.1）
	熨烫衣物	2.3	9（2.1）
	坐位，编织，缝纫	1.5	6（1.4）
	洗衣，折叠，晾晒，整理提箱（站立）	2.0	8（1.9）
	和孩子游戏，轻度用力（坐位）	2.5	10（2.4）
	和孩子游戏，轻度用力（站立）	2.8	12（2.8）
	和孩子游戏，中度用力（走/跑）	4.0	17（4.0）
	照看孩子，坐/跪，偶尔抱孩子，轻度用力	3.0	13（3.1）
	阅读图书、报纸（坐位）	1.3	5（1.2）
	书写，桌面工作（坐位）	1.8	7.5（1.8）
	谈话或打电话（坐位）	1.5	6（1.4）
	阅读（站着）	1.8	7.5（1.8）

附表 2 身体活动水平评价标准

表 1 与工作有关的身体活动评价标准

问题	回答	评分
工作中坐着的时间	几乎全部 多于 1/2 约 1/2 少于 1/2 几乎没有	0 1 2 3 4
工作中行走的时间	几乎全部 多于 1/2 约 1/2 少于 1/2 几乎没有	0 1 2 3 4
步行上下班	没有或少于一个街区 100~200 m 300~400 m 500~900 m 1 000~1 900 m 2 000~3 000 m >3 000 m	0 1 2 3 4 5 6
抬举或搬运重物	很少或没有 有时 经常	0 3 6
上下班的交通工具	没有 轿车/公交车/火车/渡船 地铁 地铁+其他	0 1 2 3
每周工作小时数	<25 25~34 35~40 41~50 >51	1 2 3 4 5

表2 与工作有关的身体活动分级

身体活动分级	累计评分
1	1~10
2	11~14
3	15~18
4	19~28

表3 与工作无关的身体活动评价标准

形式	评分		
	经常	有时	很少或没有
天气好时外出步行	2	1	0
家庭修理和擦地、擦窗等家务劳动	2	1	0
周末郊游或登山	2	1	0
高尔夫球或保龄球以外的活跃的球类运动	4	3	0
其他体育活动	3	2	0

表4 与工作无关的身体活动分级

身体活动分级	累计评分
1	0~1
2	2~3
3	4~5
4	6~10

表5 综合评分

身体活动水平	两项身体活动分级合计
缺乏	1~2
较少	3~4
中等	5~6
较多	7~8

使用说明：1. 分别回答表1、表3问题，并分别加和与工作有关、与工作无关的身体活动评分。

2. 根据表2、表4的身体活动累计评分对应查到身体活动水平分级。

3. 从表5中查到两项身体活动分级合计对应的身体活动水平。

附表 3 2009 版中国 7 岁以下儿童生长发育参照标准表（表 1~表 4）

表 1 7 岁以下男童身高（长）标准值　　单位：cm

年龄	月龄	−3 SD	−2 SD	−1 SD	中位数	+1 SD	+2 SD	+3 SD
出生	0	45.2	46.9	48.6	50.4	52.2	54.0	55.8
	1	48.7	50.7	52.7	54.8	56.9	59.0	61.2
	2	52.2	54.3	56.5	58.7	61.0	63.3	65.7
	3	55.3	57.5	59.7	62.0	64.3	66.6	69.0
	4	57.9	60.1	62.3	64.6	66.9	69.3	71.7
	5	59.9	62.1	64.4	66.7	69.1	71.5	73.9
	6	61.4	63.7	66.0	68.4	70.8	73.3	75.8
	7	62.7	65.0	67.4	69.8	72.3	74.8	77.4
	8	63.9	66.3	68.7	71.2	73.7	76.3	78.9
	9	65.2	67.6	70.1	72.6	75.2	77.8	80.5
	10	66.4	68.9	71.4	74.0	76.6	79.3	82.1
	11	67.5	70.1	72.7	75.3	78.0	80.8	83.6
1 岁	12	68.6	71.2	73.8	76.5	79.3	82.1	85.0
	15	71.2	74.0	76.9	79.8	82.8	85.8	88.9
	18	73.6	76.6	79.6	82.7	85.8	89.1	92.4
	21	76.0	79.1	82.3	85.6	89.0	92.4	95.9
2 岁	24	78.3	81.6	85.1	88.5	92.1	95.8	99.5
	27	80.5	83.9	87.5	91.1	94.8	98.6	102.5
	30	82.4	85.9	89.6	93.3	97.1	101.0	105.0
	33	84.4	88.0	91.6	95.4	99.3	103.2	107.2

续表

年龄	月龄	-3 SD	-2 SD	-1 SD	中位数	+1 SD	+2 SD	+3 SD
3岁	36	86.3	90.0	93.7	97.5	101.4	105.3	109.4
	39	87.5	91.2	94.9	98.8	102.7	106.7	110.7
	42	89.3	93.0	96.7	100.6	104.5	108.6	112.7
	45	90.9	94.6	98.5	102.4	106.4	110.4	114.6
4岁	48	92.5	96.3	100.2	104.1	108.2	112.3	116.5
	51	94.0	97.9	101.9	105.9	110.0	114.2	118.5
	54	95.6	99.5	103.6	107.7	111.9	116.2	120.6
	57	97.1	101.1	105.3	109.5	113.8	118.2	122.6
5岁	60	98.7	102.8	107.0	111.3	115.7	120.1	124.7
	63	100.2	104.4	108.7	113.0	117.5	122.0	126.7
	66	101.6	105.9	110.2	114.7	119.2	123.8	128.6
	69	103.0	107.3	111.7	116.3	120.9	125.6	130.4
6岁	72	104.1	108.6	113.1	117.7	122.4	127.2	132.1
	75	105.3	109.8	114.4	119.2	124.0	128.8	133.8
	78	106.5	111.1	115.8	120.7	125.6	130.5	135.6
	81	107.9	112.6	117.4	122.3	127.3	132.4	137.6

注：表中3岁前为身长，3岁及3岁后为身高。

表2　7岁以下女童身高（长）标准值　　　　单位：cm

年龄	月龄	-3 SD	-2 SD	-1 SD	中位数	+1 SD	+2 SD	+3 SD
出生	0	44.7	46.4	48.0	49.7	51.4	53.2	55.0
	1	47.9	49.8	51.7	53.7	55.7	57.8	59.9
	2	51.1	53.2	55.3	57.4	59.6	61.8	64.1
	3	54.2	56.3	58.4	60.6	62.8	65.1	67.5
	4	56.7	58.8	61.0	63.1	65.4	67.7	70.0
	5	58.6	60.8	62.9	65.2	67.4	69.8	72.1

续表

年龄	月龄	-3 SD	-2 SD	-1 SD	中位数	+1 SD	+2 SD	+3 SD
	6	60.1	62.3	64.5	66.8	69.1	71.5	74.0
	7	61.3	63.6	65.9	68.2	70.6	73.1	75.6
	8	62.5	64.8	67.2	69.6	72.1	74.7	77.3
	9	63.7	66.1	68.5	71.0	73.6	76.2	78.9
	10	64.9	67.3	69.8	72.4	75.0	77.7	80.5
	11	66.1	68.6	71.1	73.7	76.4	79.2	82.0
1岁	12	67.2	69.7	72.3	75.0	77.7	80.5	83.4
	15	70.2	72.9	75.6	78.5	81.4	84.3	87.4
	18	72.8	75.6	78.5	81.5	84.6	87.7	91.0
	21	75.1	78.1	81.2	84.4	87.7	91.1	94.5
2岁	24	77.3	80.5	83.8	87.2	90.7	94.3	98.0
	27	79.3	82.7	86.2	89.8	93.5	97.3	101.2
	30	81.4	84.8	88.4	92.1	95.9	99.8	103.8
	33	83.4	86.9	90.5	94.3	98.1	102.0	106.1
3岁	36	85.4	88.9	92.5	96.3	100.1	104.1	108.1
	39	86.6	90.1	93.8	97.5	101.4	105.4	109.4
	42	88.4	91.9	95.6	99.4	103.3	107.2	111.3
	45	90.1	93.7	97.4	101.2	105.1	109.2	113.3
4岁	48	91.7	95.4	99.2	103.1	107.0	111.1	115.3
	51	93.2	97.0	100.9	104.9	109.0	113.1	117.4
	54	94.8	98.7	102.7	106.7	110.9	115.2	119.5
	57	96.4	100.3	104.4	108.5	112.8	117.1	121.6
5岁	60	97.8	101.8	106.0	110.2	114.5	118.9	123.4
	63	99.3	103.4	107.6	111.9	116.2	120.7	125.3
	66	100.7	104.9	109.2	113.5	118.0	122.6	127.2
	69	102.0	106.3	110.7	115.2	119.7	124.4	129.1

续表

年龄	月龄	−3 SD	−2 SD	−1 SD	中位数	+1 SD	+2 SD	+3 SD
6岁	72	103.2	107.6	112.0	116.6	121.2	126.0	130.8
	75	104.4	108.8	113.4	118.0	122.7	127.6	132.5
	78	105.5	110.1	114.7	119.4	124.3	129.2	134.2
	81	106.7	111.4	116.1	121.0	125.9	130.9	136.1

注：表中3岁前为身长，3岁及3岁后为身高。

表3　7岁以下男童体重标准值　　　单位：kg

年龄	月龄	−3 SD	−2 SD	−1 SD	中位数	+1 SD	+2 SD	+3 SD
出生	0	2.26	2.58	2.93	3.32	3.73	4.18	4.66
	1	3.09	3.52	3.99	4.51	5.07	5.67	6.33
	2	3.94	4.47	5.05	5.68	6.38	7.14	7.97
	3	4.69	5.29	5.97	6.70	7.51	8.40	9.37
	4	5.25	5.91	6.64	7.45	8.34	9.32	10.39
	5	5.66	6.36	7.14	8.00	8.95	9.99	11.15
	6	5.97	6.70	7.51	8.41	9.41	10.50	11.72
	7	6.24	6.99	7.83	8.76	9.79	10.93	12.20
	8	6.46	7.23	8.09	9.05	10.11	11.29	12.60
	9	6.67	7.46	8.35	9.33	10.42	11.64	12.99
	10	6.86	7.67	8.58	9.58	10.71	11.95	13.34
	11	7.04	7.87	8.80	9.83	10.98	12.26	13.68
1岁	12	7.21	8.06	9.00	10.05	11.23	12.54	14.00
	15	7.68	8.57	9.57	10.68	11.93	13.32	14.88
	18	8.13	9.07	10.12	11.29	12.61	14.09	15.75
	21	8.61	9.59	10.69	11.93	13.33	14.90	16.66
2岁	24	9.06	10.09	11.24	12.54	14.01	15.67	17.54
	27	9.47	10.54	11.75	13.11	14.64	16.38	18.36

续表

年龄	月龄	−3 SD	−2 SD	−1 SD	中位数	+1 SD	+2 SD	+3 SD
	30	9.86	10.97	12.22	13.64	15.24	17.06	19.13
	33	10.24	11.39	12.68	14.15	15.82	17.72	19.89
3岁	36	10.61	11.79	13.13	14.65	16.39	18.37	20.64
	39	10.97	12.19	13.57	15.15	16.95	19.02	21.39
	42	11.31	12.57	14.00	15.63	17.50	19.65	22.13
	45	11.66	12.96	14.44	16.13	18.07	20.32	22.91
4岁	48	12.01	13.35	14.88	16.64	18.67	21.01	23.73
	51	12.37	13.76	15.35	17.18	19.30	21.76	24.63
	54	12.74	14.18	15.84	17.75	19.98	22.57	25.61
	57	13.12	14.61	16.34	18.35	20.69	23.43	26.68
5岁	60	13.50	15.06	16.87	18.98	21.46	24.38	27.85
	63	13.86	15.48	17.38	19.60	22.21	25.32	29.04
	66	14.18	15.87	17.85	20.18	22.94	26.24	30.22
	69	14.48	16.24	18.31	20.75	23.66	27.17	31.43
6岁	72	14.74	16.56	18.71	21.26	24.32	28.03	32.57
	75	15.01	16.90	19.14	21.82	25.06	29.01	33.89
	78	15.30	17.27	19.62	22.45	25.89	30.13	35.41
	81	15.66	17.73	20.22	23.24	26.95	31.56	37.39

表4　7岁以下女童体重标准值　　　　　　　单位：kg

年龄	月龄	−3 SD	−2 SD	−1 SD	中位数	+1 SD	+2 SD	+3 SD
出生	0	2.26	2.54	2.85	3.21	3.63	4.10	4.65
	1	2.98	3.33	3.74	4.20	4.74	5.35	6.05
	2	3.72	4.15	4.65	5.21	5.86	6.60	7.46
	3	4.40	4.90	5.47	6.13	6.87	7.73	8.71

续表

年龄	月龄	−3 SD	−2 SD	−1 SD	中位数	+1 SD	+2 SD	+3 SD
	4	4.93	5.48	6.11	6.83	7.65	8.59	9.66
	5	5.33	5.92	6.59	7.36	8.23	9.23	10.38
	6	5.64	6.26	6.96	7.77	8.68	9.73	10.93
	7	5.90	6.55	7.28	8.11	9.06	10.15	11.40
	8	6.13	6.79	7.55	8.41	9.39	10.51	11.80
	9	6.34	7.03	7.81	8.69	9.70	10.86	12.18
	10	6.53	7.23	8.03	8.94	9.98	11.16	12.52
	11	6.71	7.43	8.25	9.18	10.24	11.46	12.85
1岁	12	6.87	7.61	8.45	9.40	10.48	11.73	13.15
	15	7.34	8.12	9.01	10.02	11.18	12.50	14.02
	18	7.79	8.63	9.57	10.65	11.88	13.29	14.90
	21	8.26	9.15	10.15	11.30	12.61	14.12	15.85
2岁	24	8.70	9.64	10.70	11.92	13.31	14.92	16.77
	27	9.10	10.09	11.21	12.50	13.97	15.67	17.63
	30	9.48	10.52	11.70	13.05	14.60	16.39	18.47
	33	9.86	10.94	12.18	13.59	15.22	17.11	19.29
3岁	36	10.23	11.36	12.65	14.13	15.83	17.81	20.10
	39	10.60	11.77	13.11	14.65	16.43	18.50	20.90
	42	10.95	12.16	13.55	15.16	17.01	19.17	21.69
	45	11.29	12.55	14.00	15.67	17.60	19.85	22.49
4岁	48	11.62	12.93	14.44	16.17	18.19	20.54	23.30
	51	11.96	13.32	14.88	16.69	18.79	21.25	24.14
	54	12.30	13.71	15.33	17.22	19.42	22.00	25.04
	57	12.62	14.08	15.78	17.75	20.05	22.75	25.96

续表

年龄	月龄	-3 SD	-2 SD	-1 SD	中位数	+1 SD	+2 SD	+3 SD
5岁	60	12.93	14.44	16.20	18.26	20.66	23.50	26.87
	63	13.23	14.80	16.64	18.78	21.30	24.28	27.84
	66	13.54	15.18	17.09	19.33	21.98	25.12	28.89
	69	13.84	15.54	17.53	19.88	22.65	25.96	29.95
6岁	72	14.11	15.87	17.94	20.37	23.27	26.74	30.94
	75	14.38	16.21	18.35	20.89	23.92	27.57	32.00
	78	14.66	16.55	18.78	21.44	24.61	28.46	33.14
	81	14.96	16.92	19.25	22.03	25.37	29.42	34.40